U0029546

一個臥底精神病院的心理學家與八個假病人，
顛覆「瘋狂」的祕密任務

大偽裝者

The Great Pretender

蘇珊娜・卡哈蘭
SUSANNAH CAHALAN

溫澤元——譯

獻給不得不相信者

CONTENTS

「想被關進精神病院，就得裝瘋賣傻。」

——《恐怖走廊》（*Shock Corridor*，1963）

前言
Preface
何謂真實，何謂虛假？

以下故事亦真亦假。

編號五二一三病人初次住院安置。病人名叫大衛・盧里（David Lurie），三十九歲，廣告文案作家，已婚並育有兩子。他說有人在耳邊說話。

精神科醫師在接案初談時，問了一些問題來評估大衛的狀況：你叫什麼名字？你現在在哪裡？今天是幾月幾號？現任總統是誰？

大衛的答案都正確：大衛・盧里，哈維佛德州立醫院（Haverford State Hospital），一九六九年二月六號，理查・尼克森（Richard Nixon）。

精神科醫師進一步詢問大衛提到的聲音。

患者表示人聲在耳邊說著：「這裡很空，什麼也沒有。空空如也，發出空洞低沉的雜音。」

「你認得那些聲音嗎？」精神科醫師問。

「不認得。」

「是男生還是女生的聲音？」

「都是男生的聲音。」

「你現在還有聽到嗎？」

「沒有。」

「你覺得這些聲音是真的嗎？」

「不是，我確定這些聲音是假的，但怎麼樣都關不掉。」

話題接著轉到患者的生活背景上。醫生跟患者談到，盧里心中隱約有股偏執、憤恨不平的感受，他總覺得自己比不上同儕。他們還聊到盧里的童年。他的雙親是虔誠的正統派猶太人，他與母親的關係過去非常緊張，如今已逐漸和緩。除了原生家庭，患者也談起婚姻問題，還說自己得努力克制暴躁的脾氣，有時還會把怒氣宣洩在孩子身上。接案初談就這樣進行了約莫三十分鐘，醫生寫了將近兩頁的筆記。

醫生收他入院時，將他診斷為患有思覺失調症（schizophrenia），情感型（schizoaffective type）。

不過事情沒這麼單純。大衛·盧里根本沒有幻聽。他不是什麼文案作家，也不姓盧里。大衛·盧里壓根就不存在。

這名女子的姓名不是重點，只要把她想成是你認識或深愛的人就好。二十多歲時，她的世界開始天崩地裂。她沒辦法專注工作，開始失眠，在人群中越來越不自在，慢慢躲在公寓裡足不出戶。但是她也在公寓中聽見、看見不存在的事物，不具形體的雜音使她發狂、恐懼、憤怒。她在公寓中來回踱步，覺得自己快爆炸了。因此她離開公寓，在熙來攘往的市區街道遊蕩，試著閃避行人猛烈的目光。

家人越來越擔心，把她邀來家裡一起住。但她深信家人也參與了邪惡的陰謀，目的是要毀掉她，因此試圖逃離家人的住處。他們把她送進醫院，她逐漸與現實脫鉤。倦怠的醫護人員限制她的行動，讓她服用鎮靜藥物。她開始出現痙攣症狀，手臂胡亂擺動，身體瘋狂顫抖，醫生看傻了眼，全都束手無策。他們只好提高抗精神病藥物的劑量。她做了無數次醫學檢查，每次都無疾而終。她的精神越來越錯亂，也變得更加暴力。就這樣過了好幾個禮拜。突然間，她像被刺破的氣球，精力一洩而空。她失去閱讀和書寫能力，也不再開口說話，成天眼神空洞地盯著電視。有時突然激動起來，雙腿還會因為痙攣而彎曲抽動。院方認為他們無力診治這名患者，便在她的病歷上寫下「**轉送精神科醫院**」。

醫生在病歷表上寫下確切診斷：思覺失調症。

＊＊＊

這名女子跟大衛·盧里不同，她是活生生存在的人。八歲大的男孩、八十六歲的老嫗和青少年，他們都親眼見過這名女子。她也存在於我之中，躲在靈魂最漆黑、陰暗的角落。她如同一面鏡子，映照出要不是有細心、不拘泥窠臼的醫生查出生理病症，發現我的大腦正在發炎，助我逃離誤診的險境，讓我躲過被送進精神病院的終極手段，二十四歲的我隨時有可能落入這種局面。能透過治療而痊癒的自體免疫疾病偽裝成思覺失調症，若非診斷幸運翻盤，我有可能會迷失在那不健全的精神健康體系中，更有可能從此受其所害。

我後來得知，虛構的「大衛．盧里」就是第一批「假病患」。近五十年前，八位心智健全的男子和女子自願接受精神病院安置①，測試醫生和護理人員是否能清楚區分正常與失常，大衛．盧里就是前鋒。他們參與的這份科學實驗相當創新，在一九七三年，這份研究不僅顛覆整個精神醫學界，更徹底改變全美對精神健康的認知。這份名為〈失常之地的正常人〉（On Being Sane in Insane Places）的研究徹底重塑精神醫學界，更激起各方討論，思索該如何適當治療精神疾病，並如何定義、運用**精神疾病**這個乘載既定觀點的詞彙。

雖然我跟大衛．盧里的情況有許多差異，但基於各種原因，我們的角色可說頗為類似。我們是連接精神正常與精神失常這兩個世界的使者，協助他人理解這兩個世界的區別，知道何謂真實、何謂虛假。

至少，我是這麼想的。

醫學史家愛德華．肖特（Edward Shorter）曾說：「精神醫學史如同一片地雷區。」讀者可得留意腳下的砲彈碎片。

①譯注：安置與住院的意義不同。安置比住院更具強制性，接受安置的患者形同被拘禁於精神病院中，自願住院者則可自由出院。

Part I

瘋狂的所在

對澄澈之眼而言，瘋狂為終極理智。
過於理智反而是十足的瘋狂。
此種境況蔚為多數，更是萬事的常態。
順從常規，神智清明，
違逆眾議，瘋狂失序，
即刻招致束縛。

——艾蜜莉·狄金生（Emily Dickinson）

01
鏡像
Mirror Image

精神醫學是醫學界中的獨特分枝，發展時間雖然不長，整體進展卻已相當可觀。在不久的過去，精神醫學界會用腦白質切除術（lobotomy）、強制絕育，或把大批患者關進精神病院等手法來對待精神病患，不過這些可恥的操作如今已被禁止。精神科醫師如今已能運用各種有效的藥物，也大幅捨棄聽來毫無科學依據的精神分析術語，例如，「精神分裂基因型母親」（schizophrenogenic mother）或「冰箱母親」（refrigerator mother）等詞彙，意指後代會精神異常都是有這種母親的緣故。二十一世紀已過二十年，精神醫學界也清楚指出，嚴重精神疾病確實該被歸類為腦機能障礙。

儘管進展可觀，精神醫學還是趕不上其他專科。更有效的藥物、經過改良的醫學療法等多數重大革新，差不多都是在人類首度登陸月球那段時期問世。雖然美國精神醫學學會（American Psychiatric Association）一再指出，精神科醫師經過特別訓練，有資格「同時評估精神病症的精神與生理層面」，但他們跟其他科別的醫師一樣，都受限於手邊現有工具。截至我動筆寫這本書的當下，精神醫學界中仍然缺乏一致、客觀的手法來做出準確的精神疾病診斷：無法透過抽血檢查來診斷憂鬱症，也無法藉由腦部掃描來確診思覺失調症。精神科醫師得靠觀察患者的症狀、參考患者的背景資料，同時還要跟患者親友進行訪談才能下診斷。他們研究的器官是「心智」，也就是人格、身份認同以及自我的源頭。這麼看來，要說皮膚癌的生物現象或心臟病的機制，比精神疾病更容易理解，應該也不令人意外。

「精神醫學可不輕鬆。為了找出必要的解答、搞清楚病症的真相，我們必須了解大腦這個最複雜的器官。」精神科醫師麥可．米德（Michael Meade）博士表示，「還得了解這個身體器官是如何產生意識、情緒、動機等複雜的功能。人類認為自己或許就是因為具備這些功能，而與其他動物有所不同。」

在二〇〇九年使我大腦「著火」的疾病與類似病症，都被稱為大偽裝者，因為它們將整個醫學界串聯起來：這些疾病的症狀近似思覺失調症或躁鬱症（bipolar disorder，又稱雙極性情感疾患）等精神疾病，但這些症狀都有已知生理成因，例如自體免疫反應、感染，或其他可測得的身體功能失調。醫生會用身體性或器質性等詞彙來形容我的疾病，但精神疾病卻被視為非器質性、心理或功能層面的現象。整個醫療體系建構在此區別之上，將疾病分門別類，這也讓我們在面對病況各異的患者時採取不同療法。

到底什麼是精神疾病？如何分辨瘋狂與理智？怎麼定義精神疾病？這些問題牽涉的不僅是語義上的詮釋，也決定了在那段急需照護的時期，照顧你或人生摯愛的會是哪個領域的專家。精確回答上述問題的能力會決定一切，舉凡該開立哪些藥物、採取何種療法、選擇哪種醫療保險、如何進行住院治療，甚至是如何監控患者，以及誰該被關押囚禁等。如果醫生判定我罹患器質性疾病（發生在體內的真實生理疾病），而非精神疾病（精神出狀況，因此某種程度上沒那麼真實），代表我就會獲得能挽回一命的治療，而不是被其他醫學專科排除。醫療團隊為了解開我的大腦謎團耗費的苦心，可能會因為這項分野而遭到耽誤或阻撓，使我面臨失能甚至是死亡的處境。這場賭注非同小可，但精神醫學教授安東尼・大衛（Anthony David）對我說：「要是普羅大眾發現許多醫學診斷根本不嚴謹、漏洞百出，他們肯定會嚇壞。」

在二〇一九年，有兩成的美國成年人身上出現精神疾病症狀。對這群人來說，這「不嚴謹、漏洞百出」的診斷體制肯定會對人生帶來翻天覆地的效應。美國還有四％的民眾要與嚴重精神疾病奮戰，這套體制對他們構成的影響更為迫切。患有嚴重精神疾病①的他們，壽命通常會少個十到二十年。醫學不斷進步，我也直接從中受惠，重症患者的病情卻不斷惡化。

就算你屬於幸運的少數群眾，從沒懷疑過大腦的突觸活動是否正常，這種醫學上的侷限仍與你息息相關。這會左右你對自身苦痛的認知，影響你如何在群體行為的對比下解讀自己的古怪行徑，更會主導你對自我的理解。畢竟，精神科醫師最初被稱為異端學者（alienist）。這個刻意用來指稱精神科醫師的詞彙，不僅顯示出他們在醫學界被視為局外人，更暗指患者與自我的疏離和異化，以及他們身為他者的狀態。「瘋狂在人類想像中縈繞不散。瘋狂令人著迷，同時也令人膽怯。很少人能對其引發的恐懼免疫。」社會學家安德魯・史考爾（Andrew Scull）在《瘋癲文明史》（*Madness in Civilization*）中提到：「我們之所以為人，限度何在？瘋狂不斷挑戰我們對這限度的認知。」這話說得沒錯。即便科學證據顯示，每個人替自身世界打造的心智圖都是獨一無二的，但有人腦中的現實不同於我們理解的現實，這實在令人苦惱。我們的大腦會以極為特定的方式來詮釋周遭環境，你眼中的藍在我眼中未必是藍。不過最令人恐懼的，其實是罹患精神疾病之「他者」的不可預測性。我們隱約發現無論自認有多理智、多健康或多正常，我們的現實仍有可能是扭曲變形的，這才是恐懼感的源頭。

二十四歲前，我對瘋狂的印象全來自小學時讀著那本偷來的《去問愛麗絲》②，還有耳聞繼父的弟弟患有思覺失調症的經歷，或是每次經過那位不斷揮手驅趕假想敵的遊民時，都得迴避眼神的經驗。我與瘋狂距離最近的一次，是在擔任小報記者時，到監獄採訪一位惡名昭彰的反社會人格者，他伶俐機智的言談讓那期報紙賣得特別好。精神疾病其實頗具電影張力，在《美麗境界》（*A Beautiful Mind*）中，由羅素．克洛（Russell Crowe）飾演的天才數學家約翰．奈許（John Nash），在黑板上不斷寫著數學等式。還有《女生向前走》（*Girl, Interrupted*）中由安潔莉娜．裘莉（Angelina Jolie）詮釋，那個性感迷人的邊緣型人格者。瘋狂似乎令人夢寐以求，彷彿是個高貴雅緻，但在裡頭必須受苦受難的私人俱樂部。

接著，我的疾病就這樣襲來了。自體免疫腦炎（autoimmune encephalitis）讓我飽受折磨，更短暫奪去我的理智、改變我的人生。癒後十年，發病時期的某些深刻片段仍如影隨形，彷彿是從我自身記憶、家族敘事以及醫療紀錄中剝落的碎片：初期的憂鬱症與流感症

① 根據美國的國家精神衛生研究院（National Institute of Mental Health）定義，嚴重精神疾病為：「精神、行為或情緒上之病症……會導致嚴重的功能障礙，大幅影響或限縮一至多項重要日常活動。」

② 《去問愛麗絲》（*Go Ask Alice*），此書講述一名十五歲的單純女高中生，在某場派對喝下摻有迷幻藥的飲料，因而染上毒癮並成為毒品販賣者。女孩多次離家、被捕、流落街頭，更進入精神病院，最後在十七歲時死亡。

狀、精神變態、無法走路或說話、腰椎穿刺，以及腦部手術。我以為自家公寓被想像中的臭蟲占領了；在《紐約郵報》（*New York Post*）編輯室徹底崩潰；差點從我爸的四樓公寓一躍而下；深信護理師是被派來監視我的臥底記者；在浴室中把我嚇個半死的漂浮眼睛；我甚至以為自己可以靠意志讓他人老化，這些片段我都記憶猶新。我也永遠忘不了，有位冷靜沉著、自以為是的精神科醫師稱我為「有趣的病例」，他在醫院中替我進行治療，還開立一大堆抗精神病藥物。後來我們才發現我根本不需要服這麼多藥。大概就是在這個時候，醫療團隊開始放棄治療，「轉至精神科醫院」這幾個字逐漸出現在我的病歷上。

我的家人跟其他具有類似遭遇的家庭一樣，努力抵抗精神疾病標籤的束縛。我爸媽態度堅定：女兒的行為舉止確實瘋狂，但她沒瘋。這兩者是有差異的。我看似暴力、偏執而且充滿妄想，但我病了。這不是我。我遭到不明事物的突襲，就像染上流感、罹患癌症或遭逢厄運那樣。但在醫生無法立即找出生理成因的情況下，而且我的案例又不像感染或腫瘤那樣有明確病灶與治療目標，他們的焦點便開始轉移了。他們將躁鬱症列為可能診斷之一，更在我的精神變態加劇時，推斷我罹患情感思覺失調症（schizoaffective disorder）。以我的症狀來看，幾位精神科醫師的診斷都不無道理。我確實出現幻覺、精神錯亂，認知能力也有所下降。沒有任何檢查能解釋這突如其來的轉變。在他們眼中，我就是一位在躁狂與憂鬱狀態間擺盪，或是情感思覺失調的患者。他們的判斷是錯的。不過在絕大多數病例中，他們卻是「正確」的。

其實處於這種診斷模糊地帶的不只精神科。在一生中，你很有可能某天突然罹患某種疾病，但沒人曉得病因或是對症下藥的療法。你也有可能遇到重大的醫療錯誤，因而耽擱正確治療的時機，使身體受到傷害甚至導致死亡。成因與療法未明的疾病不勝枚舉，例如，阿茲海默症（Alzheimer's disease）、心臟X症候群（cardiac syndrome X）以及嬰兒猝死症（sudden infant death syndrome）等。根據統計，在家醫科醫師的病患中，約有三分之一人會面臨病因不明，或被視為「醫學謎團」的病症。我們其實不知道泰諾強效錠等日常用藥的藥物作用機轉為何。就算每年有兩億五千萬人接受麻醉，大家也不曉得麻醉期間大腦究竟發生什麼事。

貪婪、自以為是，還有由利潤驅動的過量開藥行為，導致鴉片類藥物大肆氾濫。這個現象顯示，在我們發現藥物會對身體造成無數傷害甚至是致死之前，開立過量成癮性止痛藥原來是稀鬆平常的醫療操作。即使是原先受到認可的信條，仍有必要反覆重新接受評估。

無論我們是否願意面對事實，都不能否認有時醫療操作依靠信念的分量，多於篤定的事實。在某些特殊案例中，我們能透過疫苗（例如天花、小兒麻痺症與麻疹疫苗）、健康的生活方式（淨化飲用水或戒菸），以及預防性檢查（前列腺癌、乳癌或皮膚癌檢查等）來預防疾病。但多數時候，我們真正治癒疾病的能力仍相當受限。

雖然各醫學領域在診療上都具有不確定性，但精神醫學與其他科在關鍵面向上有所差異：其他科無法強迫患者接受治療，也不能在違反患者意願下將他們扣留。其他科不像精神科這樣，得不斷應付患者缺乏病識感的狀態。在此情況下，病人對自己的病症渾然不覺，因此醫師必須做出艱難的決定，判斷該在何時以及如何介入。精神科會依據人格特質、信念與道德觀對患者進行評估。精神科的操作存在於社會之中，如同一面鏡子映照出社會樣貌。某位醫生在病歷上貼的一張標籤，能二話不說將你立刻轉往另一家截然不同的病院，使你往後的病歷全被精神科就診紀錄占據。

從這個階段開始，我的故事就跟多數患者的經歷出現截然不同的發展。許多幸運的因素讓我踏上另一條路，例如年齡、種族、居住地、社經地位以及慷慨的保險給付等。醫生願意替我多做幾次檢查，終於在進行腰椎穿刺時發現攻擊大腦的自體抗體。確鑿的證據出現在醫生面前，證明他們的精神疾病診斷是錯的。就在此時，我的疾病毫無懸念地被歸類為神經系統問題，同時更獲得脊髓液檢查、抗體檢驗與學術研究的撐腰。醫生總算能用一句話來解釋病因：身體攻擊大腦。醫學界不僅有可改善病情的療法，痊癒也不是不無可能。希望、明確與樂觀取代了先前模糊、看不見終點的療法。再也沒有人責怪我或質疑症狀的真實性。大家都停止詢問與飲酒習慣、壓力程度或家庭關係相關的問題。沒有人繼續暗示這些病症是因為我精神錯亂所致。

多虧先進的神經科學，我的遭遇成了醫學進步的成功事蹟。**這女孩之前瘋了，但現在她已經痊癒**。這類案例在醫學界總是為人津津樂道：被診斷出罹患肺癌第四期的父親，接受標靶治療後病情大幅好轉；嬰兒接受人工耳蝸植入術後，往後的人生都聽得見聲音了；患有罕見皮膚疾病的男孩，因為透過幹細胞治療長出新皮膚而獲救。這類故事加深民眾的信念，大家都以為醫學界不斷直線邁進，診療方法只進不退——在我們尋找治癒全人類的方法時，持續解開身體的謎團，探索心智的未至之境。

診斷結果出來後，我花了四年時間搜集與自身疾病相關的資訊，包含發病年齡以及輸注療法的最新進展。這就像我的防禦手段，用來抵抗這一切荒涼的非理性現象。**我就是醫學進展的證據**。但精神病可能會再度登場的威脅始終揮之不去。寫到這裡，我肚裡的雙胞胎再過幾個月就要出生，但我仍忘不了自己的身體曾經如何辜負我（確實也讓我摔過一跤了）。我曾在青少年晚期被診斷出患有黑色素瘤（melanoma），雖然這次確診的感受跟當年同樣痛苦難忘，但跟疾病本身相比，與精神病為伍的經歷反而以另一種方式觸碰了我靈魂的某一塊。精神病是我這一生最驚悚的體驗。雖然這是與神經系統相關的「器質性」疾病，但它終究來自於我，來自於內在的自我，所以比其他「生理」疾病還要駭人。這場經歷撼動了我對自我的認知、改變我看待世界的方式、使我開始質疑先前對自己的了解，更動搖了我整個人的根基。無論搜集再多事實，我永遠也無法不去面對這個真相：我們所有人都命懸一線，而有的人一摔就會粉身碎骨。

之所以出版《我發瘋的那段日子》（*Brain on Fire*），是想讓更多人注意到我罹患的疾病。康復後，我受邀到各大醫學院和神經科學研討會演講，像個傳教士向大家介紹我的疾病，決心不讓任何人落入未確診的處境。某次，我受邀到一所正常營運的精神科醫院，對一大群精神科醫師演講。醫院所在處是整修過的軍營，但整體氛圍並不凝重，風格潔白，而且現代。我記得自己當時心想，**這裡跟真的醫院沒兩樣**。（出門前打包行李時，我還再三確認自己帶了最成熟、端莊，**看起來最不瘋狂**的服裝。我選了一件黑與藍綠色相間的 Ann Taylor 短版洋裝，搭上簡單俐落的黑色西裝外套。）

演講結束後，有位精神科醫師向我們幾位講者自我介紹，並提起他的一位患者，語調雖然輕柔，卻透出些許急切感。他先前將這名年輕女患者診斷為罹患思覺失調症，但他說：「總是感覺哪裡不對勁。」那名女子令他想起我。她跟我年齡相仿、具有類似診斷，症狀也差不多。不過，跟許多同樣罹患嚴重精神疾病、一起接受治療的患者相比，她看起來卻別無二致。問題就在於，該如何分辨她與其他患者的差異？輸注療法讓我的身體不再自我攻擊，但我們該如何判斷，哪位患者也會對我接受的療法產生良好反應，精神科治療反而幫不上忙呢？醫生互相討論下一步該怎麼做，或許抽血檢查、腰椎穿刺，以及磁振造影（MRI）掃描檢查，能扭轉那名年輕女子的診斷。後來，我們行經醫院的某個區塊，正好碰到一群患者在接受團體治療，我不禁想：**她也在裡頭嗎？**

演講過後，我得知那名女子確實被驗出患有自體免疫腦炎，跟我得的是一模一樣的病。不過我只在醫院裡待了一個月，她卻被誤診長達兩年，大概無法恢復早已失去的認知能力。有位醫生告訴我，雖然獲得了正確的診斷，但她大概永遠會像個孩子，連最基本的自理能力也沒有。

我以為出版回憶錄後就不會再回頭檢視自身故事了。不過一旦與真正的瘋狂正面交鋒，並再度回歸理智，發現自己就像連接這兩個世界的橋樑後，就再也無法對這段經歷置之不理。我永遠忘不了病歷表上「轉送精神科醫院」這幾個字。這位年輕女子的遭遇差點就要發生在我身上。我彷彿透過鏡子看見自己的倒影。我差一點就要變成她了，她就是我的鏡像。

我與我的鏡像，跟數百萬名罹患嚴重精神疾病的民眾又有何不同？我們怎麼會這麼容易被誤診？精神疾病指的究竟是什麼？又怎麼會有人的痛苦，比另一人受的折磨更「真實」？出版回憶錄後，讀者紛紛來信分享與醫療體系搏鬥的故事，這些問題始終在我腦中縈繞不去。有些人在信中提到希望得的是跟我一樣的病，有些讀者則說，除了精神疾病以外的病都好。

有位父親寫信給我，他現年三十六歲的兒子，已經與令他身體日漸衰弱的精神病纏鬥二十年之久。那位父親說現代醫學根本幫不上忙。他寫道：「因為我兒子沒有任何可被治癒的『生理疾病』，他們就把他的『精神疾病』歸咎於他。」院方唯一提供的治療就是開藥，但這些藥物不僅起不了作用，更讓病況惡化。雖然他的家人懇請醫師嘗試其他療法，卻只得到這番回應：「把藥吃了，不然我們會逼他吃。」

這位父親在我的故事中看見自家深陷的困境，我父母成功抵抗醫療體系的經歷令他深受鼓舞。我最後從疾病中痊癒，這讓他更堅定意志，決心替兒子的情況找出更有意義的解答。不過我後來說的一些話讓他困惑了。他在信中附上一部 YouTube 影片連結，影片中的我在回憶錄紙本書發行活動現場公開談話。聽著我在影片中說的話，我覺得自己好像在自打嘴巴。他引述我在影片中說的一句話：「我得的病看起來像精神疾病，但那**不是**精神疾病，那是生理病症。」

我如此不公平地將這兩種疾病斷然劃分，跟他兒子的醫生一模一樣，讓這位父親覺得我背叛了他。他說：「大腦是生理器官，在大腦中發生的病症就是生理疾病。為什麼你們不認為那是『生理疾病』，而是『精神問題』呢？是我誤會什麼了嗎？」

他說的確實沒錯。我怎麼能不假思索地採納這種未經證實的二分法？這套二分法曾讓我差點被關進精神病院，甚至奪走我的性命。還是說我必須讓自己相信因為我得的是生理疾病，而且已經被「治癒」了，所以跟那些罹患精神疾病的人不同？我跟**其他社會大眾**，還將哪些過度簡化的思維當成事實了？我們將多少與心智和大腦相關的謬誤，視為理所當然的真理？大腦疾病跟精神疾病的差別究竟何在？我們為什麼又要試著將這些疾病分門別類？難道我們對精神疾病的認知一直以來都是錯的嗎？

為了找出這些問題的解答，我必須聽從我最愛的醫師的建議。神經內科醫師舒豪・納加（Souhel Najjar）就像我的怪醫豪斯（Dr. House），他常對自己帶領的住院醫師說：「想洞察未來，得先回頭看。」

02
Nellie Bly
娜麗・布萊

紐約，一八八七

這名年輕女子專心盯著鏡子中的臉，無視鏡中那對緊盯著自己驚恐又憂傷的大眼。她時而微笑，時而憤怒，有時又擠眉弄眼。她大聲朗讀鬼故事，直到自己也被嚇到不行，趕緊起身點燃煤氣燈，這才又回到鏡前。她不斷對鏡子練習擺出猙獰的表情，直到黎明才去洗澡，換上一件被蛾啃得坑坑疤疤的舊洋裝。雖然對接下來的計畫越來越不安，她還是試圖讓自己冷靜。她有可能再也回不了家了。就算能順利回家，這項任務也有可能使她徹底改變。她寫道：「裝瘋賣傻的張力可能會對大腦造成影響，使我永遠無法恢復原樣。」

雖然飢餓難耐，但她還是跳過早餐，直接前往第二大道的女子臨時住所（Temporary Home for Females）。今早她自稱是娜麗・布朗（Nellie Brown），不過她的本名是伊麗莎白・珍・科克倫（Elizabeth Jane Cochran），娜麗・布萊（Nellie Bly）是她替專業記者身份取的筆名。她的編輯，也就是《紐約世界報》（*New York World*）的約瑟夫・普立茲

（Joseph Pulitzer），將這項任務指派給她。編輯要她到布萊克維爾島（Blackwell Island）上，進入惡名昭彰的女子瘋人院（Women's Lunatic Asylum）臥底，假裝自己是精神病患，以第一人稱「坦率、平實地」紀錄院內情況。為了讓自己被送進布萊克維爾島上的瘋人院，她得「證明」自己真的瘋了。正因如此，她才會逼自己徹夜不眠，希望睡眠不足造成的肉體疲勞、衣衫不整的外表和布滿恐懼的雙眼，能讓寄宿之家的看守者打電話給市政當局，將娜麗關進瘋人院，正式展開臥底計畫。

美國政府開始紀錄精神疾病案例時，將所有病例廣義分為「愚蠢」與「瘋狂」這兩類。到一八八〇年，美國普查局將精神疾病的種類擴大為七類：狂躁（mania）、抑鬱（melancholia）、偏執狂（monomania）、輕度癱瘓（paresis）、癡呆（dementia）、癲癇（epilepsy）以及嗜酒狂（dipsomania）。不過在十九世紀上半葉，許多醫生都認為瘋狂是種通樣的病症，也就是所謂的單一精神病。如果你舉止瘋狂，那就是瘋了。

幾乎任何行為都會讓你遭到監禁。加州巴頓州立醫院（Patton State Hospital）的檔案資料中，有份住院資料上就紀錄著：「強迫性癲癇、代謝失調、梅毒、流行性腦炎導致人格障礙，以及道德衰敗的現象，例如：失去朋友、經商困難、精神緊繃、宗教狂熱，以及中暑和體溫過熱。」在十九世紀，被巴頓州立醫院強制安置的其一原因是自慰過度，另一種可能則是「被騾踢到頭」。在另一份住院紀錄中，有些可憐人因為「有吃薄荷糖的習慣」，或「吸菸過量」而被送進醫院。小孩過世後，整個人神情恍惚、六神無主？你可能會被關進收容機構。講幾句髒話呢？絕對會被送進監獄。月經沒有準時來？那你也有可能被送院觀察。這些信手捻來的診斷在精神醫學史上比比皆是，通常都被加諸在不合群的民眾身上。敢於違抗社會常規的女子，會被貼上歇斯底里的標籤。在英國，激進的婦女參政運動者尤其會被診斷為「叛亂型歇斯底里」患者。在十九世紀，有位路易斯安那州的醫生，表示他在自己研究的黑奴身上發現兩種特有「疾病」：感官認知能力受損症（dysaesthesia aethiopica），或稱病態懶惰；以及漫遊症（drapetomania），指的是逃脫束縛的渴望（醫生顯然不解為何奴隸會有這種渴望）。這兩種症狀的療法都包含鞭打。不管是從醫學還是科學的角度來看，這些都不是真正的疾病或失調。這些只是偽科學，根本是將社會束縛包裝成醫學。

在十九世紀末，如果朝群眾丟石頭，你很可能會砸中曾在精神病院待過一段時間的人。曾經被關進精神病院的人，很難完好如初地重新走出來。一旦被認定發瘋，就有可能永遠失去孩子的監護權、財產以及繼承權。就算不是終身監禁，許多人也會在裡頭待上很長一段時間。只要有所抵抗就會慘遭毆打，或是接受放血、水蛭吸血法、灌腸，以及瘋狂催吐等「治療」（這些在當時的一般醫學治療中是非常重要的療法）。在這段期間，多數被送進精神病院的人，都因為被關進病院而在幾個月內離世，有些甚至活不過幾週。不過因為目前缺乏確切證據，我們無法斷定這些人是因為危及性命的疾病遭到誤診而死，還是精神病院的狀況讓他們撐不下去，又或者是這兩項因素共同促成。

瘋狂的定義在此時期如此飄忽不定，也代表任何懷抱特定意圖、出身背景不凡的人，都能買通醫生，將那些看不順眼的人送進精神病院，例如不聽話的老婆或是煩人的親戚。此現象想當然令社會大眾十分恐慌，深怕自己遭受誤診。報紙更連續刊出多篇文章，報導有人沒病卻被關進精神病院，讓民眾越來越恐慌。

作風直率的英國作家羅西納夫人（Lady Rosina）信奉女性主義，這是她婚姻不睦的原因。她的丈夫是知名作家愛德華．鮑沃爾利頓（Edward Bulwer-Lytton），史上最老派的開場白「在這風雨交加的黑夜」就是出自他筆下。鮑沃爾利頓爵士無暇應付嘮叨的太太，他在國會中的席位不巧也岌岌可危，所以他試圖將羅西納夫人關起來討個清靜。幸虧她自己也是名人，新聞輿論不斷向她丈夫施壓，三週後她終於重獲自由，將這段經歷寫進一八八〇年出版的《凋零歲月》（*A Blighted Life*）中。「現今，丈夫竟然能憑著兩位醫生開的證明，就將妻子關進瘋人院。醫生為了賺取佣金，草率給人冠上莫須有的瘋狂之名。這簡直是史上最罪惡、最專制的法規。」

在美國，伊莉莎白．帕卡德（Elizabeth Packard）承接羅西納夫人的意志。對通靈頗有興趣的她，與身為長老會牧師的丈夫西奧菲勒斯（Theophilus）觀念分歧。伊莉莎白的信仰取向，對先生在教會中的名望直接構成威脅。為了挽救信譽，西奧菲勒斯找來一位醫生，指出妻子「精神略為瘋狂」，將她關進傑克遜維爾瘋人院（Jacksonville Insane Asylum）整整三年。伊莉莎白離開瘋人院後，繼續接受丈夫的照護。雖然被丈夫關在房內，她仍設法將紙條丟出窗外，最後順利逃脫。她的友人接到紙條後，立即召集一群男子替她申請人身保護令，讓伊莉莎白有機會在法官面前證明自己沒瘋。雖然她丈夫跟醫生都堅持她精神異常，但陪審團只考慮七分鐘就判定她神智正常。她隨後出版《不為人知的囚犯生活》（*The Prisoners' Hidden Life*），並在書中描述其他被丈夫送進精神病院的女子都經歷了何種遭遇。拜這本書所賜，伊利諾伊州通過人身自由保障法案（Bill for the Protection of Personal Liberty），讓所有被控精神異常的民眾，有權在陪審團面前證明自己頭腦清醒，畢竟大家都曉得醫生有可能被收買而出賣當事人。（不過帕卡德推動的改革仍有未盡理想之處，因為陪審團也有可能對精神疾病一無所知。）

布萊在寄宿之家大鬧特鬧後，警察來到現場，將她移送至曼哈頓的埃塞克斯市場治安法庭（Essex Market Police Court），讓她接受法官裁決，看看她究竟該不該被關進瘋人院。幸運如她，或者說幸運如《紐約世界報》，法官對當天早上的事件信以為真。

法官達菲（Duffy）感嘆道：「可憐的孩子，這樣一位淑女，衣服也穿得好好的……我敢打賭她一定是個好女孩。」雖然她已經換上最破爛的服飾，也盡全力裝瘋賣傻，但她端莊、有教養的外型與舉止，讓法官無法做出下一步判決。法官知道布萊克維爾島瘋人院根本不是什麼庇護所，很遲疑到底該不該將眼前這個看起來如此有教養的人，送進瘋人院受盡羞辱。「我不知道該怎麼處裡這個可憐的孩子。她需要受到妥善的照顧。」法官說。

「把她送到島上吧。」某位警官建議。

法官只好召來一位「瘋狂專家」。在那個時期，大家都用「瘋狂專家」這個口語說法，來描述自願診治精神異常者的醫師。這群專家也被稱為異端學者或醫學心理醫生，也會被戲稱為「瘋人院醫師」、「江湖郎中」，或是「瘋子醫生」，他們的工作與活動範圍僅限瘋人院，跟他們照顧的病人一模一樣。（來到二十世紀初，精神科醫師才成為大家普遍較能接受的稱呼。）

這位瘋狂專家請布萊發出「啊」的聲音，好讓他檢查她的舌頭。他拿燈照了照布萊的眼睛，檢查她的脈搏，也聽了她的心跳。布萊停止呼吸，後來她寫：「因為我根本不曉得精神異常的人心臟是怎麼跳的。」顯然，這些生命跡象幫了她一把。根據某種量性標準，那位專家認為應該將她與精神正常者隔離開來，便把布萊帶到貝爾維尤（Bellevue）精神病院。在院內接受第二位醫師檢查後，醫生認為她「確實精神錯亂」，讓她搭船前往布萊克維爾島。下船上岸後，渾身酒氣的護理助理歡迎她來到女子瘋人院，還對她說：「一進這個瘋狂的地方就出不去囉。」

Asylum 這個詞源於古希臘詞彙，意指「免於被網羅的安全之處」（舉個例，像是被荷馬時期的戰士捕捉）。在羅馬帝國，這個詞則發展出現今通用的意涵：「庇護所」或「零暴力的安全空間」。第一所用來收容精神病患的收容所，是在西元五百年左右的拜占庭帝國時期建立。西元一千年後，許多歐洲、中東和地中海的城鎮都設有一間精神病患收容所。雖然聽起來很先進，但我們認知的醫院其實是非常現代的概念。在早期，監獄、貧民救濟院和醫院根本沒差，大家都知道這些「收容所」會以殘暴的手段對待裡頭的民眾。

多數精神病患都與家人同住，不過情況也不比想像中美好。在十八世紀的愛爾蘭，罹患精神疾病的家族成員，會被關在自家農舍地面下深約一．五公尺的洞穴中，許多人都無法在洞穴中挺直站立，洞口還會裝設柵欄以免他們逃脫。（他們通常會在洞裡死去。）同一時期，其他歐洲國家的狀況也好不到哪去。在德國，受未知精神疾病折磨的少年被鍊在豬舍中，時間長到雙腿失去站立與行走能力。在英國，精神病患會被捆綁固定在勞動濟貧所的木樁上。在瑞士的某個城市，五分之一的精神病患長期被監禁在家中。

歐洲歷史最悠久的精神病院為貝特萊姆皇家醫院（Bethlem Royal Hospital，有時也會被戲稱為瘋人院），醫院前身是在一二四七年於倫敦設立的小修道院，概念就像中世紀時期的醫院，也就是為貧窮困苦者而設立的慈善機構。過了約莫一世紀，貝特萊姆成為專門接待精神病患的機構。他們認為要治癒這些人，就得把他們拴起來，鞭打他們、讓他們挨餓，好將體內的疾病給逼出來。有位患者在貝特萊姆中被關了十四年，他的脖子被銬上粗重的鐵環，鐵環以沉重的鍊條與牆壁相連，他最遠只能離牆壁三十公分。他們當時認為精神病患跟動物沒兩樣，甚至還不如動物，牲畜都比他們有用。

十九世紀中期，美國社運參與者桃樂西亞・迪克斯（Dorothea Dix）動用自己繼承的鉅額遺產，秉持史無前例的決心要打擊精神疾病困境。她在美國境內四處奔走，三年內移動了四萬八千多公里，揭發精神病患遭受的殘暴對待，讓大眾知道那些「最為悲涼的人類苦難與屈辱」。在書中，有名女子將自己的皮膚撕下，一名男子被迫住在關放牲畜的柵欄中，還有個女人被囚禁在不透光的地牢裡，更有人「多年來」被鐵鍊拴在同一個地方。跟歐洲古老的「居家」監禁手法相比，美國顯然也先進不到哪裡去。迪克斯屹立不搖地推動改革，在女性不受政壇歡迎的年代，呼籲麻薩諸塞州的立法單位擔起「神聖使命」，照顧精神狀況出問題的民眾。在她的努力推動之下，三十二所採用道德療法的全新療養精神病院因而誕生。桃樂西亞・迪克斯在一八八七年逝世，勇敢無畏的娜麗・布萊正好也在那年臥底潛入布萊克維爾島。她基本上就是承接迪克斯的遺志，要向大眾揭露精神病患的境況根本沒多大的改善。

布萊克維爾島照理說應該要有所不同。意圖成為「世界指路明燈」的布萊克維爾精神病院，面積約六十公頃，座落於東河（East River）中央，目標是採用迪克斯推動的道德療法。病院核心宗旨來自法國醫生菲利普・皮內爾（Philippe Pinel）的理念，他最受讚譽的操作是解開病患的束縛（斷開實體鐵鍊），以更人道的手法來治療瘋狂。不過歷史學家認為，他傳承下來的療法大多來自迷思而非現實。畢竟，皮內爾曾說：「精神狀況出問題的人絕不是該受罰的罪人。受苦受難、身陷悲慘處境的他們，值得我們用心關照呵護。」

另一方面，康乃狄克州的醫師伊萊．托德（Eli Todd），將道德療法引進美國，同時提出幾大全新原則：平和安寧、健康飲食以及每日慣例。這些新式「休養院」取代老式「瘋人院」或「瘋子之家」，將地點移至較靜謐的環境，遠離城市的喧囂和壓力。在某些地區，精神病患療養院發展成迷你城市，醫院負責人、醫師和護理師也跟患者同住。他們一起農耕、在廚房中烹飪，甚至打造自己的傢俱、架設專屬鐵路系統。他們認為井然有序的日常作息和勞動能帶來使命感，使命感能創造意義，進而讓患者痊癒。醫生與患者的關係也是關鍵。將患者當成人對待，他們就能痊癒。

總之，這是新式精神病院的本意。布萊克維爾島精神病院在一八三九年成立時，或許確實是本著這番精神，但在娜麗所處的年代，這裡根本已經臭名遠播，成為全美最要人命的精神病院。查爾斯．狄更斯（Charles Dickens）在一八四二年造訪此地時，立刻想離開這座島，逃離那「死氣沉沉、令人頹喪的瘋人院氛圍」。〔狄更斯為了跟年輕女演員搞外遇，竟試圖將妻子凱薩琳（Catherine）送進精神病院安置。他已經知道精神病院是什麼樣的地方，還想把老婆送進去，簡直比禽獸還不如。〕布萊克維爾精神病院收容的患者數量遠超過其能力所及。舉個例子，某間單人房中就塞了六名女子。許多報導紛紛指出「院內的悲慘景象日漸加劇」，有個孕婦獨自在單人監獄中穿著**拘束衣**生產，另一名女子更因為把老鼠藥當成布丁吃下肚而身亡。

布萊在院內碰到的個案看起來都相當無助、失魂落魄。有些人會不斷繞圈打轉、自言自語，有些人不斷堅稱自己頭腦清楚，但根本沒人理會。布萊進入病院後，就徹底停止裝瘋賣傻：「我跟以前一樣正常說話、正常行動。不過說也奇怪，我的言行舉止越是理智，他們就覺得我更瘋。」她在書中寫道。她本來很擔心臥底身份會被拆穿（後來卻馬上希望被識破），不過當護理師把她壓進冰冷的浴池時，這份擔憂隨之煙消雲散。護理師不斷搓洗她的身體，搓到那起滿雞皮疙瘩的皮膚都發青了，還連續朝她潑了三大桶水。這一切來得太突然，她差點覺得自己要溺死了（我猜那種感覺應該類似水刑）。她說：「在那個荒謬的當下，我徹底陷入失控，整個人放聲大笑，我覺得自己看起來真的瘋了。」

抵達第一天，她立刻體會到遭人遺棄是什麼感覺。就算法官認為她舉止優雅、有教養，這在精神病院毫無用武之地。在這裡，她只是一大群無用之人的其中一員。所有患者都得在同一盆髒水中洗澡，就連身上帶有開放式梅毒傷口的人也不例外。要等到整盆水髒到深不見底，充滿排泄物跟死掉的寄生蟲，護理師才會換一盆乾淨的水來。院內的食物腐敗發臭，就連奶油都飄出酸臭味。患者不一定能天天吃到肉，但領到肉品時，整塊肉卻硬到不行，院內女子得大力咬著一頭，用雙手抓著另一頭往外扯，將肉撕成方便消化的大小。布萊為人端莊穩重，不好意思在文章中仔細描述這些景象，但就連上廁所也令人痛苦不已。院內有數條長型溝槽，裡頭的水本來要定期排放才是，但在這個被神遺忘的角落，該發生的總是沒發生。

跟布萊同處第六廳的姐妹向她分享自身經歷。身為德國移民的露依絲·尚茲（Louise Schanz）只因不諳英文，就被送到這個地獄。布萊寫道：「罪犯有機會能證明自身清白，精神病患呢？相形之下，大家寧願當個殺人犯，至少人生還有一線曙光。一旦被判定精神異常，連逃脫的希望都沒有。」

另一位病人向布萊說起某位年輕女人，她因為拒絕洗澡慘遭護理師毒打，隔天就去世了。島上有一項「療法」叫「拘禁箱」，這是一種非常駭人的裝置。被迫躺進這個牢籠中的女人會被限制住，整個人動彈不得，就像被塞進墳墓一樣。

短短幾天內，布萊就替臥底報導蒐集到大量證據，但她也開始擔心自己永遠出不去。她說：「這就像個專門抓人類的捕鼠器。進去很簡單，不過一旦置身其中，就再也出不去了。」這麼說確實不誇張。根據一份一八七四年的報導，患者待在島上的時間平均為十到三十年。

這個時候，布萊開始向願意聽她說話的人宣告自己沒瘋，「不過我越努力澄清，他們就越懷疑。」

「你們這些醫生在院內的工作是什麼？」她問其中一位醫生。

「照顧患者，檢測他們的精神狀態是否正常。」醫生回答。

「每項檢查我都要做，然後你再告訴我，我的精神狀況是正常還是異常。」她對醫生說。

不管她怎麼求醫生重新評估，答案永遠不變：「他們覺得我語無倫次，根本不想理我。」

謝天謝地，由於連續十天沒有接到布萊的消息，編輯終於派律師將她從捕鼠器中救出來。平安回到曼哈頓後，布萊發表一份帶有插圖的獨家揭露報導。這份報導分成兩部分，第一部叫「精神病院祕辛」（Behind Asylum Bars），第二部名為「瘋人院生活」（Inside a Madhouse），兩份都在一八八七年刊載於《紐約世界報》。這份報導透過供稿聯合組織在各地報紙同時刊出，引起社會大眾一片譁然，更讓政治人物不得不正視這個問題。曼哈頓地方檢察官召集一大群陪審團進行調查，布萊也在一旁作證，帶領陪審團參觀全島。雖然病院人員迅速整治內部環境，但布萊克維爾島這麼大，總是有漏網之魚。最後，多虧這位年輕記者的勇氣，公共慈善與懲戒部門同意將年度預算增加將近六成，用來照顧病院收容的民眾。

假如布萊的編輯部門沒有介入，她會被困在島上多久？其他仍被囚禁在病院裡的女人又要掙扎多久？雖然事與願違，但精神正常與異常的分界一點也不科學，根本不容易量化。《紐約世界報》有篇專欄就指出，布萊的揭露報導顯示「這些專家根本無法分辨誰神智清醒，誰精神異常。」這也讓人質疑：「那些看過布萊的醫生，他們在精神診斷方面的科學專長究竟派不派得上用場？」

事實上，在十九世紀的此時，異端學者根本不曉得怎麼治療大量湧入精神病院的患者。想當然，「異端學者」在其他醫學領域根本無用武之地，他們似乎不具任何專長。在布萊展開臥底行動的前幾年，路易・巴斯德（Louis Pasteur）成功證實疾病的細菌理論，開發出霍亂與狂犬病疫苗，藉此帶出預防的概念，使醫學界出現革命性的轉變。短短幾十年內，醫學界大幅減少使用放血這種有害的療法，也發現白血病是一種血液疾病（在布萊入院安置的幾十年前就已發現），進而發展出病理學（pathology）這個嶄新領域。醫學邁入新世紀，曾經不為肉眼所見的事物突然變得清晰具體。但異端學家仍像瞎子摸象，只能仰賴精神病院和殘忍的拘禁箱，沒有任何確鑿的理論能解釋精神疾病的一切。

除了砸錢解決問題，布萊的揭露報導刊出後並未帶來太大改變。（我們之後會讀到，在將近一世紀後，有一枚更大的震撼彈在精神醫學核心引爆。）

這個發展無比先進，富裕程度數一數二的城市，如今發現市民遭遇如此殘酷的對待，也只不過是無奈地聳聳肩罷了。

今日的我們仍是如此。

03

The Seat of Madness

瘋狂的源頭

今天，布萊克維爾島已不復存在。一九七三年，這座島以富蘭克林．D．羅斯福（Franklin D. Roosevelt）重新命名。布萊曾在島上度過淒慘的十天，如今這裡已奢華公寓大樓林立。不過她當年親身經歷的那種苦痛卻未曾消失。她試圖回答的問題至今懸而未決：精神正常或精神異常到底是什麼意思？照顧那些飽受折磨、時常令人驚恐的患者，究竟又是怎麼一回事？

打從人類開始紀錄自身歷史以來，瘋狂就始終如影隨行。不過瘋狂的**起因**究竟是什麼，或是說瘋狂的病灶在哪裡，這始終令人百思不得其解。長年來，人類始終在以下三大因素之間尋找答案，那就是心智／精神、大腦以及環境。最早，人們認為瘋狂是種超自然現象，是直接受神靈或惡魔影響所致。多虧考古學家挖掘出約莫西元五千年前的頭顱，我們才發現原來最初治療瘋狂的某種方法，是在頭上鑽孔將惡魔釋放出來。民眾當時假設瘋狂是因為惡魔住在腦袋裡所造成，這種手法名為顱骨穿孔術（trephining）。另一種擺脫內在魔鬼的方法，是將孩童或動物作為獻祭的祭品，用祭品的靈魂跟惡靈一對一交換。早期的印度人相信，如果精神狀況被支配，那都要歸咎於神祇格拉希（Grahi），祂的名字可直譯成「支配女神」。古代希臘人認為神祇憤怒或想報復時，人類就會陷入瘋狂狀態，這份信仰更延伸至猶太教與基督教的教義中。舊約聖經就警告信徒，假如不再相信上帝或變得過度自負，「上帝就會讓你們承受瘋狂的侵襲。」在《但以理書》中，上帝為了懲罰尼布甲尼撒（「那行動驕傲的，他能降為卑。」），運用了一種瘋狂的型態，將他變成一頭精神錯亂的野獸，奪去人類理性思考能力。驅邪、凌遲儀式，甚至是綁在火刑柱上放火燒，這些都是將惡靈趕出體內，讓心智恢復平靜的手法。當時人們也認為自殺是被惡魔支配的舉動，因此自殺未遂者會被拉到大街上拖行，並被施以絞刑。

啟蒙時代思想家將瘋狂重新詮釋成非理性現象，開始相信這並不是被惡靈附身的後果，而是理智崩潰的附帶結果。勒內．笛卡兒（René Descartes）認為心智／精神是無形的，天生就具有理性，並且與有形的肉身截然不同。雖然這項思維還是深受宗教信仰影響，但這種二分法讓瘋狂「確切成為適合哲學與醫學研究的目標」，羅伊．波特（Roy Porter）在《瘋狂簡史》（*Madness: A Brief History*）中如此寫道。

一八〇八年，德國醫生約翰．克利斯提安．賴爾（Johann Christian Reil）將研究瘋狂的醫學領域，命名為精神醫學（psychiatrie）。這個嶄新的醫學專科（賴爾寫道，這個專科應該只會引來思想最先進、前衛的醫生）專門治療心智與大腦、精神與肉體，今天我們將這種手法稱為完整取向（holistic approach）。他還寫道：「我們找不出全然精神、化學或物理上的疾病。結合這些面向才能看清疾病的全貌。」他提出的原則至今仍非常適用：精神疾病具有普遍性；我們應該以人道手法來治療患者；治療應該由醫生來執行，而非哲學家或是神學家。

賴爾提出的精神醫學，並沒有讓許多矢志找出「瘋狂起源」的醫生打消念頭。他們想知道瘋狂的起因究竟為何。瘋狂難道是發生在人體某區塊的現象嗎？瘋狂有宿主嗎？瘋狂是外在條件與環境所促發，還是單純源自人體軀殼內的器官呢？異端學者開始鎖定人體，期盼能準確區隔與瞄準瘋狂的病灶。這些醫生也因而發展出一系列駭人聽聞的療法，像是會令人暈眩並導致狂吐的旋轉椅〔查理斯．達爾文（Charles Darwin）的祖父伊拉斯謨斯．達爾文（Erasmus Darwin）發明〕，目的是讓患者感到恍惚而平靜下來；而所謂的驚喜泡澡，指的是地板會突然向下傾斜，讓人掉入底下冰冷的水中，把他們的瘋狂嚇出來。這些療法確實殘忍，卻已是一大進展：至少我們不再將瘋狂的成因歸給惡魔與魔鬼。

早期有位名叫本傑明．洛希（Benjamin Rush）的醫生，他也是美國獨立宣言（Declaration of Independence）的簽署人。他認為瘋狂的病灶是大腦血管，因此發想出一些瘋狂的療法，像是「鎮定之椅」（可說是史上最名實不符的假廣告）。這個剝奪感官的駭人器材是張椅子，患者會被綁在椅上，頭上套個木箱，藉以阻絕所有外來刺激、限制行動，降低流入大腦的血液量。因為患者被綁在椅子上的時間太長了，他們後來還設計了一個大型孔洞，方便患者直接在椅子上排泄。精神病患不僅被忽略與漠視，更遭受虐待與折磨。精神疾病的「他者性」（otherness），讓患者理所當然成為凌虐的對象。

顯微鏡問世後，人類便能從細胞層面來描述大腦與神經系統構造。一八七四年，德國醫生卡爾．韋尼克（Carl Wernicke）發現大腦某個區塊受損時，患者會失去掌握話語意義的能力，此現象被稱為「韋尼克氏失語症」（Wernicke's aphasia）。一九〇一年，住在法蘭克福的愛羅斯・阿茲海默（Alois Alzheimer）治療一名五十一歲的女性患者，她的精神病與失智現象非常嚴重。這位女患者在一九〇六年去世時，阿茲海默剖開她的頭顱查出病因：她的大腦出現斑塊沉積物，看起來像纖維狀的乳酪絲。這麼說來，她之所以罹患精神疾病，就只是因為大腦不幸出現這種沉積物嗎？

梅毒研究可說是最成功的進展。梅毒約莫在西元一四〇〇年出現，至今已被世人淡忘（不過目前看來有復甦的可能[1]）。在西方文化名人堂中，據稱感染梅毒的名人不計其數，像梵谷（Vincent van Gogh）、奧斯卡・王爾德（Oscar Wilde）、尼采（Friedrich Nietzsche）、亨利八世（Henry VIII）、托爾斯泰（Leo Tolstoy）、史考特・喬普林（Scott Joplin）、林肯（Abraham Lincoln）、貝多芬（Ludwig van Beethoven）以及艾爾・卡彭（Al Capone）都疑似染有梅毒。

中世紀晚期起，梅毒這種「最致命的病毒」的相關案例比比皆是。醫生後來將梅毒稱為「麻痺性癡呆」（general paralysis of the insane）。二十世紀初，精神病院收容的男性患者中，約有兩成感染了這種令人在劫難逃的疾病。這些人踉蹌走入醫院時，全都精神躁狂、行動不平衡。有些人出現錯覺，誤以為自己家財萬貫，把錢全花在花俏的帽子等荒謬的物品上。他們的語調聽起來軟弱無力、抽搐痙攣。經過數月或數年，他們會逐漸消瘦，慢慢失去人格特質與記憶，再也無法行走或說話。到末期，他們會被隔離在某些地方精神病院深處的病房等死。部分患者的病歷有被紀錄下來，仔細研究他們的罹病史會發現一項模式：罹病初期，很多男女患者身上出現下疳。難道這種性傳染病是瘋狂的潛在成因嗎？

直到兩名研究人員解剖麻痺性癡呆患者的屍體，在大腦區塊找到名為梅毒螺旋體

（Spirochaeta pallida）的螺旋狀細菌，這一切才順利找出解答。這種疾病顯然能在體內休眠長達數年，隨後侵入大腦。如今我們將細菌侵入大腦後產生的各種病症，歸類在三期梅毒這個階段（梅毒後來也被稱為大痘病（great pox）、終極重病（infinite malady）、淑女病（lady's disease）、模仿大師（great imitator）以及大偽裝者（great masquerader）。梅毒的表徵跟其他病症非常相似，包含精神異常在內，可說是大偽裝者疾病的例證之一。）當代心理學家克里斯・佛斯（Chris Firth）就將這段過程，描述為「像是將診斷洋蔥層層剝開似的」。我們替一般認為是「精神異常」的病症找出生理成因。最棒的是，如果能及早發現，患者就有痊癒的可能。

（梅毒的成因雖然跟我罹患的自體免疫腦炎不同，症狀卻有諸多相似之處。因此，將自體免疫腦炎譽為我們這個世代的梅毒，我想這份名聲不佳的榮耀應該是當之無愧。）

對心智科學的理解越深入，神經學與精神醫學的界線也就越朦朧。二十世紀，神經學竄出頭，成為醫學界中孑然獨立的專科，因而「得以全權治療與神經系統相關的器質性疾病」，像是中風（stroke）、多發性硬化症（multiple sclerosis）以及帕金森氏症（Parkinson's disease）。另一方面，精神科醫師就負責那些「無法在實驗室中精確解析的疾病」，例如思覺失調症、憂鬱症（depression）以及焦慮症（anxiety disorders）。學界一旦在疾病的生物表現上有所突破，就會把疾病移出精神醫學的範疇，將其分派給其他醫學專

① 美國民眾感染梅毒的比例逐漸增加。西元兩千年，全國僅六千個個案，在二〇一七年已增為三萬零六百四十四人。

科。神經科醫師的工作，是了解大腦損傷會如何影響生理功能。精神科醫師的職責，則是了解大腦如何產生情緒、動機以及自我。雖然這兩大專科大幅重疊，但其中的分野體現出身心二元論，這個概念也延續至今。

梅毒跟阿茲海默症顯然不是精神異常的唯二成因。為了追查並治療其他精神疾病（假設真能查出真相），精神科醫師仍須發展出一套診斷語言，藉此找出不同類型的精神疾病，進而能區別出不同成因。

早在十九世紀末，德國精神科醫師埃米爾．克雷佩林（Emil Kraepelin）就開始朝這個方向努力。讀者可能完全沒聽過他，跟同樣在一八五六年出生的西格蒙德．佛洛伊德（Sigmund Freud）相比，儘管克雷佩林的名氣比較小，他對精神醫學的操作卻有更深遠的影響。克雷佩林的父親是位說書人、歌劇演唱者，同時也是四處飄浪的演員。或許是因為有位如此特立獨行的父親，克雷佩林終其一生致力於將精神疾病準確分類。他的付出讓這個新興學科有了全新的疾病分類學，或說有了一套全新的診斷系統。身為當今精神醫學聖經的《精神疾病診斷與統計手冊》（*Diagnostic and Statistical Manual of Mental Disorders*，縮寫為DSM），就是受克雷佩林提出的分類法所啟發。克雷佩林研究數千筆個案，將這些個案細分歸類，將向來被統稱為「瘋狂」的病症，盡可能擺進具有不同症狀的類別中。在這浩大工程的尾聲，他寫下針對早發失智症（dementia praecox）這個醫學術語的描述。他在一八九三年出版的教科書《精神醫學》（*Psychiatrie*）中，將早發失智症定義為發病時間較早的永久性失智現象。這種生理疾病會引發精神病，病況會不斷惡化，改善的希望相當渺茫，會造成「無法治癒、永久性的殘疾」。克雷佩林將早發失智症患者，與躁鬱症精神病（manic-depressive psychosis）患者加以區隔。躁鬱症精神病是種心情與情緒障礙，患者的情緒會在躁狂與憂鬱之間擺盪，但這種疾病的長程預後較為樂觀。此分野至今仍存在於思覺失調症（與其從屬病症）和躁鬱症（與其從屬病症）之間。一九〇八年，也就是克雷佩林公開早發失智症診斷法後，又過了將近二十年，瑞士精神科醫師保羅・尤金・布魯勒（Paul Eugen Bleuler）經過研究，提出「Schizophrenia」（現譯為思覺失調症）這個全新術語。Schizophrenia可直譯為「將精神分裂」，因而讓各界對長久以來對此術語懷抱誤解。[②]後來，精神科醫師科特・施奈德（Kurt Schneider）進一步替此症定義出一連串「首級症狀」（first rank symptom），其中包含幻聽、妄想以及思維廣播[③]。

如今，精神科醫師終於能預測患者的病程與預後結果。更重要的是，他們能讓患者知道自己承受的病痛究竟叫什麼名字。就算還找不到療法，我個人認為賦予疾病正確的名稱，是醫生最重要的一項任務。不過精神疾病的成因仍然難以捉摸，這點至今仍是如此。

醫生開始將「發瘋」的大腦解剖切塊。他們根據尚未成熟的瘋狂基因起源理論，將活人的甲狀腺、女性卵巢以及男性精囊切除。美國有位名叫亨利・葛頓（Henry Cotton）的精神科醫師，他是紐澤西州特倫頓精神病院（Trenton State Hospital）的院長。他提出精神疾病的「病灶感染理論」（focal infection theory），假設細菌感染產生的有毒物質跑到大腦，因此

---

② 至今，Schizophrenia 仍然是被誤用得最嚴重的醫學術語。在 Google News 新聞搜尋中輸入 schizophrenic，搜尋結果中就會出現這個詞的各種用法。這個詞不僅被用來形容布萊德・彼特（Brad Pitt）的電影《戰爭機器》（*War Machine*），更被拿來描述臉書（Facebook）的新社群規範，這些用法根本錯得離譜。

③ 思維廣播（Thought broadcasting），意指患者認為自己內心的想法被他人知道。

造成患者精神異常。就理論層面來看，這個想法並不糟（有些精神病確實是感染造成），但葛頓提出的解決方案真的是惡夢一場。為了消除感染，他開始幫患者拔牙。拔牙沒效，他也不重新思考這個方法到底有沒有用，反而繼續切除扁桃腺、結腸以及脾臟，往往導致患者永久殘廢甚至是死亡。而葛頓永遠不必為此負責，因為他的患者沒有資源和社交身價來阻止他。

臨床醫師與研究人員也逐漸採納日益興盛的優生運動，這股運動主張精神異常是種會透過劣等基因遺傳的病症。在美國，有三十二州在一九〇七至一九三七年間通過強制節育法案。他們心想，乾脆斷絕精神病患的繁殖能力，不受歡迎的人就不會越來越多。一九三四年至一九三九年，納粹採用美國那套經科學認證的虐待手法，替約莫三十萬名德國精神病院患者做結紮手術（這些患者當中最常見的診斷為「意志薄弱症」（feeblemindedness），接著是思覺失調症與癲癇）。後來他們變本加厲，開始撲殺「一文不值的生命」，在二次世界大戰末，處決超過二十萬名德國境內的精神病患。

二戰後，納粹兇殘的行徑令美國社會大驚不已，大家認為早該重新評估精神醫學操作，重新審視替精神疾病找出生理成因的執著。這種思潮在一九五五年尤其風行，當時約有超過五十萬人住在精神病院，人數來到歷史新高。

因緣際會之下，在克雷佩林推廣早發失智症這個概念的同年，佛洛伊德也竄出頭，提出精神分析（psychoanalysis）這套治療心智的全新理論。精神病院的醫師針對肉體進行研究，另一群名為精神分析師的醫生，把焦點擺在與生理現象八竿子打不著的目標上，看來彷佛是另一個領域的專家。精神病院外的操作，跟病院內部的診療法相差十萬八千里。精神病院以外的主流思維，認為精神苦痛並非來自大腦灰質，而是源自**心智**。對我這種已經習慣談論神經傳遞物、多巴胺路徑和ＮＭＤＡ受體等詞彙的人來說，陽具羨慕（penis envy）、性器期（phallic stage）以及戀母情結（Oedipal conflict）等當時的熱門詞彙，聽起來既尷尬又愚蠢，彷彿是某個古怪世界的產物。但在不久前，這些詞彙仍被奉為圭臬。在戰後嬰兒潮時期，這些詞彙儼然是精神醫學界的主流。

精神分析在二戰前從歐洲飄洋過海來到美國，提出一套全新理論，讓人以嶄新視角來理解精神層面的痛苦，甚至一度成為真正能治癒精神疾病的療法。當時飽受戰火摧殘的軍人從戰場返家，雖然他們的生理狀態並無大礙，但從情緒層面來看，他們卻無法重回職場、難以融入家庭生活。在戰爭傷亡人數名單中，心智受到傷害的士兵多過於生理損傷者，這還是史上頭一遭。這點令人有所警覺：假如健壯的年輕人在不具任何生理成因的情況下，也會不斷顫抖、畏縮與歇斯底里，還有誰能保證自己不會落入這種處境？

佛洛伊德（精神分析是在他死後才真正在美國蔚為主流）開闢一條全新路徑，讓大家走出充滿不確定的漆黑森林。根據他的解釋，人類心智分為以下三部分：本我（潛意識：充滿各種壓抑以及未被滿足的慾望）、自我（人格的核心），以及超我（道德良知），而這三部分不斷相互抗衡。精神分析師的目標是「讓患者意識到潛意識」，並像外科醫生動手術那樣，仔細分析深層的內在衝突，像是性慾、被壓抑的慾望、死亡驅力、投射以及願望被滿足的幻想等。藉由分析這些來自童年時期，既深沉、黑暗又陰鬱的意念，來逐步剖析患者的困擾。珍納・馬爾肯（Janet Malcolm）在《難以探觸的心：精神分析的不可能任務》

（*Psychoanalysis: The Impossible Profession*）裡寫道，「我們的一舉一動都其來有自，絕不是隨意、偶然、意外或無意義的產物。」

以生理角度（以克雷佩林的概念為基礎）來剖析精神疾病的學者，一板一眼地認為精神疾病有其必然性。跟這種思維相比，誰不想讓精神分析師仔細傾聽自己的聲音，接受這種保證能解決問題的療法呢？針對以下這位患者的狀況，克雷佩林派的精神科醫師與佛洛伊德提出截然不同的見解。一八九三年，五十一歲的德國法官丹尼爾．保羅．史瑞伯（Daniel Paul Schreber）腦中出現揮之不去的想法。他認為為了拯救世界，自己必須成為女性，孕育出全新的人種。他認為自己之所以會有這種惱人的思緒，都是精神科醫師害的。他將醫生稱為「靈魂殺手」，認為醫生透過「神聖光線」將幻覺植入他腦中。醫生將史瑞伯診斷為罹患克雷佩林提出的早發失智症，將他送進精神病院安置，最後他死在院內。佛洛伊德讀到史瑞伯的自傳《一個神經症患者的回憶錄》（*Memoirs of My Nervous Illness*）時，反而認為史瑞伯的行為，是來自內心被壓抑的同性衝動，跟無藥可醫的大腦疾病毫無瓜葛。只要化解心智的內在衝突，就能治療患者。如果你有選擇的話，會接受哪一種療法？美國人一面倒選擇佛洛伊德，克雷佩林與其追隨者則被晾在一旁，孤單淒涼地待在自己所屬的專業領域中。

來到一九七〇年代，幾乎每位精神醫學的終身聘教授都得接受分析師訓練，而絕大多數的教科書也是由他們寫成。精神科醫師艾倫．法蘭西斯（Allen Frances）告訴我，轉眼間，這些分析師似乎都獲得「一股力量，這股非宗教力量可說是前無古人、後無來者。」民眾再也不向牧師、神父或父母求助，而是花錢請精神分析師輔導、治療自己。現在，「心智醫生」想探索你的「家庭關係、文化傳統、工作模式、性別關係、兒童照護以及性渴望」。精神科醫師都迫不及待離開精神病院深處的病房，逃離那些病況棘手、沒有多少療法能幫得上忙的患者，想趕快重新受訓成為分析師，進行有利可圖的談話療法治療（一週五次！），來幫助那些被現代生活搞得神經兮兮的個案。那些個案明明好得很，但總覺得自己哪裡不對勁。精神分析師安然自在地挑選自己接洽的個案，其中多數都是家財萬貫、病症輕微的白人，最需要協助的患者則被拋在腦後。

美國人迫不及待、躍躍欲試，敞開雙臂擁抱治療師的「空白屏幕」[4]，相信心智真的能有所改善。佛洛伊德死後數十年，他提出的方法突然遍地開花。在女性雜誌和廣告中（佛洛伊德的外甥愛德華・伯內斯（Edward Bernays）就有公關之父之稱），都可見精神分析的蹤影。美國中情局甚至開始搶著延攬精神分析師。班傑明・斯波克（Benjamin Spock）醫生的《嬰兒保健常識》（*The Common Sense Book of Baby and Child Care*），是根據佛洛伊德的理論寫成，也成為全美既聖經後最暢銷的書。當時，另一本鉅作是諾曼・O・布朗（Norman O. Brown）的《生與死：精神分析的歷史意義》（*Life Against Death: The Psychoanalytic Meaning of History*），他試圖運用佛洛伊德提出的衝突概念，從自由與壓抑互相抗衡的角度，來針對過往進行重新框架。在好萊塢，劇組也會聘請精神科醫師駐紮片場。保險公司也開始承擔長達數月的談話治療費用，支付額度跟其他重大醫療手術等量齊觀。

不管有多少精神科醫師投身加入精神分析的行列，仍然供不應求。到一九七〇年，雖然

---

④ 空白屏幕（blank screen），指治療師在談話過程中要避免透露過多個人資訊，將自己當作一面空白螢幕，成為案主移情與投射的對象。因為身為螢幕的治療者具有「空白」的形象，個案的內在衝突跟潛意識幻想才更容易被察覺、分析。

有一堆醫師受訓成為分析師，但需求還是多過於供給。精神分析師不像過去的病患監護人，現在他們承諾會好好傾聽患者的心聲。在最佳案例中，患者會藉由自己與精神分析師的關係，釐清紊亂的思緒，找到生命的意義。分析師不會斷然認為患者罹患精神疾病。在他們的觀念裡，每位患者承受的精神折磨都是獨一無二的。分析師讓我們進一步了解，原來自己的內在是如此波濤洶湧、層次繁複：性傾向其實很錯綜複雜；對成年生活來說，童年扮演至關重要的角色；以及潛意識如何體現在外在行為中。如佛洛伊德所說，「讓患者與精神分析師談話」，就能探索、理解心智中生病的區塊，甚至還有痊癒的可能。佛洛伊德在一九二〇年寫道：「話語原本就是魔法，時至今日，話語仍保有許多古老的魔法力量。因此，我們絕不能輕忽心理治療使用的語言。」⑤

精神分析療法有各種為人詬病之處，其一是分析師會生動地將個案的困擾或痛苦，怪罪在個案自己或家人身上，尤其是母親這個角色。例如，「冰箱母親」（缺乏母親的溫暖）與「精神分裂基因型母親」（蠻橫、嘮叨、跋扈的母親，她的配偶通常是軟弱的男性），分析師認為這兩類母親會讓孩童產生思覺失調與自閉症狀。維也納精神分析師布魯諾・貝特罕（Bruno Bettelheim）⑥，被譽為「影響力甚鉅的精神分析師」，在一九六七年出版的《空城堡》（*The Empty Fortress*）中，將精神病患的家庭結構比喻為集中營，而自閉症患者的家庭環境與集中營特別類似。〔此一說法最受人譴責，因為貝特罕自己就在達豪（Dachau）與布亨瓦德（Buchenwald）集中營裡慘遭兩年荼毒。〕治癒精神疾病的唯一方法，就是斷絕與原生家庭的關係。

但是，個案無法從佛洛伊德的精神分析療法中，得到清晰、明確的診斷。佛洛伊德的追隨者都秉持「極致的診斷虛無主義」。命名法或共有的診斷語言，這些對精神分析師來說都不重要。事實上，這群精神科醫師擴大社會偏差的範疇，認為幾乎所有人都罹患精神疾病，指出「真正的心理健康只是假象」，有效抹去瘋狂與理智之間的分野。人類學家譚亞·瑪莉·魯爾曼（Tanya Marie Luhrmann）在《雙重心智》（*Of Two Minds*）這本探討精神醫學的書中，就是這麼說的。有份如今已聲名狼籍的研究，是在一九六二年於曼哈頓中城進行。研究人員針對一千六百位市中心居民進行兩小時訪談，判斷只有五％的民眾精神「正常」。一夕之間，全世界都瘋了，精神科醫師就是全人類的超級英雄。

此時，美國彷彿又回到娜麗·布萊的年代，誤診層出不窮，任何人都有可能受其所害。

接著，一九六九年二月，大衛·盧里走進賓夕法尼亞州某座未具名的醫院，踏進住院治療接待室，投下一顆無形的震撼彈。他終於證實大家長年來的猜想：精神醫學掌握了太多權力，他們根本不曉得自己到底在搞什麼。

---

⑤ 快速區分：心理治療（Psychotherapy）是較常見的術語，可與談話治療通用（但是跟諮商不同，諮商通常會鎖定特定議題），而精神分析（psychoanalysis）則是由佛洛伊德提出，被英國精神分析協會（British Psychoanalytic Council）認定為是「最複雜的談話療法」。

⑥ 我應該在此補充，貝特罕於一九九〇年自殺後，外界開始指控他誇大個人聲望、杜撰研究結果，更虐待受他照護的孩童。

04
On Being Sane in Insane Places
失常之地的正常人

我時常想像布萊搭著貨運渡輪，從布萊克維爾島回到曼哈頓的場景。風拍打著她的頭髮，河水飄散惡臭，令人振奮的解脫感。站在船上的她，想起那些被自己拋在病院裡的女子。

「待在病院裡的那十天，我是她們的一分子。她們的悲傷就是我的悲傷，我的哀愁也與她們共享。她們還被困在裡頭，我卻在這裡享受自由，想到這裡我就覺得自己無比自私。」布萊寫道：「我將她們留在埋葬活人的墳墓中，拋棄在人間煉獄裡，自己卻再度重回自由。」

每次想起自己的鏡像，想起那些無法跟我一樣被成功治癒、遭到精神病院忽略的患者，我的心中也不免湧起這種感受。

在那家精神病院演講後又過了一兩個月，我跟黛博拉．利維（Deborah Levy）博士共進晚餐。她是麥克萊恩醫院（McLean Hospital）的心理學家，研究範圍廣泛，其中之一是研究可能會讓人罹患嚴重精神疾病的基因。她的同事約瑟夫・柯爾（Joseph Coyle）博士，在麥克萊恩醫院擔任精神科醫師，也是研究ＮＭＤＡ受體領域中數一數二的專家。我之所以罹患自體免疫腦炎，就是因為大腦中的ＮＭＤＡ受體遭到攻擊。（聽兩位神經科學研究人員談話，就像在看一場刺激的曲棍球賽，眼睛離開橡皮圓盤一秒就再也跟不上了。）我們談起過往的歇斯底里和現今的轉化症（conversion disorders），聊到詐病和孟喬森症候群（Munchausen syndrome）的區別。前者指的是靠裝病來獲取利益（例如贏得訴訟），後者則是一種精神疾病，指人在沒有明顯誘因的情況下裝病（知名的吉普希・羅斯・布朗夏爾（Gypsy Rose Blanchard）謀殺案，就是代理型孟喬森症候群的極端案例。當事人通常會假裝別人生病了，而這個別人常是孩童）。另外，我們也稍微談到那些遊走在精神醫學與神經科學之間的大偽裝者疾病，也聊起為什麼我先前罹患的腦炎，看起來就像一座連結兩個世界的橋樑，一邊是表面上的「精神病症」，另一邊則是卸下面具的「生理」失調。

對話過程中，我也提起自己的鏡像，轉述她的遭遇和經歷。我跟她之間不該有所不同，她應該也得接受同樣的治療，獲得同樣迅速、緊急的醫療介入，也該跟我一樣享有復原的機會。由於一項關鍵差異，她的情況受到阻撓：她的精神診斷陷入僵局，我的卻不是如此。利維醫師深有共鳴，她問我有沒有聽過史丹佛大學（Stanford University）教授大衛・羅森漢恩（David Rosenhan）的研究。

「妳有聽過嗎？就是有人假裝自己幻聽，然後被送進精神病院，被診斷罹患思覺失調症的故事？」她問。

儘管早在將近五十年前就公開了，但在精神醫學史上，羅森漢恩的研究仍是被複印和引用次數最高的論文（不過羅森漢恩是心理學家而非精神科醫師）。一九七三年一月，著名期刊《科學》（*Science*）刊出一份長九頁的文章，名為〈失常之地的正常人〉（On Being Sane in Insane Places）。這篇文章提出一大強烈論點，認為精神醫學基本上根本沒有區分理智與瘋狂的可靠方法。「事實上，我們早就知道診斷結果通常無用，或是不值得信賴，但我們仍繼續使用這些診斷。現在我們都曉得自己根本沒有區分瘋狂與理智的能力。」羅森漢恩提出的戲劇性結論，首度有了鉅細靡遺的實證數據佐證，又發表在身為科學期刊界第一把交椅的《科學》上，「儼然像一把利劍，刺進精神醫學的心臟。」這句話出現在《神經疾病與精神疾病學報》（*Journal of Nervous and Mental Diseases*）的一篇文章中，該文在羅森漢恩的論文發表三十年後下此結語。

同時身為心理學與法學教授的羅森漢恩，在文章開頭就直問：「如果真有所謂的精神正常與精神失常，我們該如何區分？」事實顯示精神醫學無法回答這個問題，數世紀以來皆是如此。「他的研究基本上，將精神醫學診斷殘存的正當性消滅得一乾二淨。」哥倫比亞大學（Columbia University）精神醫學系主任傑弗里・利伯曼（Jeffrey Lieberman）如此說道。那份研究出版後，「精神科醫師看起來就像不可靠、過時的江湖術士，與醫學研究革命格格不入。」精神醫學家艾倫・法蘭西斯表示。

一九八〇年代末，也就是羅森漢恩公開研究後過了十餘年，將近有八成的心理學入門教科書都會收錄這份研究。在多數介紹精神醫學史的書籍中，多少都會用一定篇幅來介紹這份研究，就連僅一百三十三頁的口袋書《精神醫學：濃縮入門》（*Psychiatry: A Very Short Introduction*，類似「精神醫學傻瓜書」）也不例外。該書在探討「精神醫學陷阱」這個主題時，以整整一頁的篇幅來介紹羅森漢恩的研究。時至今日，在多數心理學概論中，〈失常之地的正常人〉都是必要教材。對一份已有四十年歷史的研究來說，這實在是破天荒的成就。這份研究之所以公信力十足，是因為它具有百分之百的科學確定性。早在羅森漢恩揭發精神疾病的駭人真相前，早就有許多記者、作家或精神科醫師潛入精神病院探查實情，但沒有人像他進行得如此徹底縝密，採用這麼多元的樣本，援引廣泛的引證，運用如此引人注目的手法，更在對的時間點和對的刊物中公開研究。某位報紙記者曾寫道，羅森漢恩召集的研究人員背景多元，「絕不是什麼危言聳聽、意圖造成社會轟動的搗亂分子」，而羅森漢恩本人又擁有傲人學歷，在史丹佛大學同時擔任法律系與心理系教授。羅森漢恩將研究發表在最具威望的學術期刊中，更在文章中將藥物劑量、病院醫護人員與病患相處的分鐘數，以及醫病互動的品質量化。羅森漢恩的研究取徑，跟布萊的報導以及其他人先後進行的調查都不同，他提出的數據至少無可挑剔。

包含羅森漢恩在內的八人自願進行這項臥底研究，每位參與者的背景都不盡相同。這群人為三女五男，裡頭有一位研究生、三名心理學家、兩位醫生、一名畫家和一位家庭主婦。他們必須到美國東西岸的五個州，臥底進入十二座精神疾病機構，展現相同的特定症狀：他們會告訴機構中的醫生自己有幻聽，那些聲音說著「砰、空洞、空虛」等字眼（羅森漢恩在注解中解釋，有名潛在的假病患因為不遵從嚴謹的數據收集手法，因此被取消研究參與資格）。藉由這項合乎標準的架構，這份研究測試精神病院是否會將神智清醒者收進院內。光靠這幾項症狀，各家精神病院就判定這群「假病患」罹患嚴重精神疾病，一位被認定罹患躁狂抑鬱症（現稱躁鬱症），其他皆為思覺失調症。住院治療的時長最短為七天，最長為五十二天，平均天數則為十九天。而在住院期間，院方開了兩千一百顆藥丸讓這群健康的人服用，這些藥可都是重症精神疾病藥物。（這群假病患都受過訓練，會把藥丸藏在口袋或腮幫子中，隨後將藥丸吐進馬桶或丟掉，避免把藥吃下肚。）

除了基於隱私考量針對個人背景資料稍作調整之外，假病患用的都是真實人生故事。一旦潛入研究指派的機構，他們就得靠自己的力量出來。「我們都已告知參與計畫的假病患，他們得憑一己之力離開精神病院，基本上就是要說服院內員工他們並未罹患精神疾病。」羅森漢恩寫道。這群假病患跟將近一世紀前的布萊一樣，一進入病院就卸下幻覺的偽裝，拿出「正常」的行為舉止，或說在這個古怪的情況下盡可能表現「正常」。不過假病患入院後，醫生看待他們的舉動時，內心都抱持著他們患有精神疾病的既定成見。醫護人員完全沒看出這群假病患的真面目，但在前三起住院案例中，有三成院內患者發現事有蹊蹺。在其中一個案例中更有患者指出：「你根本沒瘋，你是記者或教授，只是來探查院內情況。」護理師發現假病患冷靜地替臥底研究紀錄院內情況時，則在報告中指出「患者出現書寫行為」。羅森漢恩寫道：「一旦被貼上思覺失調的標籤，假病患就再也無法將標籤撕下。這張標籤會大幅影響旁人對患者與其行為的感知。」

「這令人不禁反思，究竟有多少神智清醒者，在精神病院中被當成精神病患？」羅森漢恩問：「究竟有多少患者在精神病院內看似『精神異常』，出了病院卻有可能是『神智清醒』的人？他們之所以看似瘋狂，並不是因為瘋狂存在於他們體內，某種程度上來說，這會不會是他們回應病院這種古怪環境的方式？」又或者，誠如護理師的「寫作行為」評論所揭示，患者或許只是展現正常的行為，卻在精神疾病的標籤影響下被解讀成舉止反常。《科學》是份同儕審查學術期刊，可說是世上讀者群最廣大的刊物，先後更有愛迪生（Thomas Edison）與亞歷山大・格拉漢姆・貝爾（Alexander Graham Bell）提供種子基金。在這樣一份期刊中，羅森漢恩的敘事體論文算是相當罕見。〔有許多知名文章都曾發表在《科學》中，例如，首度排列出完整人類基因定序的論文、早期描述愛滋病毒的文章、阿爾伯特・愛因斯坦（Albert Einstein）針對重力透鏡效應撰寫的論文，以及天文學家愛德溫・哈伯（Edwin Hubble）的螺旋星雲專文。〕得以發表在備受敬重的科學學術期刊上，讓這份研究獲得始料未及的地位與影響力，羅森漢恩自己大概也沒想到。

因緣際會之下，羅森漢恩發表〈失常之地的正常人〉後，這篇文章與其他理論取向的批評不謀而合。精神醫學界中的某些專家提出批判，堅稱精神疾病根本不存在。精神醫學界的思潮因此出現第三度轉向，從一開始認為精神疾病源自大腦，是如同癌症般具體存在的疾病，轉而相信精神疾病是因為心智中存有懸而未解的內在衝突，到現在堅稱「疾病」完全是旁觀者一廂情願的設想。無論刻意與否，羅森漢恩的研究說到底就是立基於這個概念，指出健康的研究參與者之所以被視為精神異常，是**因為**他們身處精神病院，而不是因為精神醫學能依據客觀的外顯事實來下診斷。羅森漢恩替反精神醫學的論述找到缺席已久的關鍵要素，為他們的信念找出證據。

研究問世時，精神醫學正處於問題重重的階段。在精神醫學界令人憂慮的那幾年間，這些是早期出現的批評與抱怨。各項研究結果令人有所警覺，使精神醫學蒙上成效不佳的陰影。一九七一年，有份針對英國與美國的大規模研究顯示，兩國學者對思覺失調症的看法各執己見。美國精神科醫師對此病症抱持較廣義的認定，在診斷時大幅將這項病症冠在患者身上。相較之下，英國醫師比較傾向將患者診斷為躁狂抑鬱病症，也就是現在的躁鬱症。研究顯示，在大西洋同一側的兩個精神醫學界，有超過半數的機率會對診斷抱持不同看法，命中率比玩二十一點還低。後來成為認知行為療法之父的美國精神醫學家亞倫·貝克（Aaron T. Beck），發表兩篇文章探討精神疾病診斷不可靠的現象，並在一九六二年發表的論文中指出，在診斷相同病患時，精神科醫師只有五四%的機率會達成共識。

同時，全美精神病院也迅速關院。隆納·雷根（Ronald Reagan）在一九六七年上任加州州長時，州立醫院就已讓半數患者出院。在雷根的領導下，加州政府通過幾項法令，讓全州的精神病院更快走入歷史，其他州後來也紛紛跟進。雖然精神病院逐一關閉，精神醫學的觸手卻如同連錢草那樣迅速蔓延至病院外，進入好萊塢、政府、教育、兒童教養、政治、大企業等場域，享受突如其來的社會威望，背棄罹患嚴重精神疾病且最需要協助的群眾。

社會大眾似乎已準備好對抗這種過度擴張的現象。研究發表後，羅森漢恩成為學術界明星及媒體寵兒，全國媒體都大肆報導他的研究結果。這股現象讓許多人投書報章雜誌，從《紐約時報》（*New York Times*）到《變態心理學雜誌》（*Journal of Abnormal Psychology*）都可見這類文章。各界針對精神醫學作為醫學專科的侷限進行激辯，有人更在文章中直接表露對精神醫學的敵意。（Reddit 上有幾個專門探討此研究的頁面，底下還是會湧入數千名網友留言評論。他們很得意世界上有份如此值得尊敬的學術論文，能拿來攻擊這個對他們來說是忽視、剝削甚至虐待他們的醫學專科。）一九七〇年代，更有一大群人模仿假病患研究潛入精神病院。一九七三年，有位臥底進入傑克遜維爾州立醫院（Jacksonville State Hospital）的大學生就被院方識破。在六個月的時間內，他是第二位被拆穿的假病患。

這份研究讓羅森漢恩成為備受尊敬的診斷專家，更精確來說，他是因為批評現行診斷法而受人敬重。（雖然他只在職涯早期，為了研究（而非治療）重症精神病患在醫療場域中待了半年，仍被譽為診斷專家。）他到海軍聽證會，替被診斷罹患思覺失調症並需強制住院治療的指揮官作證，也在美國退伍軍人事務部（Veterans Administration）擔任心理顧問，更成為點出精神醫學之侷限的指標性人物，以此身份出席數場學術研討會。律師紛紛引用羅森漢恩的研究，證明找精神科醫師到法庭當專家證人，根本是自相矛盾的舉動。他們認為精神科醫師的證詞根本不足採信，就像「拋硬幣」那樣全憑運氣。

黛博拉．利維博士介紹這份研究時，我還不曉得原來這份近五十年前的古老研究，已將觸手伸向各種五花八門的領域。各式各樣的社會運動與思潮都以這份研究為基礎，像是精神疾病的生物中心模型、去機構化（deinstitutionalization）、反精神醫學，以及鞏固精神病患權益等。我本來以為自己已對某些事有了通透的理解，但這份研究再度改變我先前的看法，這點我也始料未及。初讀這篇論文時，我跟許多之前讀過這份研究的讀者一樣，在字裡行間看出許多自身經歷。文章說精神疾病標籤會改變醫生看待患者的角度，這同樣發生在我身上：住院期間，有位精神科醫師說我穿的純白襯衫跟黑色緊身褲「太暴露」，以這點來證明我性慾亢進，利用這個症狀來佐證她下的躁鬱症診斷。隨著疾病標籤而來的批判令人難以忽視。在我背負精神疾病診斷過了好幾週，醫生突然發現問題其實出在神經系統，這時醫療照護的品質也有所改善。醫護人員原先態度冷淡，使我接受的治療受限，後來卻態度丕變，展現同情與理解，彷彿罹患精神疾病是我的錯，而生理疾病則是「不應得」、「真實存在」的事物。面對假病患承受的假設性精神折磨，醫生找不出其他原因，只能用「精神異常」來解釋時，就會用這種方法對待他們。

「沒有人知道，為何我們會對『發瘋』或『精神異常』等個人特質，產生如此難以抹滅的印象。」羅森漢恩寫道：「腿斷了終有復原的一天，精神疾病卻被指控為終生疾病。對觀者而言，他人的腿傷並不會對自己構成威脅，但發狂的思覺失調患者呢？目前我們已經搜羅無數證據，顯示民眾對精神疾病抱持恐懼、敵意、冷漠、懷疑與擔憂的態度。精神病患受到社會大眾的憎惡。」

住院治療期間，八位假病患都體驗到極度失去自我的感受，更直接承擔各種指責與怒氣，彷彿他們不值得接受照護或同情似的，這些我都能感同身受。「有時候，失自我感的程度來到極點，假病患都覺得自己彷彿隱形人，心中多少都有自己不值得一提的感受。」羅森漢恩寫道。醫生在面對未知事物時，竟秉持傲慢自大的態度，強調自己的判斷正確無誤、不容質疑，這點令他們深感憤怒，我讀起來也很有共鳴。「我們否認自己是剛開始學習的新手，不停替患者貼上『思覺失調』、『躁狂抑鬱』和『瘋狂』等標籤，彷彿在使用這些字詞的同時，我們已經完全理解精神醫學的精髓了。事實上……我們根本無法分辨所謂的理智與瘋狂。」羅森漢恩如此寫道。

在波士頓某家安靜的旅館房內，我初次閱讀〈失常之地的正常人〉，之後還會接續閱讀數百篇相關文獻。閱讀當下，我立刻體會到這篇文章為何受到社會大眾的追捧，同時又被精神醫學鄙視。我也感悟到，這份研究確實驗證之前寫信給我的那位父親的觀點。身為前精神病患的我，在文章中讀出當年內心的失望與挫折，更深刻體會這份論文中潛藏的怒火。當我想起自己的鏡像，想到那位匿名的年輕女子被精神疾病診斷困在原地，再也無法恢復原貌，心中也升起這股怒氣。

「妳就是現代版的假病患。」一當晚與利維醫生共進晚餐時她對我說，意指我也同樣被誤判為精神病患。

換個角度想，我把這個身份當成挑戰。這個身份呼喚著我，要我深入探索、學習，了解羅森漢恩的研究以及他在近五十年前拋出的爆炸性疑問，能如何協助一大群被健康照護體系忽略的患者。

05 謎中之謎

A Riddle Wrapped in a Mystery Inside an Enigma

我有好多問題想問大衛．羅森漢恩：關於他的經歷、假病患，還有關於研究的建構與執行時碰到的挑戰。可惜他在二〇一二年去世，當時我正準備出版《我發瘋的那段日子》。我積極查找他的其他研究，但是除了針對原始研究進行補充說明的另一篇文章，以及一篇介紹他的變態心理學教科書的文章，其中有段針對該研究的簡短個人推薦之外，他再也沒有針對此主題發表任何論文。我查到，當時他其實已經談好要與出版社合作出書，但始終沒有交出手稿，最後甚至被出版社告上法院。他就這樣轉身走掉，離開這個急需鬥士的領域。究竟發生什麼事，使他從此三緘其口？

遺憾的是，查清真相並不容易。為了了解這份報告的源起以及設計過程，我在Google上搜尋，也進行一般資料查找，但終究一無所獲。搜尋任何相關新聞片段，也查不出個所以然。八位匿名假病患、十二家精神病院，聽到有聲音在耳邊說「砰、空洞、空虛」等詞，除了這些研究預設條件外，似乎已查不出其他相關資訊。所有假病患都未曾公開露面，他們的名字也保密到家，沒有人公開自己是到哪家醫院執行臥底行動。羅森漢恩始終守口如瓶，完全沒有洩露醫院資訊（唯一例外是他為了澄清流言，曾向德拉瓦州立醫院（Delaware State Hospital）的院長保證，自己**從未**派假病患到他的醫院臥底。」他在文章中提到自己絕對會保護相關人員與單位的隱私，因為他批判的對象是整個體制，而非個別醫生與醫院。這份研究如此創新，但過了將近五十年，多數研究細節與資訊仍不為人知，這實在令人吃驚。

無論保密與否，這份研究確實也觸及某些人的痛處，不過這些人的痛處與我不同。〈失常之地的正常人〉在一月份於《科學》發表，四月號就有許多讀者投書給編輯，憤怒的信件累積起來長達十二頁。有位耶魯大學（Yale University）的精神醫學家在寫給《科學》的信中說：「羅森漢恩的研究方法引起全民關注，讓社會大眾又多找到藉口，使當前醜化精神醫學治療的風氣越演越烈，忽略這些療法的潛在效益。」另一位讀者寫道：「這份研究只會讓需要精神醫學協助的患者，心生不必要的恐懼以及疑慮，使努力提供、推廣優質照護的醫護人員，在執行業務時更寸步難行。」當然，這些人是在堅守陣地，但他們立足的陣營也在此時有所動搖。

羅森漢恩觸發的激辯持續延燒數十年。二〇〇四年，作家與心理學家勞倫・斯萊特（Lauren Slater）聲稱自己複製了羅森漢恩的研究。她的研究招致猛烈抨擊，許多批評她的精神醫學界成員，就是三十多年前曾指責羅森漢恩研究的人。早在羅森漢恩用紮實的數據揭露精神醫學的困境前，就有很多人點出這些問題，但精神醫學界的反彈仍然如此劇烈，實在令我吃驚。為什麼要攻擊傳遞消息的信使呢？

終於，我偶然發現一條連結，讓我更接近這位信使：英國廣播公司（BBC）在羅森漢恩死前公開一份報告，指出他的個人資料都交由同事李・羅斯（Lee Ross）保管。李・羅斯是在史丹佛大學任教的重量級社會心理學家，同時也是羅森漢恩的摯友。我立刻租了一台車，無可救藥地駛向位於喬丹大廳（Jordan Hall）的史丹佛大學心理學系。

「我遲到了，真的很抱歉。」我聽到自己在訪談錄音檔中這麼說。從我的語調就聽得出來，我強烈意識到受訪者的聲譽有多麼顯赫。李・羅斯發表的研究論文已有上百篇，他還寫過三本、編了五本影響力甚鉅的學術書籍「我拜訪他時，他正在合寫《房間裡最有智慧的人》（*The Wisest One in the Room*），鼓勵讀者將社會心理學的研究精華運用在日常生活中」。另外，他也與其他學者共同成立史丹佛衝突與協商中心（Stanford Center on International Conflict and Negotiation），心理學家阿莫斯・特沃斯基（Amos Tversky）就是其中一位共同創辦人「麥可・路易士（Michael Lewis）著作《橡皮擦計畫》（*The Undoing Project*）的主角之一」。

基本歸因謬誤（fundamental attribution error）一詞就是由李・羅斯提出，意指我們傾向將別人的錯誤歸咎於內在因素（她遲到是因為她是個缺乏方向感的白痴，一點時間觀念也沒有），將自己的失誤歸咎於外在因素（我遲到是因為史丹佛大學的校園太複雜，而且停車位很難找）。他感興趣的研究領域包含直觀判斷與決策時的盲點、人際與團體間誤解的根源，還有「素樸實在論」（naive realism），意指否認每個人感受的現實都有所不同的心態。他在早期發表的幾篇論文中，紀錄「直覺型心理學」的盲點，顯示研究人員的偏見確實會影響對數據的詮釋。他也研究所謂的信念堅持，探討人在碰到與自我信念違背的實證時，會多堅持自己的看法。他還提出了錯誤共識效應（false consensus effect）這個術語，描述人通常會誤以為別人與自己秉持相同理念。對具有極端思想的人來說，這種心態特別危險。

換句話說，如果要我用短短幾個字濃縮李的研究領域，**信念的謬誤**（fallibility of belief）應該會是個精闢的說法。同時他也是羅森漢恩的好友，而挖掘羅森漢恩的過往正是我的目標。

李．羅斯待人親切，但據他同事所言，「他對笨蛋的忍耐度很低。」他說話不疾不徐，互動時眼神專注、語調輕柔，聽你說話時還會親切地將頭轉過來對著你，雙眼彷彿直接探入你的靈魂深處，令人感到緊張。

我漫無邊際地說著，描述我的個人經歷如何帶我走入羅森漢恩的世界時，他突然插話。

「我曾經罹患格林－巴利症候群（Guillain-Barre syndrome）。」他說：「那個時候也出現了幻覺。不過我之所以會有幻覺，原因是睡眠嚴重不足，因為我根本沒辦法閉上眼睛。他們都說其實大家距離幻覺都不遠。」

〔幻聽這種與嚴重精神疾病緊密相關的症狀，其實在普羅大眾中頗為常見，某些研究指出幻聽的普及度跟左撇子差不多。很多身體病況都有可能導致幻聽，像是大家都知道的發高燒，還有聽力損失、癲癇、酒精戒斷、喪失親友以及壓力過大等。如果你也出現幻聽，那你就跟一群備受敬重的名人一樣了，像是蘇格拉底（Socrates）、佛洛伊德、聖女貞德、馬丁．路德．金恩（Martin Luther King Jr.）還有溫斯頓．邱吉爾（Winston Churchill）。〕

格林－巴利症候群是一種自體免疫疾病，發病時免疫系統會攻擊神經系統，有時會導致患者癱瘓。在我們碰面的五年前，格林－巴利症候群在李身上發作，他一度甚至無法吞嚥或說話。對他這樣如此熱衷於與世界對話的人而言，這簡直是最悲慘的絕境。經過幾個月的治療，靠著人工呼吸器與餵食管的協助，李終於順利康復，身上幾乎已看不見疾病的殘餘影響，就算有也是微乎其微。

巧的是，羅森漢恩也同樣是格林—巴利症候群患者。李透露此事時，指著大廳另一端的辦公室，說羅森漢恩在那間辦公室待了三十多年。我跟某位醫生聊起這件事時，他也十分震驚。醫生說在小型辦公大樓的同一樓辦公的兩人，竟然都罹患如此罕見的自體免疫疾病，機率根本是十億分之一。但李所言不假，我後來向羅森漢恩的家人與朋友求證，他們都說羅森漢恩確實患有此疾病。在往後調查過程中，我會碰到許多看似不可能發生的枝微末節，這就是第一樁。

在我造訪前，李已經先準備好一疊原先屬於羅森漢恩的書，他相信這些書是啟發羅森漢恩的關鍵：托馬斯・薩斯（Thomas Szasz）的《精神疾病的迷思》（*The Myth of Mental Illness*）、隆納・大衛・連恩（Ronald David Laing）的《自我與他者》（*Self and Others*），以及厄文・高夫曼（Erving Goffman）的《精神病院》（*Asylums*），這些作品都與反精神醫學運動相關。

我一邊翻閱羅森漢恩的舊書，一邊聽李描述他倆成為好友的經過。他們在一九七〇年代初相識，當時羅森漢恩剛離開斯沃斯莫爾學院（Swarthmore College），到史丹佛大學的心理系任教。當時，心理學界的名人全都在史丹佛任教，像是菲利普・津巴多（Philip Zimbardo），他在一九七一年推動廣為人知的史丹佛監獄實驗。這份觀察型實驗最近被翻拍成電影。據說這份實驗找來自願者扮演監獄守衛與犯人，在喬丹大廳的地下室模擬監獄生活。短短幾天後，扮演守衛的人開始沉迷於自己掌握的權力，對犯人加以虐待，犯人則開始退縮，並乖順地接受自己的處境。津巴多在一九七三年發表研究結果，時間上只晚了羅森漢恩一些。津巴多的研究使他聲名大噪，正如〈失常之地的正常人〉使羅森漢恩成為知名學術明星。

聊了幾分鐘後，李偶然站起身，從資料櫃頂端拿出一個裝滿紙張的盒子。他翻找其中的文件，翻到一份塞滿紙張的肥厚資料夾時停下動作。

我目光一亮，心裡明白這份資料夾裡頭裝了什麼文件，我不敢相信自己竟然如此幸運。沒猜錯的話，能拿到這份蘊藏珍貴資訊的檔案夾，大概就跟訪問羅森漢恩本人一樣有價值。幾張紙從名為「正常人」的檔案夾中竄出，另一份夾層則被貼上「假病患」的標籤。紙張雜亂無章地露在資料夾外。雖然整份資料算是擺放整齊，文件的排列卻沒什麼條理，這完全呈現當時羅森漢恩將檔案轉交給李時的原貌。開始翻閱資料時，我才發現這種混亂的狀態，體現的正是羅森漢恩的心智與思維，完全沒有被檔案管理員整理排列過。像我這樣在資料堆中翻找，看起來實在像個偷窺狂，甚至還有點不雅，但那幾年在通俗小報編輯部工作的經驗，已讓我的臉皮越來越厚，翻攪別人的祕密時一點也不會害臊。

檔案夾內的文件偶爾與標籤名稱相符，多數時候又毫無關聯。舉個例子，打開關於兒童利他主義研究的資料夾，可能會找到羅森漢恩的賓士車賣契。檔案中也有〈失常之地的正常人〉的草稿。羅森漢恩把這些草稿分區剪成小紙條後，又全部重新貼成一張紙，看起來像是精心設計的拼圖。另外，其中還有數十頁他在醫院臥底時手寫的日記。在標著「批評」的資料夾中，全是來自同行或同業的狠毒評論，像是「包裝成科學的偽科學」、「捕風捉影」以及「根本無憑無據」等。從這份資料來看，羅森漢恩顯然惹到精神科醫師和學者了，而且他似乎還洋洋得意，甚至願意把這些證據留下來。

接著，我翻到一疊用已脆化的粗橡皮筋綁起來的紙張，第一頁上寫著：

第一章

我們永遠不知道靈感為何會從腦中竄出，只知道靈感是如何出現以及何時出現。靈感完整成形，成為可清楚溝通傳達的概念後，源頭就不是那麼重要，但是在靈感尚未成形時，其來源或許就別具意義。暗夜陰影中的事物，有時會毀了明日的道路。

我發現自己無法解釋為何會就這樣展開此研究，對我來說，這不僅是腦中閃現的靈感。或許你比我更能從現況中理出頭緒。且讓我娓娓道來。

這是那本未出版著作。這裡至少有兩百頁。我的心臟狂跳不已。道布爾戴出版社（Doubleday）就是為了這份手稿，將羅森漢恩一狀告上法院。他們努力爭取，卻未曾拿到這份手稿，這疊書稿從未被公諸於世。把這疊紙放到一旁時，我盡量表現得泰然自若，並繼續發狂地翻找資料。在徹底了解這份研究，搞清楚研究的起源與動機，還有研究後果的背景脈絡之前，我是根本不可能停下來的。我想搞清楚研究參與者在想些什麼，而這正是大好機會。將標著「假病患」的資料夾翻開時，我努力壓抑激動的情緒。關鍵線索就在眼前，裡頭列出所有假病患的姓名。

▼大衛・盧里（David Lurie），一號假病患：三十九歲的心理學家，假扮成經濟學家，把自己弄進貝靈頓州立醫院（Billington State Hospital）住了十天。出院時醫生的診斷為情感思覺失調症，病況緩解中。

▼約翰與莎拉・貝斯里（John Beasley; Sara Beasley），二號與三號假病患：一對夫妻，分別是精神科醫師與心理師，各自臥底潛入醫院。約翰臥底兩次，第一次在卡特州立醫院（Carter State）待了三週，接著又在山景城（Mountain View）醫院待了兩週。約翰將住院經歷描述為「如卡夫卡的小說般詭譎怪誕」。莎拉則到魏斯特利郡（Westerly County）醫院，在精神病院中待了十八天。兩個人都被診斷為罹患思覺失調症，病況緩解中。

▼約翰的姐姐瑪莎・寇蒂斯（Martha Coates），四號假病患：身為寡婦的她喬裝成家庭主婦。弟弟與弟媳加入研究後，她花了兩個禮拜的時間待在凱尼恩州立醫院（Kenyon State Hospital）裡，成為第四位被診斷患有思覺失調症的假病患。

▼蘿拉・馬汀與鮑伯・馬汀（Laura Martin; Bob Martin）也加入研究，成為五號與六號假病患：蘿拉是知名抽象畫家，在本研究中只有她住進私人精神病院。她在院內待了五十二天，時間長得驚人，出院時她的診斷跟其他假病患不同，她被判罹患躁狂抑鬱症。她的丈夫是小兒科醫師，自稱是名醫療技術人員，住進二流精神病院的他同樣被判罹患思覺失調症。

▼卡爾・溫德（Carl Wendt），七號假病患：總共臥底四次，被關了整整七十六天。他對這份研究的執著與熱情令羅森漢恩憂慮，他後來擔心卡爾已經對研究「上癮」了。

▼最後是比爾・狄克森（Bill Dixon），八號假病患：羅森漢恩指導的研究所學生，被送進

一間逐漸衰敗的公立醫院，在裡頭待了七天，也同樣被診斷罹患思覺失調症。

八位假病患中總共有七位獲得思覺失調症的診斷，這十二次入院安置皆為誤診。

一號假病患大衛．盧里就是羅森漢恩本人，這點不難判斷，因此我也立刻發現所有參與者的名字都被改過了。光靠在網路上簡單查查資料，希望能在十分鐘內找出比爾．狄克森或瑪莎．寇蒂斯的真實身份，這是不可能的。醫院名稱也同樣被調整過。

李的聲音將我拉回當下，回到他的史丹佛辦公室中。

「某種程度來說，大衛不太好捉摸。」他說。

「您是指？」我問。

「該怎麼說……」李稍稍停頓，思考究竟該怎麼描述才好。「換句話說，他跟其他人一樣都有祕密。他心裡就像住了一位劇作家。不是有句俗話說，謎團的祕密中的未解之事嗎[①]？用這句話來形容羅森漢恩再貼切不過。」

回想起來，當時我真該問他這究竟是什麼意思。不過當時在辦公室中，我的注意力全被那疊資料帶來的光明前景所占據。

李將話題帶回資料上。「妳或許能從中找到問題的解答。」他指著這疊文件說。突然，他問道：「那份資料在哪？」他翻了翻整疊文件，翻到一份檔案夾時停了下來，將檔案抽出來，起身走回資料櫃旁。「這是私人文件。」他說。他將資料夾放回櫃中，把抽屜關上，對我笑了笑。那抹微笑是在鼓勵我發問嗎？還是我想太多了？

直到走回車旁，李的話語才開始在我腦中迴盪：**謎團、祕密、未解之事**。

① 原文為 a riddle wrapped in a mystery inside an enigma，是前英國首相邱吉爾用來形容俄羅斯的描述，意指俄羅斯如同謎團一般難以理解。

Part II

瘋人院臥底實驗

菲力克斯・恩格：「我覺得我瘋了。」
奧斯卡・麥迪遜：「如果這樣對你來說比較好，那我同意。」

——單身公寓（*The Odd Couple*，1968）

06
大衛的本質
The Essence of David

半年後，為了再次瀏覽那疊資料，我再度來到加州。這次，資料已經轉交給原定保管者弗洛倫斯・凱勒（Florence Keller），她是位臨床心理師，同時也是羅森漢恩的好友。羅森漢恩中風並失去行為能力後，後續狀況相當混亂，弗洛倫斯設法搶救了這些資料。後來羅森漢恩搬到護理療養院，並在十年後於二〇一二年去世。就是在那一陣緊張忙亂的搬家清理過程中，弗洛倫斯試圖保留下一個標記為「正常人」的箱子。她告知羅森漢恩這件事時，羅森漢恩請她保管這些資料。

弗洛倫斯七十出頭歲，外型俐落迷人、神采飛揚。她從容、自信滿滿地敞開大門，面帶微笑，大方邀我入內，舉手頭足間展現出凱瑟琳・赫本（Katharine Hepburn）的氣質。她帶我繞了一圈住家，介紹這棟由約瑟夫・艾希勒（Joseph Eichler）設計的帕羅奧圖（Palo Alto）世紀中期平房，院子裡種有橘子樹跟梅爾檸檬樹。我留意到廚房桌上有兩本一模一樣的《紐約客》（*New Yorker*）擺在一起。

「為什麼要買兩本？」我問。

「這是我跟拉多里斯（LaDoris）唯一無法共享的東西，」她笑著說。拉多里斯是跟她共度三十多個年頭的伴侶，除了拉多里斯之外，弗洛倫斯也會以「LD」或是「她本人」（Herself）來叫她，外界則是以科德爾法官（Judge Cordell）來稱呼她。她是帕羅奧圖的名人，是首位坐上高等法院法官席的非裔美籍女性法官。現已退休的她，會針對全國新聞發表法律評論，也會發起集會遊行，替各種議題發聲，像是支持司法獨立以及譴責警察暴行等。如果你也住在帕羅奧圖，拉多里斯很有可能曾經幫過你、替你證婚，或替你發聲。

在我脫鞋踏進她家大門的那一刻，我們就成了最佳拍檔。我總稱她為我的「羅森漢恩靈媒」。在調查的每個階段，她一直是我的支柱，隨著調查發展的轉折越來越令人意外時，她也始終陪伴在側。她最懂羅森漢恩到底在想什麼，就連祕密也不例外。他們相識於共同好友辦的派對，當時她正與友人討論，其實所有用來罵男性的髒話背後都是在罵女人，語氣十分激動熱切。那位目光炯炯有神的光頭男子立刻深表認同，他們開始羅列符合這項論述的髒話。

「狗娘養的、雜種……」

「去你媽的……」他補充道。

他們滔滔不絕地各自說出咒罵人的稱號，直到再也想不出羞辱人的字眼時，他們已結為密友。

我請弗洛倫斯幫忙翻譯、解釋羅森漢恩手寫的筆記。他在臥底住院前與過程中，在黃色的橫條便箋上潦草寫下許多筆記，份量多達數十頁。乍看之下，會覺得他優美的筆跡不難讀也不難懂，但仔細閱讀後會發現筆記中的字母根本難以辨別。「真正的大衛（Echt

David），指的就是大衛的真面目。」弗洛倫斯逗趣地說。

在接下來的幾個月中，我埋首研究未出版的手稿。我很快就發現，羅森漢恩之所以展開計畫，並不是因為他本來就有挑戰精神醫學的打算，這是他後來才理出的概念。另外，他也不是受到布萊的啟發，因為好奇而想到精神病院一探究竟。一九六九年，他在斯沃斯莫爾學院教授變態心理學榮譽課程時，學生提出一項要求，這才是臥底研究的開端。

「其實一開始是被學生激到。」羅森漢恩對地方報社記者說：「那個時候我在斯沃斯莫爾學院教心理學，學生都說課程內容太抽象、不夠務實。所以我說：『那好，如果你們想知道真正的精神病患是什麼樣子，就自己扮成精神病患吧。』」

一九六九年，一月

賓夕法尼亞州，斯沃斯莫爾

當時整個校園似乎已失去理智，事實上整個世界都是。一九六九年的頭幾個月，校園中就發生超過八十四起爆炸、炸彈威脅和縱火事件。幾個月前，美國才發生曼森家族（Manson Family）血案事件，令全美震驚不已。當年，劫機事件頻傳。全世界親眼目睹警察用警棍和催淚瓦斯，對付芝加哥民主黨全國代表大會（Democratic National Convention）中，那群手無寸鐵的抗議人士，圍觀群眾高喊：「全世界都在看。」理查・尼克森（Richard Nixon）的就職典禮，正好與斯沃斯莫爾學院春季學期的開學日落在同一週。羅森漢恩的學生中，就有人加入聚集在華盛頓的數萬名抗議群眾，他們激動地喊著口號、發出噓聲，朝總統車隊拋擲瓶罐，舉著標牌，上頭寫著「就是尼克森……尼克森是頭號戰犯」（Nixon's the one...the number one war criminal）。靈光乍現之下，尼克森將頭伸出豪華禮車頂端，展開雙臂比出代表勝利的V字，此舉如今可說是聲名狼藉。現在大家都曉得，尼克森為了自我圖利而進行政治干預，拖長越戰的時間，不擇手段來取得個人勝利。夜間新聞即時播報越戰實況，死傷人數在一九六八年來到巔峰。美國在這場穩輸的戰爭中，與身在地球另一端的敵軍交鋒，數千名年輕男性死於戰火，這一切究竟**所求為何**？在難以理解的全球情勢中，瘋狂已從精神病院擴散至整個社會。有些徵兵排序較早的年輕男性會利用精神病院這套體制，假裝自己已經精神異常，藉此逃過被徵召上戰場的命運。有何不可？反正一切看起來都已失序錯亂了。

「六〇年代的動盪混亂，似乎已被拋諸腦後。」斯沃斯莫爾學院校友馬克・馮內果（Mark Vonnegut，就是**那位**知名作家的兒子。）在《伊甸特快車》（*The Eden Express*）中寫道，他在這本回憶錄中紀錄自己在這段騷動時期，與精神病共處的經歷。

一九六九年，精神疾病、瘋狂、精神錯亂或行為異常的概念成為備受熱議的話題，這在美國史上可說是前所未見。這個主題引起的哲學思辨，遠大於醫學層面的討論。許多人認為，「精神疾病」不就只是將差異標出來的手法嗎？瘋狂再也不令人羞恥，反而成為全球詩人、藝術家與思想家的專利。瘋狂成為一種開明、通達的生活方式。備受愛戴的年輕精神分析師弗利茲・波爾斯（Fritz Perls），就曾說出一句名言：「放下理智，打開感官。」（蒂莫西・利里（Timothy Leary）將其大力推廣宣傳。」只有不合時宜的老古板才是神智清醒的。

毒品接著登場。到了一九七〇年，兩百萬名美國人都已服用過迷幻藥，體驗「另一頭」的感受、加入「意識革命」。正如瓊·蒂蒂安（Joan Didion）所說，他們相信「真理就在瘋狂的遙遠彼端」。他們不想滿足社會（學校、父母以及尼克森總統）對他們的需求。他們認為自己離瘋人院僅一步之遙，翻個牆就能到另一個世界——他們八成都還真的進過精神病院。

年輕人遷移至荒蕪之地，打造出烏托邦般的社群。美國最知名的一款保險桿貼紙上就寫著「質疑威權」（question authority）。出版《荒謬的成長》（*Growing Up Absurd*）的作家是一位無政府主義者，他也公開自己的雙性戀傾向。在這本搶手暢銷書中，他將美國青年的理想破滅感與美國大企業的崛起相互連結。一九六六年的超現實電影《紅心國王》（*King of Hearts*），將背景設在一戰期間的法國小鎮中，小鎮被當地精神病院裡的快樂院民所統治。觀影者不禁反思，在這個被戰火摧殘逼瘋的世界中，誰又真正神智清醒？肯·克西（Ken Kesey）的小說《飛越杜鵑窩》（*One Flew Over the Cuckoo's Nest*）風格迷幻，激起社會大眾對精神醫學的反彈，影響力無其他書籍能及。〔過了短短幾年，在一九七五年上映，由傑克·尼克遜（Jack Nicholson）主演的同名電影，更令觀影者憤怒激動。〕這部小說的效力延續至今。我敢保證如果今天有人請你舉個例，說說看有哪些「神智清醒」的人被強制送進精神病院，你肯定會立刻將《飛越杜鵑窩》舉為經典案例。雖然這本小說意在批判社會上大規模的從眾現象，卻也永遠與精神醫學的邪惡脫不了干係。有位精神科醫師就說，這本書「讓民眾打從心底不相信精神醫學，認為精神醫學是用來達成社會目的的手段，而非服務精神病患的工具」。

身為明星運動員、生在酪農之家的克西，晚上都會到門洛帕克榮民醫院（Menlo Park Veterans Hospital）擔任醫護助理，他就是在那時有所頓悟。他報名參加政府贊助的院內實驗，研究人員讓他服用一系列藥物，像是麥司卡林（mescaline，又稱南美仙人掌毒鹼）、Ditran、IT-290還有他最愛的麥角二乙胺（lysergic acid diethylamide，縮寫ＬＳＤ）等人工致幻劑。

這些經歷讓他構想出蘭道・麥克墨菲（Randle McMurphy）這位反英雄角色。麥克墨菲為了逃避入獄服刑，想盡辦法裝瘋賣傻進瘋人院，他說：「不管是當個精神病患、瘋狗還是狼人，只要能離開他媽的豌豆田，要我做什麼來滿足他們的小小願望都行。」

躲過監獄服刑後，麥克墨菲不斷在精神病院鬧事搗亂，他也因此發現院內其他患者其實跟自己沒兩樣。他對其他患者說：「媽的，你們這些傢伙也太理智了吧。我敢說跟路上常見的王八蛋相比，你們根本沒有多瘋啊。」其中最大的差異，在於這些患者是自願被關進精神病院的，這令麥克墨菲相當震驚。他們**選擇**來到這裡。

其中一位患者哈丁（Harding）解釋：「我很早就發現自己跟別人……說好聽一點應該是不一樣吧？……我很沉迷於做某些事，但這些事被社會大眾唾棄鄙視。後來我就生病了。我覺得自己之所以會病，應該不是那些事造成，而是因為覺得自己被社會大眾毫不留情地指指點點，耳邊傳來數百萬人的聲音，大家都喊著：『不要臉、不要臉、不要臉。』」從生理層面來看他並未罹病，但他卻被周遭群眾逼出病來了。

敘事者的案例則更極端。「掃帚」・布隆登（Broom Bromden）酋長假裝自己聽不見也說不出話，卻默默紀錄院內一切，而且還不會被阻止或受罰，因為院方只把他當成拿著掃帚的瘋子，他因此得以當個隱形人。最後，麥克墨菲抵抗院方的行動宣告失敗。象徵精神病院威權的護理師長拉契特（Nurse Ratched）鎮住麥克墨菲。為了方便起見，院方對麥克墨菲進行腦白質切除術，他再也不會對拉契特負責的病房構成困擾。

一九七〇年代初，精神病院名聲極差，這個說法並不為過。

此外，冷戰的氛圍也讓大家神經兮兮。當時美國人都聽說，蘇聯政府出於政治因素，將某些男女軟禁在精神病院中。數千位蘇聯異議分子被強制關進醫院，其中包含佩特羅・格里戈連科（Petro Grigorenko）這位敢說敢言的將軍。他先前曾在紅軍中服役，後來開始質疑共產黨政策。他被診斷為「出現偏執型人格之人格中出現改革主義思維，個性帶有精神病態特質，大腦出現動脈硬化症狀」（要是世上有所謂的俄羅斯娃娃句型，這個長句絕對能被歸類在其中）。當時蘇聯有幾座聲名狼藉的「精神病監獄」，他就在其中一座待了五年，最後終於獲釋並得以移民至美國。

以下兩者，到底哪個比較駭人：是將精神疾病標籤當成壓迫的工具？還是許多蘇聯精神科醫師可能真心認為，不認同共產主義的人就是瘋子？

不過這種濫用精神醫學的現象也出現在美國，說到這裡就不能不提白宮。丹尼爾・埃爾斯伯格（Daniel Ellsberg）將國防部機密洩露給《紐約時報》，為了敗壞他的名聲，前中情局探員霍華德・亨特（Howard Hunt）派出「水電工」（專幫白宮幹壞事的打手），到埃爾斯伯格的精神分析師辦公室，挖出有損他名譽的資訊。

不少名人的精神健康史都挖出來攤在陽光下，其中名氣最大的莫過於共和黨總統候選人貝利・高華德（Barry Goldwater）。《事實》（*Fact*）雜誌在一九六四年，發表一篇名為〈一千一百八十九位精神科醫師指出高華德不具備擔任總統的心理素質！〉的文章。文章中的精神科醫師在未當面問診的狀況下，指出他不是總統的合適人選，並以「危險的瘋子」等詞彙來形容他。這起事件的餘波（高華德在誹謗官司中告贏《事實》雜誌），使美國精神醫學學會難堪，學會因此在一九七三年立下高華德守則（Goldwater rule）。在這項道德原則之下，精神科醫師不得針對未接受當面問診的公眾人物，做出不切實際的診斷。就算目前這項原則遭到反彈，學會仍然不改其立場[①]。他們強調心臟科醫師也不會貿然替一個只在電視中出現的人做診斷，因此精神科醫師也不該如此。此守則主張精神醫學應該跟其他專科遵從相同標準，美國精神醫學學會更表示：「精神科醫師跟其他科別的醫生沒兩樣；評估精神疾病的流程，就跟診斷糖尿病或心臟病相同。」這段話清楚顯示他們的防衛心態。

同時，社會大眾的疑惑仍懸而未解：**瘋狂真的存在嗎？**不論是自己還是愛人曾罹患精神疾病，對於曾與精神疾病為伍的人而言，這個問題看似荒謬至極。但在那時期，光是喜歡同性就會被貼上「精神疾病」的標籤，民眾會有此疑惑其實也不難想像。日益興盛的反威權運動對許多假設拋出質疑，認為各式各樣的瘋狂其實全是社會建構而成。法國哲學與歷史學家米歇爾・傅柯（Michel Foucault）在《瘋癲與文明》（*Madness and Civilization*）中的論述，被民眾援引為例證，指出精神醫學機構打從最初，就以監禁為手段來進行統治。社會學教授

---

① 美國社會對川普總統（Donald Trump）的心理素質議論紛紛，為回應此現象，美國精神醫學學會在二〇一八年重申高華德守則，指出：「單靠電視節目中的形象、推特發文以及公眾評論，仍不足以做出適切的精神醫學診斷。」

在課堂上提出標籤理論（labeling theory），將精神疾病喻為自我應驗預言（self-fulfilling prophecy）。社會需求將這些預言強加在我們身上，藉此將群眾分類，替「異常者」套上既定印象。

如果這個論述聽起來耳熟能詳，那是因為人類自具有推理與思辨能力以來，就不停繞著這些難解的問題打轉。這些問題本質相同，只不過是來自不同背景脈絡罷了。而羅森漢恩則將這些概念具體濃縮在那份轟動社會的研究中。

同時，反精神醫學運動日益茁壯，學界同行也發出強烈批判。蘇格蘭精神科醫師隆納・大衛・連恩提出的論述，最受反主流文化族群推崇。在他的理論中，失常是面對外在瘋狂世界的正常反應。連恩曾在書中寫道，思覺失調是一種終極理智，只有真正敞開心胸者才能獲得這般深刻的理解。他相信有一天「大家會明白，所謂思覺失調只是數種型態的其中一種，在這些型態中，光線開始穿過裂縫照進過於封閉的心智。這種現象通常會發生在平凡人身上。」

一九六七年，他寫道：「瘋狂未必令人崩潰，瘋狂也有可能是種突破。」當年的學生都會隨身攜帶連恩的《分裂的自我》（*The Divided Self*，1960）與《經驗政治》（*The Politics of Experience*，1967），這兩本可說是他最知名、前衛的著作。那些學生將翻到爛的書插在褲子後方口袋，將這兩本書當成榮耀的象徵，藉此譏諷社會對心智的批判，強調自己對自我、對理智以及對社會有更高的覺察。不過嘲笑連恩也並非難事。「思覺失調症患者是真正的詩人。」埃麗卡・容（Erica Jong）在《飛行恐懼》（*Fear of Flying*）中開玩笑地寫：「每個胡言亂語的瘋子都是里爾克（Rilke）。」不久之後，報導指出連恩在倫敦的住家大量用藥。他在倫敦的居所名為金斯里廳（Kingsley Hall），整棟住宅的風格頗像精神病院。儘管他以大師的名號崛起，但他對「重生療法」和其他七〇年代偽療法的迷戀，以及濫用毒品與酒精的形象，也使他成為古怪可笑的人物。（連恩的前任攝影師，將以前替連恩拍下的影片播給我看。影片中，連恩滿臉通紅、全身大汗，在印花沙發上表演將自己推出「母親產道」的模樣。這一幕我怎麼也忘不了。）

匈牙利裔美國籍精神科醫師托馬斯．薩斯，將精神疾病稱為「迷思」，認為精神疾病的概念「不具科學價值，更對社會有害」。薩斯在最出名的作品《精神疾病的迷思》（*The Myth of Mental Illness*）中，開宗明義表示：「精神疾病根本不存在。」那本書更將精神醫學歸類為煉金術或占星術。他認為精神科醫師雖然搬弄各種醫學術語，但根本不具實質可信度。他寫道：「對上帝說話叫禱告，但聽見上帝說話叫思覺失調；死人對你傾訴叫做通靈，對死人說話則是思覺失調。」制度化精神醫學更可說是一種壓迫手段，用來控制那些棘手、道德觀違常的民眾，他將這些人稱為「寄生蟲」。他更強調，精神醫學不僅是種壓迫，更讓惡人獲得力量。對於精神醫學界內外的知識分子而言，薩斯的論述至少有段時間聽起來頗具說服力。（從羅森漢恩的私人筆記看來，至少在最一開始，薩斯對精神疾病的觀念帶給他的啟發，遠大於連恩的論述。但後來在復述研究動機時，薩斯已經被主流屏棄，羅森漢恩則將啟發自己展開知名研究的靈感歸功於連恩。）

反精神醫學運動跟公民權利運動，成為不謀而合的最佳拍檔，聯合起來抵抗共同的敵人：那股決定在社會中何謂「正常」與「可接受」的制度力量。

這股精神瀰漫在羅森漢恩任教的斯沃斯莫爾學院中。斯沃斯莫爾學院位於賓州的特拉華郡，在這個充滿藍領階級，保守且草根的地區，這所由貴格會信徒創辦的學校，儼然是座崇尚自由、孑然獨立的象牙塔。一九六九年春季學期，校園的政治氛圍來到巔峰。典型的大學爭議仍然存在，像是大家還在討論招生辦公室是否該維持原有禁令，禁止蓄鬍的學生擔任校園導覽員，不過現在他們又多了一項新的紛爭，那就是是否該讓海軍徵兵人員進入校園。

在各式抗爭活動中，斯沃斯莫爾學院的非裔美籍學生協會（Afro-American Student Society，簡稱SASS），透過靜坐示威以及罷課等行動，來替黑人學生爭取更多學生代表權。當時，黑人獲准入學就讀也不過短短二十年前的事，數量極少的黑人學生人數才剛突破兩位數。透過絕食抗議等策略，SASS成功讓斯沃斯莫爾學院的春季學期延後開學，第一週的課程全被取消，此事件則被稱為「一九六九危機」，直到校長寇特尼・史密斯（Courtney Smith）在校園樓梯間心臟病發身亡，整起抗議事件才算落幕。有位記者寫說史密斯校長是「心碎而死」。聲名遠播的校長不幸離世，整個校園瀰漫著哀悼的氛圍，非裔美籍學生協會的訴求被暫時擱置一旁。爾後，斯沃斯莫爾學院也被冠上「學生殺死校長之處」的名號。美國前副總統斯皮羅・阿格紐（Spiro Agnew）就曾將這座學校暱稱為「克朗姆森林中的蘇聯政府」（校園座落在克朗姆（Crum）林中）。想當然，那年春天整個校園的氣氛騷動不安。

這些風波促使一群參與羅森漢恩變態心理學課程的學生，在一九六九年春季學期之初派了幾位代表，到斯沃斯莫爾學院馬汀廳（Martin Hall）地下室，去羅森漢恩那煙霧瀰漫的實驗室找他討論。這場會面因而引發一連串翻天覆地的事件。

07
慢慢來，或是打消這個念頭吧
"Go Slowly, and Perhaps Not at All"

雖然大衛．羅森漢恩是上學期才剛到校任教的教授，不過穿著飾有皮革肘墊粗花呢夾克的他，看起來彷彿已是斯沃斯莫爾學院的一分子。有些學生看到他那顆渾圓的大光頭，會開玩笑說他的大腦肯定很大。同事都還記得他在校園中漫步時，那昂首闊步、臀部左擺右晃的姿態。走路時他總將雙手交疊在背後，看起來儼然是這個地方的老大。

羅森漢恩之前在普林斯頓大學（Princeton University）心理系擔任講師，同時也是美國教育測驗服務社（Educational Testing Service）的研究心理學家。在美國教育測驗服務社任職的測驗設計者，共同建構出如今我們所知的ＳＡＴ測驗，這個單位給予研究人員許多自由，讓他們探索研究各種科目。這個職位對羅森漢恩來說再適合不過，他思路敏捷，善於逆向思考、翻轉思維，隨時準備好越過研究道路上的阻礙。（機靈的他早在小學就會運用心理學的技巧。骨瘦如材的羅森漢恩非常喜歡摔角，他想出一套策略，將瘦弱嬌小的體型轉化成優勢。為了擊敗敵手，他會故意在走向摔角墊的路上跌倒，降低其他男孩的防備。）

想知道他的思路有多靈活，看他研究的主題就能略知一二。他曾針對夢境解析、催眠等主題撰寫論文，當代社會議題也是他關切的對象，例如當時的黑人與白人民權鬥士，共同搭巴士到美國南部挑戰種族隔離政策，這些自由乘車者（Freedom Riders）的動機也是他研究的主題。他也複製斯坦利・米爾格拉姆（Stanley Milgram）在一九六三年進行的實驗。這個以服從為題的實驗，顯示研究對象會竭盡全力來遵照指令。米爾格拉姆設計一個假的發電箱，上頭標示各種電壓數的控制桿，範圍從十五伏特到「×××」，「×××」的意思是電壓高到可能會致命。米爾格拉姆的研究結果令全世界震驚不已：光是因為收到指令，自願參與研究者就已展現意願，準備好用高電壓來電擊陌生人（在米爾格拉姆搜集的樣本中，七成受試者會對夥伴施以×××程度的電擊）。在二戰餘波中，此番研究結果令人不安。父母皆為東歐猶太人的米爾格拉姆，從小在大屠殺的陰影中成長，羅森漢恩也是如此，他們未曾淡忘這段歷史。「我們幾位心理學家想接續發展您的研究。」羅森漢恩在一九六三年去信米爾格拉姆，表示：「我們都認為您發現一個了不起的現象，這點毋庸置疑。」

羅森漢恩當時感興趣的研究主題是孩童的利社會行為，相關計畫也獲得美國的國家精神衛生研究院（National Institute of Mental Health）補助。確切來說，他的目標是測試「孩童是否會自動自發關懷他人」，並稱這是自己「對價值觀的追尋」。換句話說，好人與壞人是後天養成還是生來如此？當時的社會心理學家熱切探討相關主題。米爾格拉姆的電擊實驗，跟後來津巴多的監獄實驗，其實也都是繞著這個問題打轉。

羅森漢恩將實驗室打造成迷你保齡球館，並以彈珠替代保齡球。實驗完全在他的掌控之中，他能決定參與實驗的孩童是贏是輸，並紀錄他們的利他行為會因成年人在場與否出現哪些變化，例如捐錢給慈善單位的意願等。羅森漢恩的研究助理碧・派特森（Bea Patterson）

記得自己當時謹遵指示，告訴孩童如果輸了就代表他們是「無用之人」，同時她也曉得輸贏結果是隨機分配。有些孩子輸了會開始哭，但受測孩童更常作弊，會動手把做為保齡球瓶的迷你大頭針推倒。在一次出乎意料的轉折當中，羅森漢恩和派特森發現作弊跟贏球一樣，都會提高孩童捐錢的可能性。其他研究人員或許會就此宣告研究失敗，但身為優秀科學家的羅森漢恩翻轉這份研究，發表另一份更有趣的論文，探討自信在作弊行為中扮演的角色。此舉完全顯示出他有多會逆向思考、翻轉思維。

他的才智無可限量，更在變態心理學領域投注大量心血，與同是心理學家的好友佩里．倫敦（Perry London）合寫兩本相關教科書。在一封寫給同事兼好友的信中，他表述自己深受變態心理學吸引的原因：「在心理學中，變態心理學是個超級複雜的領域。這個主題和生物、化學和基因高度相關，跟社會知覺（social perception）密不可分，更涉及憂鬱、焦慮或更糟的經歷與感受。設法讓這個錯綜複雜的領域更好懂、更易於理解——這番需求就是激發我研究變態心理學的動力。」

不過，羅森漢恩最擅長的其實是教學。他擅於與人往來互動，具有迷人的性格與特質。他渾厚沉穩的中音能輕鬆吸引一大群聽眾的注意力。曾上過他的課的學生都認為這是與生俱來的天賦。有位學生就說：「羅森漢恩的課極具張力，他在講課時情感豐沛，更會不時穿插詩詞典故和個人趣事，能輕鬆掌控塞滿兩三百名學生的講堂。」

這也難怪，羅森漢恩開設的第一堂變態心理學課程備受好評，斯沃斯莫爾學院立刻請他針對同一主題開設榮譽專題討論課。我多希望自己能在開課第一天，到場聽他講課，參與討論。不過後來我追查到幾卷錄音帶，裡頭錄了他的講課內容。他那語調低沉、渾厚的金嗓聽起來跟導演奧森．威爾斯（Orson Welles）竟有幾分神似，我用電腦播放這幾卷音檔時，他的聲音轟隆隆地從喇叭傳出，他說：「今年春季學期，我們會試著透過心智的變態現象來了解其運作。」他說話時的抑揚頓挫，以及為了展現戲劇張力而拉長字句、暫停或加重語調的方式，有如《塔木德》經典的韻律，這肯定跟他年少時參加唱詩班，以及受訓成為領唱者的經歷有關。這就是那種隱約透出權威感，讓人忍不住受吸引而專注傾聽的聲音。

「重點在於……到底什麼是變態？……這堂課的目的又是什麼？」他說：「有些事黑白分明，能夠截然劃分，但大家要準備好面對黑與白之間的灰階。」

當時我完全沒料到原來灰階的層次如此繁複。

學生到實驗室找他時，應該已接近中午。羅森漢恩在未出版手稿中寫道，這些學生主要是來抱怨的。「他們認為這堂課有兩大缺陷。第一，我在課堂上避談精神病患的病歷。第二，我刻意反對學生到精神病院參訪。」他接著指出：

有時候，我們都忘了精神病患也是人。他們也有尊嚴跟羞恥，跟我們一樣會感到脆弱。鼓勵學生參訪精神病院，侵犯那些無力自我捍衛的患者的隱私，這種舉動似乎不怎麼公允。就算學生是出於善意，但如果你是院內病患，會願意將自己的一切攤開來，讓好奇心旺盛的學生細細檢視嗎……？

不過學生對此提出反面論述，而且相當堅持自己的立場。他們認為這種學習方式太過抽象，缺乏與構成心理變態的實體接觸的經驗。舉個例，假如未曾實際與思覺失調症患者接觸，又該怎麼評估這種病症？沒有確切、即刻接觸患者的思維與感受，或了解他們感知世界的方式，要如何研究其心理？這不就像是在不知道能用一元美金買到什麼東西的情況下，試圖了解一元美金的價值嗎？

那時我顯然進退兩難，非常尷尬，我一方面很讚賞他們的看法，同時又覺得自己的立場沒錯。問題逐漸浮上檯面，我跟學生之間的爭論也越來越熱烈。最後，我似乎在這兩個看似水火不容的立場之間找到折衷辦法。

我不假思索地說：「那好，如果你們真想知道精神病患是怎麼一回事，就不要浪費時間研究個案病歷，也不要只是到醫院參觀。乾脆臥底進入精神病院假裝自己是患者啊！」

「什麼時候？」他們問。

什麼時候？他們竟然不是問怎麼做、該去哪間醫院，甚至也不是說「等一等」，而是問什麼時候行動。祝這群自負的學生能全身而退。

學生提出自己的立場時，羅森漢恩想起從前在葉史瓦大學（Yeshiva University），就曾上過關於弱勢族群的大學部課程。每位學生必須到東哈林區寄宿之家租張床位，親身體驗何謂貧窮。身為澤西市波蘭猶太移民之子的羅森漢恩，父親是個得挨家挨戶拉生意的銷售員，家庭環境並不優渥。儘管如此，在寄宿家庭中跟其他九個人擠在四人房內，這番經歷仍令羅森漢恩印象深刻。羅森漢森在學生時期有過的熱情，被這份回憶重新燃起。

熱切激昂的他，決定將學生的提議重新設計成教學練習，並著手制定計畫。首先，他們得找到願意配合的精神病院。幸運的是，有同事正好在離學校僅十五分鐘車程的哈維佛德州立醫院任職，這位同事承諾會向醫院院長傑克・克雷門斯（Jack Kremens）提起這個構想。羅森漢恩不敢相信運氣竟然這麼好。克雷門斯曾在二戰期間於戰略情報局（Office of Strategic Services，中情局前身）擔任特務，向他提出如此大膽的合作案再適合不過。羅森漢恩認為克雷門斯絕對會對這個構想感興趣，因為學生臥底進入醫院後，能向他們回報院內實地情形，轉述內部運作狀況。羅森漢恩跟學生能紀錄病患照護規範與日常實況之間的落差。克雷門斯先前就特別擔心醫院周遭可能出現非法用藥的現象，他得查清楚是否有內鬼將藥拿出院外。羅森漢恩的計畫就是暗中監視的大好機會。

不過正因這些狀況，到哈維佛德州立醫院臥底也有一些極為不利的因素。三年後，在一九七二年，名叫琳達・拉佛蒂（Linda Rafferty）的護理師將醫院告上法庭，揭露一連串違法情事，例如，其他患者的同性性騷擾行徑；外包勞工的性剝削行為；醫生事先簽好空白處方簽，將處方簽放在未上鎖的抽屜內，讓週末值班的護理師直接填寫；院內醫護人員長期曠工現象。

雖然拉佛蒂控告的事項相當極端，但當時所有精神病院確實也都如履薄冰，畢竟精神醫學正在經歷重大轉變期，其中變化最大的就是目前在患者血液中流竄的新型藥物。在當時，氯普麻（Chlorpromazine，在美國的商標名為Thorazine）看似是精神醫學在二十世紀的重大發現。此藥在一九五四年進入美國市場，並在六〇年代末幾乎成功打入各家精神病院。歷史學家愛德華・肖特就說，氯普麻「是第一個成功奏效的藥物」，而根據精神科醫師、精神藥物學家，以及經常公開批評製藥產業的大衛・希利（David Healy）：「氯普麻時常被比喻為盤尼西林，被視為現代醫學的關鍵突破。」

氯普麻誕生於一場美好的意外：有位研究人員在老鼠身上試驗抗組織胺藥（Antihistamine）後，發現老鼠完全不想爬上繩子取得食物。法國海軍外科醫生亨利・拉柏利（Henri Laborit），將這種藥用在準備動手術的病人身上，發現會產生一種令人與現實解離、鎮靜的效果。病患都散發一種「要切要割隨便你，我不在乎」的態度。於是，其他醫生不禁思索，何不將這種藥試用在精神病患身上？

試用後藥效驚人，但同時也引發爭議。許多患者服藥後，思覺失調症最顯著的正性症狀（positive symptom）都隨之消失，像是幻覺、妄想以及攻擊傾向等。記者蘇珊・希恩（Susan Sheehan）在一九八二年出版的《世界無我容身之地？》（*Is There No Place on Earth for Me?*）中，描述氯普麻的神效：「數千名具有攻擊傾向的患者突然變得溫順乖巧。許多成天嘶吼尖叫的病患靜了下來，開始自言自語。病房的裝潢也因此有了改善：椅子取代原先的木製長凳，窗戶掛上了窗簾。患者如果能自己刮鬍子、點香菸，而不會傷到自己或別人，也不會把醫院燒掉的話，就能取得先前被視為致命物品的刀片和火柴。」到了羅森漢恩發動臥底計畫的一九六九年，製藥公司也推出其他相關藥物，並將這些藥物取了止吐能（Compazine）、施他寧（Stelazine）與好度（Haldol）等商標名。一年後，抗精神病藥物儼然成為美國製藥產業的金礦，年收益高達一億一千六百五十萬美金（等於如今的七億八千萬美元）。

精神醫學就此進入仰賴藥物的現代。精神科醫師或許無法辨識或找出「瘋狂的源頭」，但不管起源在哪，至少現在有辦法治療了。其他重大突破也陸續登場：抗憂鬱劑、治療躁鬱症的鋰，以及緩解焦慮的眠爾通（Miltown）紛紛問世。雖然專家學者對大腦化學仍所知甚少（憂鬱症仍被許多人視為「導向內在的憤怒」；強迫症（obsessive-compulsive disorder）被當成「肛門期性心理發展受阻」的後果；會罹患思覺失調症都是因為母親太專橫霸道」，但精神醫學現在有萬全的設備跟語言，能夠堂堂正正地以真正的醫學專科自居——**腫瘤學，看招吧！**後來大家對大腦化學有更進一步的認識，術語也因而有所改變。患者之所以思覺失調，是「多巴胺失調」所致；憂鬱症是兒茶酚胺失調所致（後來修正為「血清素失衡」）；焦慮則是「5—羥色胺失調」的後果。一切都如此名正言順地以科學來解釋，社會大眾也接納這種看待心智／大腦的全新觀點。全新見解讓誤診產生截然不同的影響：不同病症得用不同藥物來治療（氯普麻等抗精神病藥物，是用來治療思覺失調症患者；鋰等情緒穩定劑專門用來對付躁鬱症；抗憂鬱劑則用來改善憂鬱症病況）。診斷錯誤突然變得**非同小可**。診斷儼然備受重視，不只對醫生和患者是如此，對保險和製藥公司更不容小覷。

雖然出現這些顯著的進展，轉換期卻相當顛簸。克西在《飛越杜鵑窩》中列出一大串藥物，也表達對這些藥物的強烈反對：「護理師長拉契特要我們貼牆排排站，在我們面前展開駭人攻勢，對大家進行藥物連發，眠爾通！氯普麻！利眠寧！施他寧！她大刀一揮，咻一聲！所有人平靜下來，靜到彷彿不存在。」這些藥物確實具有基本療效，從克西的描述來看甚至還**太有效**，不過許多精神科醫師堅信這些藥物只能帶來淺層改善，無法應付那種精神耗盡、提不起勁的感受。這種感受可是會對各種日常生活情境帶來負面影響。

儘管存有風險，傑克．克雷門斯還是同意讓這群大學生臥底進入醫院，羅森漢恩與學生也開始討論研究的特定細節。院方人員會注意到他們的存在嗎？是該用假名還是真名？住院時要填什麼地址？更重要的是，進去後又該怎麼出來？

前幾個問題很快有了定案。他們會保留原本的名字，但是將姓氏改掉。學生會以真實身份入院，但為了隱匿身份會聲稱自己是來自不同大學。（畢竟，要是說「哦對啊，我曾被送進精神病院，不過這都是為了一堂大學部的課」，這種話他們未來的雇主會信嗎？）

羅森漢恩起初或許是想接受學生挑戰，但計畫很快就演變成更具啟發性的教學練習。雖然院長知情，不過羅森漢恩還是要確保院內員工對計畫渾然不知。因此，他們得說服醫院跟院方，讓他們相信這群學生是需要幫助的病人。什麼症狀能讓他們順利被院方收留？他們為此相互爭論。是該裝瘋賣傻，像娜麗．布萊那樣眼神驚恐，穿著破爛的衣衫，大聲咆哮，胡言亂語嗎？還是泰然自若、冷靜沉著呢？瘋狂看起來究竟是什麼模樣？

「我們都很緊張興奮。」斯沃斯莫爾學院學生哈維．矢普利．米勒（Harvey Shipley Miller）回想當時心境，表示：「我超期待的。從來沒進過精神病院，整個人好興奮。」

他們後來達成共識，決定向醫護人員表示自己幻聽，聽到耳邊傳來空洞、砰、空虛等字眼。這些形容詞基本上透露出倦怠感，也就是一種存在危機。坦白說，這些字眼應該會立刻吸引院方注意，因為根據羅森漢恩的說法，文獻中從來沒出現過探討存在主義精神病的文章。羅森漢恩還在寫信給朋友時開玩笑說：「他們搞不好會為此寫一篇論文！」他們選擇採取這項策略，顯然是在嘲笑那些八成沒讀過齊克果（Kierkegaard）、沒見過世面的精神科醫師，這就是斯沃斯莫爾學院的圈內笑話。根據羅森漢恩的手稿，直到這個階段，他都沒有發表論文或搜集數據的打算。他們唯一的計畫是利用各種必要手段臥底進入醫院，盡可能降低學生面臨的風險。

他們以少數幾位先前曾進行過類似臥底計畫的學者為範本，研究他們的計畫內容，其中一位是醫學人類學家威廉・柯迪爾（William Caudill）。柯迪爾在一九五〇年，在一間與耶魯大學相關的精神病院裡，以患者身份生活了兩個月，並將慘痛的經歷寫成〈精神病院之社會結構與互動過程〉（Social Structure and Interaction Processes at a Psychiatric Ward）這篇文章。柯迪爾在進行接案初談時，雖然原封不動提供生平資料，不過他誇大自己的問題，強調與妻子婚姻不睦，更渲染脾氣暴躁和酗酒的困擾。柯迪爾指出自己得為這麼一點謊付出不少代價，不得不以冒牌貨身份示人令他相當痛苦。柯迪爾內心所受的折磨無比強烈，他甚至警告後人不要複製類似實驗。其中一位指導他的學者到醫院探視他時，表示：「我認為他已經失去身為參與觀察者的客觀性，幾乎成為一位參與者，一位真正的病患了。」羅森漢恩在手稿中特別對這段話進行註記，他發誓絕對不會採取柯迪爾的做法，「參與者不會修改個人生平與背景資料，無需捏造真實人生中不存在的病症，也不必渲染現有問題。」

羅森漢恩跟學生一起閱讀美國各地新聞記者撰寫的揭露報導，這群記者跟早先從事臥底行動的布萊一樣，揭發精神病院中不為人知的暴行。二戰期間，約有三千名良心拒服兵役者[①]，被派到全美各地州立精神病院進行替代服務。其中就有人在病院中拍下令人震撼的照片，這些影像由阿爾伯特・梅索斯（Albert Maisel）彙整，刊登在《生活》（*Life*）雜誌專題報導〈精神病院一九四六〉（Bedlam 1946）中。梅索斯在文章中描述各家精神病院的暴行，例如賓州費城拜伯利州立醫院（Philadelphia State Hospital at Byberry）以及俄亥俄州克里夫蘭州立醫院（Cleveland State Hospital）等，院內有些病人甚至因遭毒打而身亡。當時，德國集中營內的影像才剛隨著集中營解放而流出市面。從那些令人揪心的精神病院照片來看，院內景況竟跟集中營相似，實在讓人難受。在其中一張照片裡，患者坐在木長凳上，雙臂被白色約束衣捆起，赤裸的雙腿布滿未受治療的膿瘡。在另一張照片裡，一群男子縮成一團，低頭裸身倒臥在垃圾散落的地面上。

許多事會周而復始，這種瘋狂的現象也不例外——殘暴兇狠的行徑不斷反覆搬演。哈洛德・奧蘭斯基（Harold Orlansky）在一九四八年發表的「美國集中營」（An American Death Camp）中，將美國精神病院比喻為納粹集中營。佛雷德里克・懷斯曼（Frederick Wiseman）則在《提提卡失序記事》（*Titicut Follies*）這部黑白紀錄片中，毫不留情地呈現橋水（Bridgewater）法庭醫院（專為精神疾病罪犯而設）中的樣貌。在鏡頭前，院內患者遭受言語和肢體虐待，有人裸著身子在醫院中遊蕩。一名被關在單人牢房中的男子不斷用頭和拳頭槌牆，顏色深沉的血水四處噴濺。有位東歐精神科醫師與戀童癖患者進行訪談時，竟然詢問：「你比較喜歡大胸部還是小胸部？」在另一段不堪入目的畫面中，這位精神科醫師一邊抽煙，一邊粗暴地用橡膠管餵食患者，菸灰那頭與餵食管入口的距離近到怵目驚心。這些故事雖然駭人聽聞，但其中缺乏促成大規模改變的關鍵要素：這些描述稱不上**科學**。後來，羅森漢恩的研究浮出檯面，終於填補這個空缺。不過，他跟學生當時完全沒有意識到這個概念的影響力有多大。

羅森漢恩深受社會學家厄文・高夫曼的影響。高夫曼花一年時間，在華盛頓的聖伊莉莎白醫院（St. Elizabeths Hospital）中，臥底擔任體育指導員助理。在這間收容六千名患者、

---

① 良心拒服兵役者（conscientious objector），指因為思想自由、個人良心或是信仰因素，拒絕服兵役或行軍者。

有如一座迷你城市的醫院中，他一邊假扮助理，一邊紀錄院內運作有多脫序失衡。高夫曼在一九六一年發表《精神病院》（精神醫學在當年連番遭受抨擊，連恩的《自我與他者》和薩斯的《精神疾病的迷思》也在同年出版），他在這篇知名度極高的文章中，將精神病院描述為「極權機構」，跟監獄和集中營沒兩樣。他們剝奪患者的人性，將他們當成小孩來對待（實際上根本是被當成囚犯），不僅無法有效治療精神疾病，實際上更是症狀的**成因**。機構化生活不僅無法治療精神疾病，更會促發慢性精神病症。精神科醫師羅素・巴頓（Russell Barton）就在一九五九年，將此現象稱為「機構化精神官能症」（institutional neurosis）。雖然《精神病院》的觀點相當創新，在社會學和心理學領域也備受敬重，普及度卻不及羅森漢恩後來發表的研究。

在羅森漢恩指派給學生閱讀的資料中，精神病院都被冠上「極權」、「可恥」，以及「令人久病不癒」等描述。羅森漢恩顯然不期待會在院內找到太多病況有所改善的個案。

或許這就是為什麼雖然學生都已滿十八歲，羅森漢恩還是要求他們得先徵得家長同意才能正式加入研究。家長一點也不支持這項計畫。「這不是很危險嗎？」他們問：「誰敢保證真正的病患不會傷害假患者？還有院內醫護人員，外傳院內員工有時會傷害病人，對待病人的態度也很差。」羅森漢恩要怎麼確保假病人「不會被侵犯，或是受到電擊療法和腦白質切除術的傷害？更不用說那些被灌進或注入患者體內的藥物了。」有位母親斷然拒絕，表示自己曾在精神病院任職，絕對不相信精神病院會好好照顧兒子。另一位家長只寫了一句諷刺的話：「我在此批准兒子參加你那關於精神失常的瘋狂實驗。」

羅森漢恩發現家長的態度有志一同：「醫院或許真能治好病人，但精神病院是不可能的。他們只會折磨、虐待患者：精神病院對待病人的手法令人無法接受。他們只會讓患者病得更重，就連最健康、強壯的人在裡頭也會被搞出病來。」

他們只會讓患者病得更重。

羅森漢恩聯絡身為精神醫學家的友人馬汀．奧恩（Martin Orne）②，請他給點建議，奧恩回他：「慢慢來，或者打消這個念頭吧。」

歷史清楚證實，精神病院根本不具治癒功能。在尚未親自體驗究竟要面臨何等挑戰之前，大衛．羅森漢恩無法就這樣將學生送進任何一間精神病院。

首先，他必須獨自臥底進入精神病院。

② 奧恩博士在詩人安妮．塞克斯頓（Anne Sexton）自殺十七年後，將他們在一九五六年至一九六四年之間進行的心理治療逐字稿，提供給塞克斯頓的傳記作者，因而引發軒然大波。

08 我可能不會被識破

"I Might Not Be Unmasked"

羅森漢恩汲取真實人生經驗，打造出一個複製怪人大衛，他更改自己的姓氏、地址和職業。他挑了母親的娘家姓，改名叫大衛．盧里，成了一位失業的經濟學家兼廣告文案寫手。詮釋這個虛構角色對他來說並不難，因為他早年真的曾唸過數學研究所（他之所以沒唸完，是因為沒有拿到全班第一。羅森漢恩的兒子傑克（Jack）說，他爸認為如果無法在特定領域成為佼佼者，那乾脆不要做，所以後來決定改唸心理學。）除了蓄鬍之外（以免被認出來！），他並沒有改變外貌，打算把衣櫃裡最破舊的衣服拿出來穿就好。

他繼續規劃，透過克雷門斯安排臥底進入哈維佛德醫院，確保自己的詭計不會被其他院內員工拆穿。雖然他在整段策劃過程中幹勁十足、膽量過人，但距離入院時間越近，他也開始退縮害怕。「構想跟討論是一回事，實際行動又是另一回事。」他在未出版的書中寫道：「我真的有點怕。我能順利入院嗎？光靠這麼簡單的症狀就能達標嗎？我開始懷疑自己成功臥底入院的能力，甚至認真思考自己到底是不是真的想接受住院治療。」

他的太太莫莉（Mollie）並未特別花心思來排解丈夫的擔憂。如果有事情令她惱怒不安，她絕對會宣之於口。他倆是在一九五八猶太新年的第一天，在紐澤西雷克伍德的猶太教堂外相識。這對年輕的戀人聊得不可自拔，最後甚至沒進教堂參加儀式。那年夏天，莫莉離開羅森漢恩身邊，回到芝加哥大學（University of Chicago）時，他們熱切通信。羅森漢恩在一封信中寫道：「還記得我撫摸妳的手臂，妳也輕撫自己，渴望被觸碰。我將手放上妳的胸部，妳則以雙臂環繞我。我只想著自己有多愛妳，沒去想妳也同樣愛著我……我熱切貪婪地渴求著，這種感受銘心刺骨。天啊，我的心好揪。」初次碰面後過了兩週，羅森漢恩搭機飛往芝加哥向莫莉求婚。雖然莫莉個性獨立，但因為從小獨自在擁擠的旅館長大，身邊沒有玩伴，她非常渴望擁有自己的家庭（她的父母是旅館經營者，專門接待在夏季度假的富裕猶太人）。她跟羅森漢恩結為夫妻，幾年後領養了兩個小孩，先是妮娜（Nina）而後傑克。

莫莉敏感易怒，個性剛強難搞，大家都曉得她對食物非常挑剔，如果她對餐廳的食物不滿意，會傲慢地把餐點退回去，不吝展現內心的不滿。至少外人是這樣看待她的。但密友眼中的她個性溫暖體貼，更具有絕妙的幽默感。早在女性主義還不見容於社會時，她就已經是女性主義者。此外，她還是一名學者，具有俄羅斯史博士學位，除了在大學講課，也針對各種女性主義議題撰寫書文，後來更共同創辦史丹佛女性研究中心（Stanford Center for Research on Women）。與此同時，她還一邊撫養年幼的兒女。她的童年摯友曾向我分享一張照片，照片精確傳達莫莉的性格與形象：當時還是少女的她到以色列旅遊，坐在卡車的床鋪上，手裡握著半自動步槍。

乍看之下，這段婚姻的主導者為莫莉，不過熟識他們的友人可不這麼認為。羅森漢恩總是知道該如何說服莫莉，讓她配合自己。雖然莫莉不贊同丈夫臥底進入精神病院，仍然從旁協助他揣摩虛構角色。

一九六九年二月五號星期三，羅森漢恩正式展開行動，主動致電哈維佛德醫院求助。電話紀錄提到這名男子有表達障礙，因為「他談吐遲緩，情緒起伏極大」。用比較現代的措辭來說，「遲緩」指的就是「拖拖拉拉」。用「拖拖拉拉」來描述羅森漢恩的談吐，聽起來實在可笑，畢竟我們都知道他是個天賦異稟的演說家。或許焦慮緊張的情緒讓他表現得更好，又或者他因為害怕冒牌貨的身份被揭穿，所以盡力揣摩這個虛構的角色。另一種可能是，接線員本來就期待會聽到「瘋子」說話，所以自然用這種方式來解讀自己聽到的聲音。不管怎麼樣，他都無需擔心：接線員非常擔心他的症狀，建議「大衛．盧里」跟妻子討論看看，是否能在明天下午到醫院檢查。第一道測驗輕鬆過關。

羅森漢恩那晚睡得不好。太陽升起，他的恐懼和不安轉變成強烈的焦躁感，其中混雜著突如其來的清晰使命感。他套上破舊的襯衫和帶有多處磨損的灰色棉絨便褲，外頭搭了被蠹蟲咬到坑坑疤疤的米色套衫，最後穿上早已磨損的老舊克拉克斯皮鞋，這雙鞋早就淪為他週末修整花園時的專用鞋。

那天早上，假如羅森漢恩有稍微瞄一下《紐約時報》的話，應該會注意到這則報導：兩位士兵在參與靜坐示威後加入叛變行動，軍事法庭要求檢查這兩位士兵的精神狀況。精神科醫師證實這兩位被控發起叛亂的士兵精神狀況無異，「但由於他們都有反社會傾向，遵從社會規範並採取正確行動的能力因而受損。」這代表他們瘋了嗎？這點仍尚無定論。

假如真有所謂的失常與正常，我們該如何區分？

羅森漢恩將自己送進精神病院安置的時候到了。

羅森漢恩跟大家一樣，未曾在私人書寫中透露某些事，或者說無法將這些事訴諸文字。透過他兒子傑克，我才知道原來羅森漢恩的弟弟深受躁狂抑鬱症（現稱躁鬱症）所困。羅森漢恩的家庭是虔誠的正統派猶太教徒，而他的小弟隨著年紀增長，價值觀也越來越保守，成為極端正統派猶太教徒。相較之下，羅森漢恩可能只將研讀《妥拉》（*Torah*）當成興趣，並以學者的角度來理解猶太教，稱不上是真正的信徒。他弟弟極端的價值觀，也讓其他生活面向東倒西歪。舉例來說，他的財務狀況出現問題。只要因為未服藥而進入躁狂狀態，他就常打電話給羅森漢恩討論財務困難，聊起人數漸增的家庭出現哪些問題，還會說起自己的各種偏執傾向，認為某個誰正在追捕自己。

「我爸常跟他弟講電話，今天應付這個問題，明天幫忙解決另一個困擾。」傑克表示：「有時我會聽到我爸的語氣非常不爽，還說如果他弟有服用鋰鹽就一切沒事，但沒吃藥就會進入躁狂狀態，滿腦子誇張不實的思想。最後因為某個荒謬的念頭，他弟舉家搬到以色列了。」傑克認為羅森漢恩之所以對心理學感興趣，對變態心理學尤其花心思鑽研，對推動改革更是滿腔熱血，全是受他弟的親身經歷所影響。不過羅森漢恩從未公開討論原生家庭的問題。

一九六九年二月九號，在這個晚冬清晨，羅森漢恩跟莫莉鑽進他們的福斯掀背車，將五歲的傑克跟七歲的妮娜交給褓母。這兩個快樂的孩子對父親的計畫渾然不知。羅森漢恩心中升起新的擔憂，這份擔心之情甚至超越身份被揭穿的恐懼：「我害怕自己根本**不會**被識破。」羅森漢恩一手握著變速杆，思緒飛快奔馳：「需要帶襯衫、領帶跟內褲嗎？還是會整天穿睡衣？或者我得穿政府統一發放的衣服？該帶件厚毛衣，好在天氣變冷的時候穿嗎？有機會走到戶外嗎？小孩都在上學，我能打電話給他們嗎？病房裡有沒有電話？他們會允許我抽菸嗎？能帶自己的打火機嗎？」

羅森漢恩夫婦駕車駛在費城主幹線，兩旁是富麗堂皇的宅邸跟清新的草地。哈維佛德醫院內的花草修剪得相當整齊，而醫院入口的唯一指標則是那道灰色的半圓石牆。他們駛向五層樓高的入院建築，也就是由紅磚砌成的四號樓（Building Four）。

難怪大家都稱這間醫院為哈維佛德希爾頓飯店。這座醫院在一九六二年落成，距離羅森漢恩執行臥底計畫僅七年時間。哈維佛德醫院是全新建築，在賓州的精神病院中算是一大異數——很少有州政府願意將資金拿來建造精神病院。有位在那裡任職的精神科醫師，說院內有座專供娛樂的大樓，裡頭有健身房、撞球室、泳池、理髮廳、美容沙龍和汽水飲料機。裡頭還有可容納四百位觀眾的禮堂、保齡球館、圖書館、設有X光裝置的萬全手術儀器、一間手術室，還有一台高速滅菌器（在當時算是相當先進）。

這堪稱醫療界的「皇后號豪華郵輪」，是下一代精神病院的亮眼楷模。哈維佛德建案的起源，是為了替附近的諾利斯鎮州立醫院（Norristown State Hospital）分擔患者流量，不過在興建期間，工程整整被拖延了五年，因為附近住戶紛紛抗議，不希望精神病院離自己昂貴的房產這麼近（不管醫院再怎麼創新還是不行）。為了消弭社區住戶的反彈，院長傑克·克雷門斯挨家挨戶自我介紹，說服居民醫院絕不會對社區構成危險或帶來困擾，對當地更有加分的作用。他不僅獲得居民支持，幾位住戶甚至簽名同意擔任醫院志工。竣工後，克雷門斯自豪地將醫院稱為自己的前衛設計之傑作，他對記者說哈維佛德醫院是破天荒的新型精神病院。

不過，克雷門斯太過誇大。坦白說，哈維佛德稱不上首創。哈維佛德醫院其中的五棟建築，是用來安置長期住院的患者。這幾棟大樓的概念，其實來自英國精神醫學家漢弗萊・奧斯蒙德（Humphry Osmond）的創新傑作。

身為「六〇年代迷幻運動權威」的奧斯蒙德，因為將迷幻劑帶入主流科學研究中而備受推崇。在探討精神病與迷幻藥之藥效具有哪些相似處的研究領域中，他也算是先驅人物。擔任精神科住院醫師期間，奧斯蒙德偶然讀到一篇化學家艾伯特・霍夫曼（Albert Hofmann）的論文。霍夫曼在文章中描述全新化合物麥角二乙胺（lysergic acid diethylamide，縮寫ＬＳＤ，即為人工致幻劑）的效用。一九四三年，霍夫曼經由皮膚吸收微量ＬＳＤ，隨後出現驚天動地的感受。奧斯蒙德發現霍夫曼的症狀，跟實習期間在思覺失調患者身上觀察到的現象雷同，例如，失自我感、出現幻覺與妄想。他猜測迷幻藥對大腦造成的影響，或許跟思覺失調症相似。在精神分析仍被精神醫學奉為圭臬的當年，這種從神經生物學角度來探討精神疾病成因的觀點，可說是相當創新。憑著這番大腦化學論述，奧斯蒙德進行一連串實驗，讓精神病患跟自己（有何不可？）服用ＬＳＤ以及麥司卡林。他也提供這些藥物給染上酒癮與其他癮頭的民眾，以及難治型精神病態者，效果都非常理想。

奧斯蒙德的迷幻藥之旅，也讓他開始關注環境對瘋狂的感受會造成何種影響，因而發現建築結構對正、負面的幻覺有增強或緩和的效果。他認為絕大多數精神病院都該徹底拆除。一九五七年，他對《麥克林》（*Maclean*）雜誌表示：「那些精神病院是醫療錯誤和公眾漠然的醜陋證明。」他重新將精神病院的病房設計為環形，藉此增進社交互動，也在院內增設更多獨立空間，讓患者擁有保持隱私的尊嚴。

奧斯蒙德指出ＬＳＤ能讓人「進入疾病，透過狂人的雙眼、雙耳以及肌膚，來觀看、聆聽並感受一切」。他也提供ＬＳＤ給一起設計加拿大精神病院的建築師和泉清（Kiyoshi Izumi）。奧斯蒙德認為，跟自己合作的對象或設計病院的建築師，必須具備一項先決條件，那就是**以瘋狂之眼來觀看世界**。奧斯蒙德在一九五七年發表〈功能為精神病院設計之基礎〉（Function as the Basis of Psychiatric Ward Design）這篇著名論文，提到：「如果想蓋一棟建築收容無腿民眾，卻只在入口設置樓梯或陡峭的斜坡，那根本是冷酷無情。」因此將具有感知或情緒問題的患者，放進令人灰心喪志、陰沉不祥的建築裡，也是一點同理心都沒有。

在ＬＳＤ的影響之下，建築師和泉四處參訪傳統精神病院，發現對於這些具有認知問題的患者來說，建築本身具有嚴重缺陷。滿牆帶有圖案的磁磚令人眼花撩亂，缺乏日曆或時鐘讓人喪失時間感。嵌壁式衣櫃裡漆黑無比，看起來像裂開的大嘴。院內的高架病床高度太高，病人無法舒服坐在床上並讓雙腳踩在地面，畢竟這對精神錯亂者而言似乎有安撫心緒之效。另外，漫無盡頭的長廊也令人望之生畏。

奧斯蒙德同意和泉的觀點，將老舊精神病院形容為「最強的幻覺製造機，而且還所費不貲。如果你的認知能力不穩定，可能會在牆上看見年邁的父親正盯著自己。」奧斯蒙德與和泉在加拿大建造理想中的精神病院，克雷門斯模仿他們的概念，設計出哈維佛德醫院。雖然克雷門斯沒有運用奧斯蒙德的三角扇形結構（而是採用雙Y型結構，內部包含私人房間、公用客廳以及公用浴室），但哈維佛德醫院運用許多奧斯蒙德的理論。他們將帶有圖案的磁磚換成怡人活潑的色彩，床鋪距離地面更近，傢俱的外觀應該要讓患者有種回家的感覺。現在，患者為第一考量，至少從他們身處的環境來看是如此。如果有幸住進奧斯蒙德式設計的建築，以上說法才成立。

羅森漢恩沒這麼幸運。

羅森漢恩走進住院接待室，發現裡頭的傢俱「雖然有老舊的使用感，但看起來並不受愛惜」。州政府發放的傢俱，乏味無趣。「院內的掛畫、海報或其他物品，完全無法掩蓋整體裝潢流露出的公營建築感。傢俱和擺設顯然是用最低價標來的，規格簡單到不行……這一切都隸屬於某個不具名的州。」羅森漢恩如此描述。哈維佛德醫院的這個空間，顯然未受奧斯蒙德的理論所影響。羅森漢恩以一種近乎輕浮的態度，向櫃檯接待人員自我介紹，從未使用過假名的新鮮感顯然令他飄飄然。接待人員請他出示駕照時，他還差點洩露真實身份，幸好他很快恢復警覺，說自己把駕照放在家裡。接待員什麼話也沒說，接著問表格中的下一欄資訊。

病歷號碼：#五二一三

患者姓名：大衛．盧里

住址：賓州梅迪亞州路四十二號

近親——姓名與關係：莫莉．盧里太太（夫妻）

入院年齡：三十九

生日：一九二九年十一月二日

種族：白

性別：男
宗教：猶太教
婚姻狀況：已婚
職業：廣告文案作家
雇主：待業中
先前住院紀錄：無
然後他們開始等。
一直等。
羅森漢恩開始心煩氣躁。他開始想莫莉可能沒辦法準時回家讓褓母下班，而且身邊也沒有公共電話能打電話回家。他心想，**假如我真的曾是精神病患，情況又會是如何？**
終於，在下午三點四十五分，比原本預約時間晚了整整兩小時，接待住院患者的精神醫師巴特雷特（Bartlett）將羅森漢恩叫進診間。

09
Committed
入院安置

五二一三號患者坐在巴特雷特醫師桌上，讓對方知道他把病患晾在外頭等了將近兩個小時。這並不稀奇。早在多年前，巴特雷特醫生就已無法妥善安排自己在院內工作的時間了。巴特雷特醫生菸不離手，讀著病歷表：大衛．盧里首次住院就診。

盧里走進診間，巴特雷特醫生費了一番功夫評估他的生理狀況。他將大衛．盧里描述成一名矮小的光頭男子，帶著知識分子般的學術氣息，像個卡通版的詩人或不得志的教授，戴著一副眼鏡、蓄鬍，穿著破爛的便士樂福鞋和洗舊的卡其褲。

巴特雷特醫生問了一些基本問題，像是姓名、年齡、出生日期跟地點等。他在筆記上寫下患者回話速度緩慢，顯然很不自在，甚至有些緊張，但仍能清楚回答問題。

「耳邊一直傳來人聲。」盧里表示。巴特雷特發現盧里的臉因痛苦而扭曲、抽動。盧里說幻聽症狀始於四個月前，聲音對他說：「空空如也，裡頭什麼也沒有。空洞虛無，傳來空蕩蕩的雜音。」

訪談進行了半小時。盧里談到大學時雖然課業表現優異，卻始終找不到自己的路。巴特雷特寫道：「他容易陷入徒勞的創意幻想中，可能也用聰明才智來合理化職場上或社交生活中的失敗，以及原地踏步的困境。」盧里也談到工作上碰到的難題。他還說自己因為跟丈母娘借錢而感到羞恥，為此他感到「十分丟臉」。

醫生用打字機洋洋灑灑打了滿滿兩頁筆記，內容相當詳盡，最後下了這個結論：「這名男子聰明過人，長年來沒有好好引導自己或發揮潛力……他非常膽怯害怕，處於憂鬱低潮中。」

巴特雷特醫生的診斷：情感型思覺失調症。「此類患者除了具有思覺失調症狀外，更有明顯的狂喜或憂鬱現象。」

巴特雷特醫生其實沒必要讓羅森漢恩住院安置，他大可推薦院內品質一流的門診單位給盧里夫婦。不過他認為大衛．盧里病得非常重，需要緊急協助，希望莫莉將丈夫送進醫院安置，這就代表莫莉得將丈夫的多項公民權轉交給院方，讓醫院將他扣留長達三十天。假如羅森漢恩想出院，就得向醫院申請許可。

莫莉猶豫了。她告訴醫生在簽同意書前得先跟丈夫單獨談談。

他們依偎在等候室後方的角落竊竊私語。**「該打電話給克雷門斯嗎？非強迫性安置到底是什麼意思？如果院方不願在期滿前放人，大衛就得跟學校請幾堂課的假嗎？小孩只知道爸爸短暫出門旅行，其他一概不知，該怎麼跟他們解釋？假如不說爸爸到底去哪裡，孩子又會做何反**

IMPRESSION:

Schizophrenia, schizo-affective type, depressed 295.74

臆斷：情感型思覺失調症，憂鬱 295.74

應？」根據羅森漢恩的日記，莫莉打電話給一位未具名的心理學家友人，徵詢她的意見。她激動地說：「你們都瘋了，他竟然想幹這種事，連妳也由著他去。」

莫莉回到巴特雷特的辦公室，她強調一**定還有別的辦法**。不過巴特雷特堅決表態：醫院只接受安置，而非自願性住院。盧里必須接受院方安置。這是標準程序。要臥底進入醫院只有這條路。巴特雷特醫生不斷強調這些考量「全是為患者好」，而且這「只是技術上的小細節，沒什麼好大驚小怪的。這就是本院的作業流程，沒什麼大不了的。」

羅森漢恩相當氣惱：「最好是沒什麼大不了！」最讓他不悅的，是院長克雷門斯竟沒事先告知他們相關流程。對於沒親身經歷過的人來說，這種細節或許只是繁文縟節罷了。不過，在個人權利岌岌可危時，這就不僅只是繁文縟節了。出院的能力、拒絕用藥的權利，還有飲食與睡覺的自由都會受影響。

在羅森漢恩的描述中，莫莉顯然相當心煩意亂，但在簽署同意書時她仍努力維持冷靜。簽到其中一份文件時莫莉停了下來，這份文件是電擊療法同意書。如果要讓患者接受醫院安置，家屬就得簽這份同意書。巴特雷特向莫莉保證「院方都會先徵詢家屬同意，才替患者注射胰島素或進行電擊」。不過這番說法並未減輕威脅。她決定不簽這份文件。羅森漢恩抓著她的手。他需要她。她可以每天來醫院探望他。羅森漢恩沒有解釋自己到底是怎麼辦到的，不過莫莉最後總算簽名了。

羅森漢恩就此展開驚險曲折的瘋狂探索之旅。

10 瘋人院中的九天

Nine Days Inside a Madhouse

第一天

護理師紀錄：二月六日，三十九歲，今日下午安置於南三號。病歷歸檔完成。首度入精神病院。

首先，護理師沒收羅森漢恩的個人物品，包含一袋換洗衣物、牙刷和錄音機。護理師看見最後一樣物品時，說因為錄音機「違法」而且會「打擾其他患者」，因此將其沒收。護理師允許羅森漢恩將筆（幸好）和五塊美金留在身邊，表示病患身上最多只能帶五塊錢。接著她要求羅森漢恩在門半掩的情況下將衣服脫光。雖然這是安全程序，但護理師完全不尊重他穩重的舉止態度，彷彿一旦被體制貼上精神病患的標籤，當個體面的人的基本權利也連帶遭到剝奪。她替羅森漢恩測體溫、脈搏和血壓，所有指數都正常，隨後更一語不發地量了身高跟體重。儘管護理師在他身上做這些生理檢測，但全程都把他當成隱形人。

護理師帶羅森漢恩走進電梯，往上移動兩個樓層。電梯門一開，眼前是整排上鎖的厚重大門。她拿出身上那串鑰匙，用其中一把鑰匙開門。護理師走路時鑰匙不斷發出碰撞聲，功能如同警示音，避免別人將她誤認成其中一位患者，也就是**羅森漢恩**。羅森漢恩盯著幽暗的走廊瞧。他本來以為一走進病房區，會立刻聽見刻板印象中充斥精神病院的嘈雜聲。但裡頭唯一的聲響是護理師身上鑰匙發出的金屬碰撞聲，也就是自由的象徵。「打開這區的房門，彷彿即將進入危機四伏的洞穴，心裡滿是不祥的預感。」有位哈維佛德的精神科醫師，曾在回憶錄中如此寫道。他當時服務的南三男性病房區，就是羅森漢恩的新家。「我總是害怕受到肢體傷害。」

羅森漢恩經過以玻璃圍起的明亮護理站。永遠上鎖的護理站俗稱「鳥籠」，護理師能在無需與患者互動的情況下，觀察患者休息室的情況。

他應該有留意到院內的氣味。咖啡的香甜氣息、菸味、氨水的刺鼻味，還有醫院休息室常有的大小便失禁臭氣，綜合成一股令人作嘔的氣味。有位患者衝向前，猛力熊抱羅森漢恩。護理師將抱著他的患者拉開後，將他安置在一張桌前。身為新血的他一出現，立刻擾動原有生態系，整個病房區陷入瘋狂。

「他媽的雜種！」

「混帳東西！」

「我只有打他巴掌而已！」

這些對話片段，是羅森漢恩在桌邊等待時試著動筆寫下的。多數患者跟羅森漢恩一樣，被診斷患有思覺失調症。有些緊張兮兮的患者眼睛瞪得大大的，目光空洞無神，就像玄關裡那些男子一樣。其他病人則來回踱步，自言自語，不斷朝空氣揮拳或放聲喊叫。有位精神科住院醫師一見到南三的光景，就問：「我到底把自己弄進什麼鬼地方。」

羅森漢恩動也不動地呆坐兩個小時。他的飢餓感越來越明顯，也快忍不住尿意了，但內心的脆弱感令他僵在椅子上，後來他將這個現象稱為「凍結」。他發現自己毫無防備，思緒不斷打轉：**要去哪裡洗澡或沖澡？住在這裡能做些什麼？患者怎麼打發時間？這裡有電話嗎？我能打電話給老婆小孩嗎？什麼時候能看到醫生？什麼時候能把衣服拿回來？**

「我神智清醒，經驗豐富，也比別人更清楚知道精神病院內是什麼樣子，卻依然因為無助而陷入絕望。」後來他如此描寫自己的心境。

一名類似護理助理的人，端了一盤冰冷的黏稠燉菜、一杯溫牛奶跟一顆橘子給羅森漢恩。羅森漢恩以嫌惡的眼神盯著這些食物，完全不曉得在病院中橘子已算是難能可貴的美味。任何在精神病院外生長成熟、可食用的食物，全都稱得上無價珍寶。

第二天

護理師紀錄：二月七日／一九六九，患者夜間未抱怨，顯然睡得很好。

清晨六點半，火災警報器突然震天作響。

「起來啦，你這個混帳，走啦。」

第一天清晨，這些字眼傳入羅森漢恩耳中。病房的聲響讓羅森漢恩始終處於防禦或逃跑狀態。他最後終於在凌晨入睡，不過真實身份被揭穿的夢太過真實，他很快又被嚇醒。現在天已亮，他有機會能好好觀察周遭環境。他注意到床鋪的輻條和沒有窗簾遮蔽的窗戶，金屬床頭桌立在貼滿米黃磁磚的地板上，光禿禿的牆壁也漆成米黃色，一模一樣的床上躺著陌生人的軀體。

耳邊再度傳來：「走了啦，你這個混帳，快起床。」

羅森漢恩的室友稍微伸展身子，彷彿以慢動作般從床上坐起。羅森漢恩將視線移開，不想打擾陌生人的晨間儀式，但又不敢完全不留意他們的動靜，仍以眼角餘光默默觀察。他對這群男子一無所知，唯一資訊是別人吼他們時用的名號。他們為什麼在這裡？難道做了什麼犯法的事嗎？他們危險嗎？其中一位室友名叫德雷克（Drake），因為吸膠而精神異常。德雷克伸手抓了牙刷，經過羅森漢恩的床位時揮手跟他打招呼。羅森漢恩寫道：「他知道我一直在默默觀察。」

羅森漢恩混入排浴室的隊伍中，其他人一邊開玩笑一邊互相推擠。不過浴室的氣味聞著太過難受，令羅森漢恩畏縮不前。廁所屎尿外流，光著腳的患者正步踩在這攤排泄物中，一邊向在旁邊觀看的護理助理抱怨，但護理助理毫無作為。混亂之間，羅森漢恩擠到一座雙頭洗臉槽前。「我看著鏡中的自己，滿臉鬍渣，雙眼浮腫。」他在未出版的書中寫下：「我看起來形同枯槁。」

來到食堂，羅森漢恩因為不熟悉用餐流程，就觀察其他患者，模仿他們的一舉一動：拿取塑膠餐盤，拿餐巾紙，跟著隊伍緩緩向前，拿起盤子，將盤子放在餐盤上，往左邊站，然後重複相同動作。櫃檯後站了三位午膳女服務員，她們的工作是避免患者過於貪心拿取太多食物。

「喂，每個人只能拿一份奶油。」其中一人說。

「等喝完這杯再來拿。」另外一人說。

「欸，趕快離開！」

「吃甜點一點好處都沒有，吃了只會蛀牙。」

羅森漢恩一坐下，才發現自己忘了拿金屬餐具跟橘子。但他實在不敢再度走回隊伍中——他又「凍結」了。

獨自在病房安靜的角落或玄關中時，羅森漢恩總覺得自己得不斷監控周遭動靜，留意身旁的每個人，不時轉身看看是否有人悄悄從背後接近。「托馬斯・薩斯是錯的。」他如此寫道，指的是《精神疾病的迷思》的作者：「他們真的跟我不一樣。」（外界常將羅森漢恩跟薩斯與反精神醫學運動做連結，但是只因為他們同樣認為精神疾病不存在，就將他們兜在一起，這令羅森漢恩相當不滿。）

除了等待之外沒別的事好做。等待早餐、午餐，等待醫生和護理師。羅森漢恩菸不離手，不過如果想抽菸，就得去永遠擺著電視的休息室。他甚至無法在不受干擾的情況下安心寄信。安置初期，他會將自己對醫院的祕密觀察寫在信中寄回家。他發明出一種將訊息傳遞出去的編碼方式，讓信件內容看起來像胡言亂語（其實羅森漢恩根本不必大費周章編碼，畢竟他的手寫字看起來就像鬼畫符）。他會先隔行書寫，寫到底再回頭將先前跳掉的行補滿。羅森漢恩用舌頭舔封口，準備將信封黏起時，護理師告訴他不要將信封住，院內工作人員將信寄出之前必須讀過內容。不過她向他保證：「不是每個人都會讀你的信，只有醫生跟護理師。」不過院方行政單位對信件內容毫無反應，他立刻發現根本沒人在乎自己針對病院寫了些什麼，所以他不再寫信，開誠布公地將觀察紀錄在日記中。

無力。這個形容詞反覆出現在他的筆記中。患者失去許多法律權利，行動受到限制，每天也只能在特定時間進食，睡覺和看電視也一樣。尿液不斷從小便斗中湧出，廁所的臭氣一路飄到休息室。病房的門也上了鎖。羅森漢恩發現自己還保有一項自由：寫作的自由。

二月七日／一九六九

早上十點三十分

我沒吞半顆藥，但整個人好疲憊，主要是因為昨夜都沒睡，但乏味的生活也令人倦怠。

休息室鬧劇連番上演。

兩位患者看著喋喋不休、畫面閃爍的電視，笑到整個人不支倒地，彷佛已失去控制身體的能力。

有位患者毆打另一位患者。

精神狀況較不穩定的沃特（Walter），從廁所走出來時隨興地抓了幾坨糞便，還在玄關中走來走去，護理助理發現後才叫他去清洗乾淨。

索尼（Sonny）算是病房中的麻煩鬼，他因為打了一名護理師而被拖進禁閉室中，過程中他不斷鬼叫，拳打腳踢。羅森漢恩差點錯過這場鬧劇，「熱氣跟院內死氣沉沉的氛圍讓我昏沉。」不過大家都聽得見索尼搥打隔離室牆面的聲響，羅森漢恩開玩笑說：「牆壁純粹是用灰泥砌成，他等一下很有可能會破牆到我的房間拜訪哦。」入院安置不到二十四小時，羅森漢恩就已經展現黑色幽默。

不過幽默到此告一段落。護理師通知他第一次會診時間到了，他的指定精神科醫師是羅伯・布朗寧（Robert Browning）醫生。

會診時間不超過半小時，話題跟入院初談時與巴特雷特醫生聊到的內容一樣，像是羅森漢恩的財務問題、關於前廣告公司行政主管的「偏執妄想」，當然也免不了那模稜兩可的幻聽症狀。

> 坦承有關連性思考（ideas of reference），顯然具有被害妄想，認為先前在廣告事務所共事的友人試圖迫害自己。
>
> 出現幻聽症狀，症狀已持續六個月，情況逐漸惡化。起初為許多無顯著特徵的雜音，後來傳出音樂，最近開始出現人聲，但聲線並不清晰。人聲對他說「空洞虛無」。「還有其他關於這個主題的聲音。」近一個月以來狀況越來越嚴重。

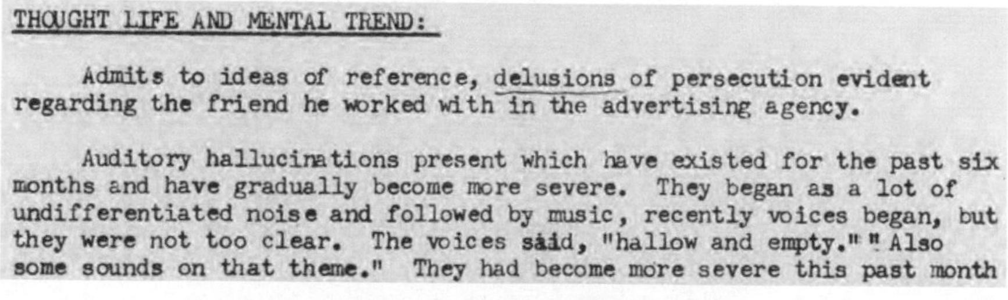

THOUGHT LIFE AND MENTAL TREND:

Admits to ideas of reference, delusions of persecution evident regarding the friend he worked with in the advertising agency.

Auditory hallucinations present which have existed for the past six months and have gradually become more severe. They began as a lot of undifferentiated noise and followed by music, recently voices began, but they were not too clear. The voices said, "hallow and empty." " Also some sounds on that theme." They had become more severe this past month

大衛・盧里的思維歷程與精神狀況紀錄

布朗寧醫生發現羅森漢恩的語調「略顯壓抑」，意思是他似乎只展現少部分情緒。在精神病院外，絕對不會有人說羅森漢恩情緒壓抑，但在精神病院內，恐懼的神色或不帶情緒的語調都會被解讀成「略顯壓抑」。精神病院外的人動筆寫作，但這行為在院內，則被視為潛在精神疾病的徵兆。這就是標籤理論的鮮活實例，羅森漢恩自己就曾在變態心理學課堂中教過此現象。

一九四六年，波蘭心理學家所羅門．阿希（Solomon Asch）研究「主要」人格特質的效應，例如「溫暖」或「冷漠」以及「慷慨」或「吝嗇」等。這些形容詞影響力強大，能徹底形塑我們對他人的看法，而「瘋狂」與「精神錯亂」則可說是影響力最大的詞彙。後來又有兩位心理學家進行實驗，他們將兩位男子的對話錄音檔播放給臨床醫師聽。其中一半被告知受訪男子為應徵工作的求職者，另一半則被告知受訪者為精神科病患。以為自己在聽求職者對話的臨床醫師，認為錄音檔中的男子神智相當清楚，更用「實際」、「謙遜」、「相當真誠、有熱情、迷人」、「談話方式相當輕鬆愉快」，以及「負責」等詞彙來形容他。認為自己在聽精神病患對話的另外半數醫師，則用「緊繃、具防衛心」、「努力擺脫同性傾向」、「依賴、被動攻擊」、「受驚」，或「具有強烈敵意」來描述受訪者。一旦被貼上**精神病患**或**思覺失調**標籤，不管做什麼或說什麼都無法擺脫這種形象。尤其當醫生只參考支持自己結論的證據，無視與結論相牴觸的事實時，這種標籤就再也撕不下來了。

羅森漢恩之所以被診斷為「語調壓抑」和「被害妄想」，有多少是因為醫師預期精神病患**應該**展現哪些舉動、看起來**應該**是什麼樣子呢？我就曾碰過這種事。住院期間，我記得有位心理師指出我無法閱讀，或是無法將目光集中在眼前區塊。後來在醫院中住了幾週後，她才發現我之所以會有視力問題，是因為隱形眼鏡卡在眼球裡。被判定為瘋狂之後，似乎再也沒有人關心我的視力。被貼在我身上的「瘋狂」標籤左右一切，包含我的視力。

這就是「醫學凝視」（medical gaze）的典型效應。一九六三年，米歇爾・傅柯率先在《臨床醫學的誕生》（*The Birth of the Clinic: An Archaeology of Medical Perception*）中提出「醫學凝視」一詞，指稱病患被去人性化的現象。傅柯提到這種以抽離的態度來看待疾病的風氣，是在啟蒙運動時期出現。當時醫生對人體有更深入的了解，因此在診斷時大幅仰賴實證知識而非魔幻思維。此後，臨床醫師就非常依靠表格、百分比與檢測結果等客觀事實，再也不看患者了。羅森漢恩的經驗，就是這種臨床醫學盲點的最佳例證——醫生讀著羅森漢恩的數據圖表，完全沒有好好觀察站在眼前的患者。

雖然醫生認為羅森漢恩的表達方式有些問題，但他發現眼前這名患者非常聰明，時間跟空間感也很好。他可以順著跟倒著背出八位數字，更能從一百開始不斷往下減七。當他請羅森漢恩解讀一系列諺語時，羅森漢恩的表現顯然令他印象深刻。當醫生說「青菜蘿蔔各有所好」時，羅森漢恩不假思索地回答：「一個人喜歡的東西，另一人可能不喜歡。」而聽到「小洞不補，大洞吃苦」，羅森漢恩則說：「趁早防範，比事後花十倍力氣補救還有效。」解釋得真到位。還有對於「船到橋頭自然直」，羅森漢恩的詮釋是：「不要試著預期情況會如何。」說得真貼切。

不過醫生還是認定羅森漢恩患有思覺失調症，但這次將診斷減輕為「殘餘型」（residual type），指的是雖然展現出思覺失調徵兆，但已脫離精神病的狀態。這跟昨天讓他被醫院安置的診斷截然不同，一天前他還被判罹患情感型思覺失調症。深陷精神分析傳統的精神科醫師，一派輕鬆地表示這些差異並不重要——情感型跟殘餘型，哎呀，都差不多啦！

羅森漢恩身上的衣服穿了超過二十四小時，已經飄散出病院的氣味。這種尊嚴受辱的感覺最令他受不了。他想討回自己的東西，但每次要求拿回那個住院時被沒收的包包時，院方都一概回絕。這後來演變成執迷。他發現自己不斷輕聲咕噥著衣服不見了。

「我的衣服來了嗎？」他詢問一位護理助理。

「什麼衣服？」

羅森漢恩嘆了一口氣：「我來醫院的時候帶了一些衣服，護理師把它們留在樓下準備做記號。你現在能幫我打電話問一下嗎？」

「現在沒辦法，他們可能已經休息了。如果等到四點，衣服還沒來再打。」

「但四點他們更可能已經下班了吧。」羅森漢恩說。

「等等看吧，」護理助理說：「會來的。」

就寢前護理助理換班，羅森漢恩又問了一次自己的包包來了沒。

「昨天就來了。」接班的護理助理檢查標籤後表示。

羅森漢恩扮了個鬼臉，護理助理回道：「哎呀，包包在桌子下，他可能沒看到。」

第三天

護理師紀錄：二月八日／一九六九，非常安靜。紀錄其他患者的一舉一動。

此病房區沒問題。

除了等莫莉每天來探視之外，羅森漢恩只能「空虛地」消磨時間，像是「做白日夢、打盹、啜飲咖啡，還有永無止盡地觀察院內空間。」星期六最無趣乏味，這天病院內工作人員數量最少，精神科醫師與心理師也都在家陪家人。他學到幾項不成文規矩：發藥的時候好好排隊（這樣就能跟其他病患一起快速將藥吐在廁所內）。讓其他患者幫忙點菸，不要等院內工作人員來幫忙。盡早抵達食堂，太晚到就沒辦法拿到真的能下嚥的食物，像是麵包、糖、奶精跟甜點。另一項病院守則：越健康的人，與精神科醫師接觸的機會越少。換言之，神智看起來越正常，存在感就越低。

在無權走出病院建築的情況下，羅森漢恩活像個囚犯。他成功將藥丸藏在腮幫子中，其中包含兩毫克的抗精神病藥施他寧，以及二十五毫克的抗憂鬱劑阿米替林（Elavil）。雖然如此，他還是被病院的環境與氛圍搞得昏沉無力。儘管陽光刺眼，護理師還是沒有將百葉窗的葉片翻下來。幾乎不曾踏出鳥籠的他們（看來病院內每個人都是囚犯），根本不管患者在院內到底舒不舒服、自不自在。羅森漢恩在筆記中，記下護理師約莫是在何時進出鳥籠，發現他們只花一半的時間待在病房內，實際與患者互動的比例更是極低。工作人員活在另一個世界，他們不跟患者一起用餐，也會私底下講八卦，更有自己專屬的廁所。羅森漢恩後來寫道：「彷佛使病患飽受折磨的病痛會傳染似的。」

有一次，負責看管二十名男性患者的護理師將制服前五顆鈕扣解開，伸手調整自己的胸部。羅森漢恩寫道：「不對，她只是粗心，絕非刻意勾引。」

終於，羅森漢恩首度在病院內見到報紙，其中一份是當地報紙，另一份則是上週的《紐約時報》，報上日期為一九六九年一月三十一日。他立刻將報紙拿來，迫不及待做點能讓自己分心的事。他在筆記中寫道：

「今天的報紙在哪？」我問一位護理師。

「報紙都在下午送信時間到。」

言下之意代表其實每天都有報紙，只是患者從來不曾見到報紙的蹤影。

他翻著報紙，報紙提到美國與蘇聯的角力越演越烈，還報導政府正式推出哨兵（Sentinel）反彈道飛彈系統。尼克森總統宣布政府計畫以募兵制取代徵兵制。報上刊了小法蘭克．辛納屈（Frank Sinatra Jr.）將在洛克斐勒中心（Rockefeller Center）彩虹酒吧（Rainbow Grill）演出的廣告，一旁則是戰火再度於寮國引爆的新聞。

讀完報紙，羅森漢恩回頭繼續寫作。

「我需要偷偷摸摸地寫嗎？根本不必。一名室友在旁邊搖搖晃晃，另一人屈著身子，我則在一旁寫作。」

第三天的日記充滿他對醫院階級的深刻見解。羅森漢恩將院內工作人員的權力結構描述成金字塔，頂端為精神科醫師，下一層是護理師，病患當然位於底層。他還提到膚色也會決定位階高低。僅比患者高一層的護理助理幾乎全是黑人。他們的薪水最低、待遇最差，也與患者有最多實際接觸。羅森漢恩將他們視為同屬「底層」的夥伴。

「我叫鮑伯・哈里斯（Bob Harris）。」這個聲音讓羅森漢恩猛一回神，將思緒拉回現處的休息室中。說話的是入院第一天碰到的護理助理。哈里斯伸出手，羅森漢恩也伸手跟他握手，對這突如其來的親密接觸感到驚喜。在這裡，從來沒有人以這種方式跟他打招呼，很多工作人員甚至正眼都不瞧他一眼。「我在病院工作已經六個月了，你是新來的嗎？」

羅森漢恩說自己剛來沒多久。哈里斯稍微向羅森漢恩介紹自己：他手頭拮据，同時兼兩份差（另一份工作是在加油站上班）來貼補家用，扶養老婆跟三個小孩。他預計受訓成為護理師，因為護理師的薪水比護理助理好得多，身為護理助理的他目前週薪僅五十五元美金。

他們還聊到病院跟院內的患者。「你看金寶（Jumbo）那個大塊頭，我真搞不懂他這個人。」哈里斯說，「到目前為止，我沒看過他的家人來訪，偶爾只有一個朋友會來探視他，不過那個朋友也好幾個月沒來了。他脾氣很火爆。幾個月前，他沒來由地對哈靈頓（Harrington）發了一頓脾氣。我會多多注意他。」

還有卡羅（Carroll），「光看他的名字就知道他一定很常招惹麻煩。我覺得他太常被大家捧在手心了，就連在病院裡也受盡呵護。普迪夫人（Purdy）真的很照顧他，廚房員工也是。他每次都能拿到另一份甜點，這點絕對錯不了。」山姆（Sam）因為「是同性戀」所以被醫院安置，彼得（Peter）領到的氯普麻份量是全院之冠。羅森漢恩的室友拖著步伐從旁經過。「他也是新來的，之前應該已經在醫院裡待過了。你不覺得他看起來就像戰爭開打後不斷進出醫院的那種人嗎？我還在想他怎麼沒被送去榮民醫院。院方把他跟那兩個小子放在同一個房間，德雷克（Drake）跟佛斯特（Foster）。他當然不會有什麼感覺啦，不過那兩個傢伙可是麻煩鬼。法庭把他們送進來，律師也來看過他們幾次了。毒品罪。」

羅森漢恩點頭如搗蒜，希望對話能持續進行，畢竟自從莫莉昨天來探視後，他再也沒有像現在這樣與人實際交談了。哈里斯說外籍住院醫師醫術不怎麼高明，除了一位「滿有兩把刷子的古巴醫師」，他的名字叫埃雷拉（Herrera）。

過了將近一個鐘頭，哈里斯發現有群護理師在鳥籠中向他招手。他向羅森漢恩告辭，還說會馬上回來。「這裡能聊的可多了。」

羅森漢恩滿是感激，心頭暖洋洋的。這個地方或許也沒這麼糟。這位護理助理把他當人看，並未藐視或排擠他。不過在羅森漢恩的觀察之下，那群護理師笑彎了腰。他們將一份圖表遞給哈里斯。

他們是在嘲笑我嗎？羅森漢恩是否越來越偏執了？一個有家庭的中年男子最後住進精神病院，這有什麼好笑的？

哈里斯並未履行承諾回到羅森漢恩桌邊。同一天，羅森漢恩碰巧遇到哈里斯時，哈里斯的神色也顯得黯然。

「哈里斯先生？」

「我現在沒空。」

羅森漢恩接受哈里斯敷衍的回應——或許他現在心情不好，或是病院裡有什麼事令他心煩。不過他後來在患者廁所附近再次跟哈里斯攀談時，他依舊顯得心情煩躁。

「哈里斯先生。」他應該沒聽到。「哈里斯先生？」

「我不是說我很忙嗎？」他怒氣沖沖地說道。

一般來說，碰到別人態度傲慢無禮時，羅森漢恩絕對不會悶不吭聲，但當下他無法冷靜鎮定地替自己辯護。心情差到只潦草簡短地寫了這句：「就連哈里斯那與眾不同的親切感，也迅速轉變為親切的鄙視與輕蔑。」

第四天

護理師紀錄：二月九日／一九六九，患者花很多時間自己一個人寫作跟看電視

每天都無聊至極。在這寒冷的星期天，工作人員又如同骷髏一般，一切更是乏味無趣。唯一一位當班的管理員哈里斯繼續躲著羅森漢恩。大家駝著背走過玄關，肩上披著毛毯，像極了消沉的遊魂。羅森漢恩加入這齣默劇，披著自己的毛毯在玄關來回踱步，表情空洞木然。「連我這個神智清醒的男子，最後也得來回踱步、呆坐、雙眼直盯著電視，有時還長時間重複進行這些動作。之所以會如此，並不是因為我也瘋了，而是因為真的沒別的事可做。寫下這段話時，我已經被安置七十二小時了。雖然不敢保證未來會如何，但目前我還是清醒、理智的。該如何表達這種乏味、令人厭倦的日常呢？老婆每天來醫院探視，讓我還能從一成不變中喘口氣，其他患者連這種機會也沒有。外顯的精神失常行為根本不是精神病所致，而是倦怠與乏味造成的。」

羅森漢恩硬是將早餐吞下肚後，回到有冷風吹過的休息室，再度在緊繃焦躁的狀況下睡去。他特地為午餐醒來。這天午餐叫「粉色黏稠物」，是一種裡頭飄著淺粉色物體的白醬。羅森漢恩快筆將一名男子用餐時的諷刺言論記下來，那人很自豪自己能將任何食物吞下肚

（多虧他有個廚藝不精的母親）。「廚房現在顯然是交給會計部管了……煮好一點，提供更好的伙食，媽的，這樣『適量均衡飲食問題』就會消失啦！」這些全被羅森漢恩寫在私人筆記中，完全未宣之於口。

起初，羅森漢恩表示許多患者讓他有種「無以名狀的恐懼」，但現在他已開始與他們越來越熟絡。他寫道：「距離讓我們有辦法控制恐懼，讓恐懼不要浮出意識——走開！」不過身為精神病院患者的他，頂多只能維持一個指甲大小般的距離。他四處詢問關於患者在精神病院範圍內走動的權利，最後不免談到「該如何出院？」，名叫比爾（Bill）的患者一針見血地說：「得跟醫生談。不要在醫生辦公室裡，而是在院內其他空間。問他過得怎麼樣，讓他心情好。」

讓醫生心情好？掌管精神病院的究竟是誰？「醫生都逃不了被患者矇騙。」他如此寫道。身為患者竟然需要如此玩弄心機，而患者為了避免與整個體制有所往來，竟然願意使出渾身解術，這都令他難以置信。另一位同樣名叫大衛的患者，就向羅森漢恩解釋遊戲規則：「我或許想自殺，但我不會跟精神科醫師說，不然他會把我關在這裡。」他說。「這樣一來，之後順利出院後我就能為所欲為。」另一位患者保羅（Paul）被診斷罹患思覺失調症，數年來不斷進出醫院，他的觀點也非常類似：「如果想出去就得乖乖配合。配合就對了。不要堅決主張自己的意願。」

週日二月九日／一九六九

下午一點四十五分

心情憂鬱，隨時都會哭出來。碰到任何催淚時刻，淚水就會宣洩而出。堅決在病院內「保持正常」的我，也無法解釋為何角色扮演令我如此消沉。

稍晚在休息室，剛在食堂用過晚餐的羅森漢恩，碰巧遇見充滿敵意的哈里斯先生。

「你有空嗎，哈里斯先生？」羅森漢恩問。

「不是叫你走開，不要來煩我嗎？」哈里斯說。

羅森漢恩發現自己從互動中逃開，「活像個患者一樣。」身為大學教授的大衛·羅森漢恩，絕對不會允許任何人這樣對自己說話，任何人都不可能！不過身為患者的大衛·盧里卻羞愧地抬不起頭來。他走到浴室用手捧水潑臉，突然在鏡中看見自己的容貌。這次，他不只看見一位憔悴的患者。鏡中的中年男子穿著寬鬆長褲和白色襯衫（當然是皺巴巴的）。他一掃先前的恍惚，瞬間搞清楚是怎麼一回事：他看起來像教授，像學者，像個知識分子。這就跟法官看出娜麗·布萊端莊的舉止那樣，老舊的皮鞋跟被蛀蟲咬得坑坑疤疤的襯衫，還是無法徹底掩飾羅森漢恩原本的身份地位。羅森漢恩發現，哈里斯肯定是把他當成精神科醫師。哈里斯之所以這麼熱切跟他交談，肯定是想讓羅森漢恩記得自己，因為他認為羅森漢恩的位階更高。護理師透露真相後，幻覺隨之破滅。羅森漢恩想起哈里斯那尷尬不已的表情，他覺得自己的清白獲得證實。**哈里斯認為我是理智的**。不過這番慰藉卻是稍縱即逝。

羅森漢恩拜託護理師讓他打通電話回家，但護理師不願讓步：他還沒有使用電話的權利。院方會階段式開放各種權利，先是使用電話，再來是在院內區域移動，接著是日間通行證。最後，等到被轉送至開放式的奧斯蒙德風格大樓就能獲得夜間通行證，或者是直接獲釋。羅森漢恩得證明自己能擔起使用電話的責任。「接著我在腦中幻想自己狂踢房門，試著將門踹開。」他想像自己大搖大擺走進燈光昏暗的鳥籠。「你們還以為我是真的精神病患！我才不是，我神智清醒得很。我是為了一份研究裝瘋賣傻混進來的。我根本不是大衛・盧里，我是心理學教授大衛・羅森漢恩！」

不過幻想都以同樣的結局收場。如同布萊試著說服醫生自己理智清醒那樣，羅森漢恩總想著護理師會反問：「你常覺得自己是大衛・羅森漢恩嗎？」

第五天

護理師紀錄：二月十日／一九六九，患者相當配合。患者下午有訪客。目前沒有任何的抱怨。

第五天早上一醒來，就聽到護理助理苛責患者在淋浴間待太久，使羅森漢恩心情鬱悶。「火氣越來越大。」他寫道。他踉蹌走到浴室，發現淋浴間的把手竟在昨晚被拆下，讓患者仍保有隱私的假象煙消雲散，「怒火越燒越旺」。鬆餅日那天（聽起來很美好，實際上並非如此），羅森漢恩來到食堂，向發放餐食的女服務員索取糖漿。她們叫羅森漢恩到食堂另一頭的座位區，找那位獨自用餐的護理助理，他那裡有罐楓糖漿。

羅森漢恩請護理助理將糖漿遞過來。

「我沒有糖漿，」護理助理回應：「你只能用果醬。」

羅森漢恩盯著他，看他將大量棕色液體倒在已經沾滿糖漿的鬆餅上。

羅森漢恩氣到不行，差點脫口而出：「你當我們瞎了嗎？」但他即時克制衝動，認清**不管理由有多充分，在這裡發脾氣只會被當成精神失常或病了**。

他只想出院。某位病患的忠告徘徊在耳邊：「不要告訴他們你很好，他們不會信的。告訴他們你還病著，但病況逐漸好轉。這就叫病識感，他們會允許你出院的。」

回到休息室，羅森漢恩繼續寫作。

「你在寫什麼？」另一位患者問。

「寫書。」

「你為什麼每天寫這麼多？」

這已經不是第一次有同院患者發現他持續寫作了。另一位患者也曾問他是否在寫關於這間病院的文章。其他人還直問：「你是臥底記者嗎？」有位精神科醫師似乎也發現羅森漢恩有這項習慣，某次問到：「盧里先生，請問你在做什麼？是在寫關於醫院的揭露報導嗎？」羅森漢恩請他再說一遍的時候，醫生就把這個話題打發掉了。只是開個玩笑。當然，大衛・盧里絕不是在寫揭露報導，那未免也太瘋狂了。

在休息室中，羅森漢恩目睹發生在哈里森（Harrison）與湯米（Tommy）之間的鬧劇。身為護理助理的哈里森，在羅森漢恩入院後的第一個早晨，手拿著剃刀跟羅森漢恩打招呼。十八歲的湯米則是病院患者，被診斷罹患思覺失調症。

「哈里森先生，我喜歡你。」

「來這裡。」

哈里森將湯米推進他的病房。「哪一張是你的床？」

「拜託不要，我什麼事都沒做。」

哈里森將湯米推倒，壓制在地，膝蓋頂著他的手臂跟腹部。湯米大聲哭喊，試圖動手還擊。哈里森顯然被激怒。他將湯米扔到床上，手往下探，貌似要抓湯米的睪丸。

護理師及時前來阻止這起侵犯事件。她威脅湯米要把他關進個人禁閉室。後來湯米攻擊另一位患者的臉，這次護理師毫不猶豫地將他關進禁閉室。他不斷拳打腳踢、放聲大叫，力道之猛烈，護理師還得找兩位護理助理幫忙才能將他推進禁閉室中。羅森漢恩透過門頂的玻璃開口看著湯米：

他開始破壞牆面，先是用床撞牆，接著赤手空拳搥牆。他不斷尖叫哭喊，但沒有人上前阻止。破裂的灰泥牆面讓他的雙手，甚至是臉跟雙臂都受傷流血。沒人提供讓他穩定下來的鎮定劑。護理師、護理助理跟病患擠成一團，透過禁閉室上方的小窗口看著湯米，享受看著弱勢者滿身是血、精疲力盡的樂趣。

第六天

護理師紀錄：二月十一日／一九六九，安靜，配合度高，未發出抱怨。花大量時間在休息室看電視與寫作。

肯定是護理師帶羅森漢恩到病院會議室的。看見十幾個人瞇著眼睛仔細盯著自己瞧時，他有立刻慌張失措嗎？其中有幾個人他完全沒見過。他的兩位精神科醫師，巴特雷特跟布朗寧醫師都在場，其中還包含病院的護理長。不過現場絕對還有其他陌生的面孔，像是男性病房的主任、醫療主任，還有一到兩位社工。這些人全都是為了評估而來。

評估過程有時並不順利，患者更有可能受到羞辱。一九六七年，在一場病例會議中，有位患者承認自己感染梅毒，其中一位醫生就問他陰莖上是否有梅毒造成的潰瘍。男子搖搖頭，但醫生命令他在眾人面前脫下褲子。沒有人質疑那位醫生，也沒去想這對精神狀況本就脆弱的人來說會造成何種傷害。精神科醫師就是老大。

這是場針對新入院病例所開的會議。一般來說，病院裡的患者都得參加數場病況評估會議。但羅森漢恩不想再多經歷任何一場會議了，他只想**出院**。他遵照其他患者給的建議，編一段專家醫生能理解的故事來說服他們。他會說自己之前狀況糟到不行，但哈維佛德醫院讓他重新爬起來了。羅森漢恩表示在入院安置之前，已經跟一間費城的廣告事務所約好面試了。機會難得，是時候離開了。

與會人士請羅森漢恩離開會議室，以便私下討論他的狀況。他們再次更改羅森漢恩的診斷，羅森漢恩現在「罹患急性妄想型思覺失調症（paranoid schizophrenia），病情部分緩解」，並准許他出院一天參加面試。他們也建議醫院終止安置羅森漢恩，代表他很快就能重獲自由。但專家也堅持羅森漢恩出院後必須繼續接受門診心理治療。

第七天

同時，醫院認為羅森漢恩的狀況已經好到可以獨自在病院範圍內走動，因此給予他病院內移動權（他寫道：「史上最快獲得這項權利的患者！」）。他能參加病院內的各項活動、散步，以及使用電話。在這項權利之下，他也可以使用健身房。他在筆記中提到，「在健身房中根本看不出來誰是患者誰是工作人員」。先前與所謂「他者」的精神病患共處時，他總有一種空洞的恐懼感，但那種感受在此一掃而空。

運動後，他跟其他病院的「囚犯」一起在食堂外等食堂開門。他來回踱步殺時間。

「心情焦躁嗎？」名叫浮士德（Faust）的護理助理問。

「無聊，沒事做。」

羅森漢恩的行為根本是自我應驗預言：因為瘋了所以徘徊踱步；徘徊踱步是因為瘋了。雖然徘徊踱步的理由很多，純粹感到無聊就是其中之一，但精神疾病診斷讓每段互動、每個時刻，甚至是一步都蒙上陰影。

當天早晨稍晚，他在浴室裡側耳聽見一段對話。有位管理員在替患者刮鬍子，冰水跟不鋒利的刀片在頸部來回刮動的觸感，讓患者頻皺眉頭。

「我知道水可能很冰，但我們已經盡最大努力了。」護理助理說。

羅森漢恩笑了。**這個**就是你們最大的努力嗎？

第八天

護理師紀錄：二月十三日／一九六九，下午八點三十分病患臨時出訪後返院。

〔表示這天過得很愉快。〕

病院讓羅森漢恩臨時出院參加「面試」。不過我猜他應該一整天都在陪莫莉跟孩子。這天，書中與筆記裡未有任何紀錄。

第九天

護理師紀錄：二月十四日／一九六九，病患準備出院，由妻子監護。

上午八點二十五分

離開並不容易。

他指的是實際從精神病院獲釋很難，還是說自己難以空出必要的心理距離，來繼續過出院後的人生呢？這點我們並不清楚。在最後的病院筆記中，羅森漢恩情感豐沛地描寫病院患者跟他的新朋友（那些話是真心，是誇大其詞，還是因為能離開而感到寬慰所寫，這已無從判斷）：「我覺得自己將朋友拋在腦後。在病院中，會跟那些受苦受難的患者培養出同胞情誼，而一個人的好運感覺起來反倒像不幸。」

到了正午，羅森漢恩的筆記讀起來更顯絕望。原本負責替他辦出院手續的醫生遲到，甚至有可能無法及時在週末來臨前替羅森漢恩辦理出院。換句話說，他很有可能要在院內多待三個早上。羅森漢恩菸一根接著一根，試著壓抑緊繃焦躁的情緒，深怕任何不安或激動的神色，會讓自己再度被醫院安置。

事件發展有如電影般，麥倫・卡普蘭（Myron Kaplan）醫師在半夜十二點抵達醫院。發現羅森漢恩有能力開車與「處理金錢」後，卡普蘭醫生就將羅森漢恩轉交莫莉照顧。他們步出醫院，走入沉浸在冬日的世界。卡普蘭醫師建議羅森漢恩接受門診與「化學療法治療」（chemotherapy treatment；對精神藥學來說，這個術語如今已過時）。除了診斷書跟處方籤之外，醫生沒留任何東西給羅森漢恩。

強烈建議患者持續接受門診心理治療，患者似乎同意。但患者似乎感到矛盾、猶豫不決，不知是否負擔得起私人門診治療，還是應該找收費較低的治療師接受治療，或是該到診所進行心理治療。患者拿到一張列了數家診所的清單，我們另也提供相關資訊，讓他知道在哈維佛德州立醫院門診部中，有幾位收費較低的精神科醫師能提供協助。患者表示會在接下來幾週內做決定。療法包含化學療法與個人心理治療。患者在一九六九年二月十四日出院，能夠駕車與處理金錢。我方建議患者採門診方式持續進行心理治療。患者診斷為急性妄想型思覺失調，病況緩解中。

你會發現醫生並沒有說盧里痊癒了——沒有人會從精神疾病中「痊癒」。不過醫生說他的病況緩解中，就跟癌症患者復原初期差不多。疾病永遠都有可能反撲，復發的威脅就跟怎麼刷都刷不乾淨的汗漬一樣，始終如影隨行。

差不多在羅森漢恩第一次入院安置時，學界研究人員正在探討精神疾病診斷的汙名。汙名（stigma）這個詞在古希臘文中，指的是被標在奴隸身上的記號，用來點出他們卑微的身份。汙名會創造一種來自內外的自我應證預言（外指的是周遭外在世界，內指的則是內心的羞恥感）。羅森漢恩在研究報告中寫道：「精神醫學的標籤有自己的生命和影響力。患者具有思覺失調症的印象一旦成形，我們會預期他將持續展現思覺失調的症狀……患者出院後標籤仍然黏在身上，旁人也會毫無根據地期待他再度展現思覺失調症行為。」

這不只影響患者本身，也會左右患者周圍群眾的思維。從羅森漢恩所處的年代到現今，許多研究都證實民眾對罹患嚴重精神疾病的患者，大多懷抱

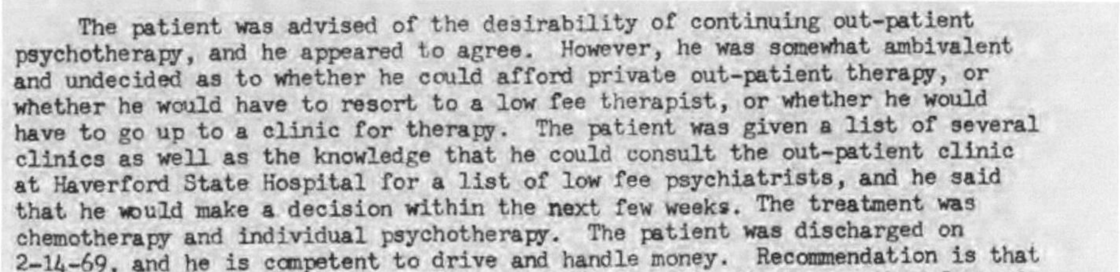
The patient was advised of the desirability of continuing out-patient psychotherapy, and he appeared to agree. However, he was somewhat ambivalent and undecided as to whether he could afford private out-patient therapy, or whether he would have to resort to a low fee therapist, or whether he would have to go up to a clinic for therapy. The patient was given a list of several clinics as well as the knowledge that he could consult the out-patient clinic at Haverford State Hospital for a list of low fee psychiatrists, and he said that he would make a decision within the next few weeks. The treatment was chemotherapy and individual psychotherapy. The patient was discharged on 2-14-69, and he is competent to drive and handle money. Recommendation is that he continue psychotherapy on a out-patient basis. The diagnosis, therefore, is accute paranoid schizophrenia in remission.

Myron J. Kaplan, D.O.

ls

EXAMINED BY

卡普蘭醫師的診斷說明

負面觀感。民眾認為這些患者更暴力、危險，更不值得信任。一九七二年，也就是羅森漢恩臥底進入哈維佛德醫院的三年後，參選副總統的美國參議員托馬斯．伊格頓（Tom Eagleton），失去代表民主黨角逐副總統的資格，因為社會大眾得知他先前曾因憂鬱症住院治療。社會因冷戰而動盪劇烈，民眾開始質疑：你真的想讓這種人靠近權力核心嗎？就算住院已經是多年前的事，而且從各個角度來看他也痊癒了，但一旦被貼上標籤，他就跟其他曾罹患精神疾病的患者一樣，永遠都是病的，而且再也無法全然發揮自己的能力。

我好想知道從醫院返家後，對羅森漢恩與家人來說有多甜蜜。我多希望能親自採訪莫莉，聽聽她的看法。我好想親眼看看羅森漢恩長什麼樣子，聽聽他的聲音。他是否感到疲倦？衣服是否皺巴巴的？他看起來跟先前是否截然不同？如果可以的話，我還真想敲開他們的腦袋，把裡頭的記憶抽出來。在病院安置期間，他是否想起自己的弟弟？有鑒於新的診斷，他是否重新調整自己的某些行為？原來套上所謂思覺失調的裝束是這麼簡單，這點令他害怕嗎？在病院裡的那幾天，是否使他萌生某些偏執的思想，或是觸動自卑的情節？醫生在最後做出嚴重誤判時，是否碰巧點出某些真相？

他的研究助理碧．派特森表示羅森漢恩回來後，看來似乎「受到不小的震撼」。她說：「你很明顯能感覺到不管醫院裡發生什麼事，這段經歷都對他造成深刻的影響。他變得更安靜，更含蓄內斂。」我訪問幾位曾參與變態心理學研討課程的學生，他們說羅森漢恩從醫院回來後，心情變得更陰沉。這段經歷似乎令他更為謙虛。有位學生想起他看起來很憂傷、疲憊，神態比過去更蒼老。學生懇求他多講些院內的情形，但羅森漢恩拒絕討論。有一點沒得商量：他們不會繼續進行實驗。到此結束。徹底終止。

＊　＊　＊

故事本來可以就此劃下句點，讓這段經歷成為一位教授人生中不愉快的插曲。教授為了保護學生，扮演艱難且令人痛苦的角色。這份研究大可停留在「假如……，又會如何……」的階段。他的筆記很有可能就此佚失，日記歸檔塵封，這段經歷也可以只是羅森漢恩生命中一個有趣的小註腳。但故事並未就此打住。

反而，在「大衛・盧里」於一九六九年二月入院安置結束後，到一九七二年羅森漢恩完成〈失常之地的正常人〉初稿之間，這份單一經驗從教學實驗演變成更龐大的計畫。雖然羅森漢恩已經聲明這項計畫並不安全，還是有七位自願者加入，最後促成這項實驗。他們心甘情願面對羅森漢恩不久前才挺過來的屈辱，羅森漢恩也藉著這段研究過程，在精神醫學史中奠定傳奇地位。

在病院裡生活的經歷帶來無比創傷，羅森漢恩肯定知道自己對病院生活的洞察具有何等價值，以及讓「正常」世界正視此議題有多麼重要。娜麗・布萊、桃樂西亞・迪克斯、肯・克西，還有其他早羅森漢恩一步探查精神病院生活的勇者，他們的聲音都被社會大眾忽略。這次，羅森漢恩必須讓自己的聲音被聽見。為了讓大家注意到生活周遭這些接受國家贊助的扭曲鬧劇，他需要更多數據、更多醫院，以及更多進行臥底計畫的人力。他必須創造令人無法忽視的紀實。這項計畫必須值得信賴，可供量化，還得符合**科學標準**。

Part III

誰是正常人？

有人問，你是怎麼進經神病院的？
他們真正想知道的，
其實是自己最後是否也會被送進精神病院。
他們心中真正的問題我無法回答。
我能說的只有，
要進去並不難。

——蘇珊娜・凱森（Susanna Kaysen），
《女生向前走》（*Girl, Interrupted*）

11

臥底進醫院

Getting In

「大衛・盧里」的真實身份就是羅森漢恩，這點毋庸置疑。但其他研究參與者又是誰？他們並不是那群修習變態心理學課程，並啟發這份研究的斯沃斯莫爾學院學生。那麼，他們究竟是誰？羅森漢恩是怎麼找到這群自願者的？他們怎麼會如此無私地答應幫羅森漢恩達成目標，讓光芒照進陰暗的角落呢？現在我該如何找出這群人？

羅森漢恩並未在私人筆記中，描述參與者對於自己對醫學史的貢獻有何感受。精神病院生活對羅森漢恩造成的影響，是否也出現在他們身上？在未出版手稿中，羅森漢恩提供的線索少之又少，也未明確點出研究進行的地點或時間範圍。

第三章：臥底進醫院

將學生排除在計畫之外後，整份研究本該因為人力不足而告終，但三個月後的那場偶遇讓一切有了轉機。當時我出席兒童發展研究學會（Society for Research in Child Development）

會議。一整天的會議下來，大家討論許多艱澀的研究議題並相互爭執。後來我們幾位與會人士共進晚餐，想稍微放鬆一下，我也開始描述自己在精神病院裡的經驗。後來，有對先前一起共進晚餐的夫妻過來自我介紹，我之前從未見過他們。我們聊起精神病院與精神科護理，一聊就聊到半夜。

他將這對夫妻稱為約翰與莎拉．貝斯里，前陣子才剛退休的他們各自在精神衛生領域服務多年，約翰是臨床精神科醫師，莎拉則是教育心理師。過去六個月以來，他們四處旅遊，大量閱讀。享受美好退休生活的同時，他們也不忘追蹤專業領域的最新發展，所以才會在一九六九年三月二十九日，到加州聖塔莫尼卡參加羅森漢恩的兒童利他行為講座。他們三人一拍即合。羅森漢恩在描述約翰時，寫道：「約翰思慮縝密周詳，令人刮目相看。他彷彿在過去六個月的退休時光中，反覆深思自己與同業從事的精神醫學究竟是怎麼一回事。」提到莎拉時，羅森漢恩則說：「早知道我應該開心地跟她分享孩子在學校碰到的問題。她似乎對兒童（與家長）問題有很專精的見解，而且心態相當樂觀，認為這些問題都有辦法能解決。」

兩天後，他們三人又碰面共進晚餐。羅森漢恩寫道：「約翰對我用來說服病院精神科醫師的症狀感到特別震驚。這些症狀讓他想起自己從前很常反思的問題：『我預測患者行為的準確度究竟有多高？而且，我認為自己在患者身上看到的病症與現象，究竟有多少是真實存在？』此外，他也很想實際了解治療的第一手實況。」晚餐尾聲，約翰決定親自進行羅森漢恩的實驗。羅森漢恩也指導約翰如何描述「空洞、虛無、砰」的症狀，教他如何將藥丸藏在口中。「方法並不難，不過執行時臉皮得厚一點。」羅森漢恩寫道：「先將藥丸放在舌頭上，再將藥丸往下翻，壓在舌頭底下，接著把護理師給你的水喝下肚，而且全程都要直視護理師的眼睛。」他們還構思出一份職業：約翰是退休農夫（因為他真的住在一座已無農耕活動的農場中，對農場大小事也算熟悉，裝起來算是有模有樣。）他們也談到如何入院安置、如何做筆記，羅森漢恩還提到每天有訪客拜訪相當重要。

六個月後，一九六九年十月，約翰打電話向羅森漢恩報告新消息：他才剛從卡特州立醫院出院，在裡頭總共安置了二十天，被診斷為罹患思覺失調症。他老婆莎拉還在臥底中，而他那化名為瑪莎·寇蒂斯的姐姐也計畫參與行動。羅森漢恩的校園實驗計畫規模迅速擴展，就像被放在培養皿中的細菌，過了一晚迅速增生那樣。

羅森漢恩在未出版的書中，引用約翰、莎拉與瑪莎的日記與筆記內容，轉述他們在院內安置的經歷與過程。約翰提到在第一天晚上，就碰到用病床玩跳格子的荒謬鬧劇。早上醒來，他發現一名陌生男子坐在床腳。「他留著大鬍子，體型魁梧。人這麼大一隻，舉止卻異常溫柔，實在是把我嚇死了。」約翰寫道：「他悄悄對我說：『該起床了。』但其他患者都還在睡。我發現整個病院都還沒醒。但他堅持要我起床，還把我的棉被掀開，場面有如卡夫卡的小說般詭譎怪誕。」

莎拉則是接受魏斯特利郡醫院安置，這家小型教學醫院離家不遠。雖然羅森漢恩坦承自己「不相信」莎拉竟然願意加入研究，就連老公痛苦的遭遇也沒有讓她打退堂鼓，但羅森漢恩並未提及為何莎拉最後做出此決定。

「我不曉得到底是什麼困擾著我。」羅森漢恩在未出版的書中引述莎拉的筆記，她的筆記相當簡略。「我之前從不覺得跟精神病患共處是如此不自在，這根本沒道理。」她試著理解內心的恐懼：「或許是因為我是裝瘋賣傻進來的……也有可能是我不知道其他患者接下來會做什麼？不過他們看似什麼也沒做。多數患者都被藥丸搞得昏昏沉沉的……如果他們檢查我的床一到兩次要怎麼辦？我好像沒辦法掌控全局。或許我該把藥給吞了。現在要小心。」緊繃的情緒在第二天後消失，來得快去得也快。「感覺好多了。」她在第三天早上寫：「我也不知道為什麼，但希望這種感覺能持續。」莎拉總共被醫院安置十八天，出院時也帶著相同診斷：妄想型思覺失調症，病情緩解中。

儘管初次臥底的經驗令人不安，約翰卻比羅森漢恩更投入。他認為只進精神病院一次還不夠。他再度讓自己入院安置，這次到另一間規模更大的醫院，院名為山景城醫院。在裡頭待了兩週後，他同樣被診斷罹患思覺失調症。第一次臥底時，他的重點是裝瘋賣傻。根據羅森漢恩在書中的描述，約翰第二次想將焦點擺在患者身上，並且在「藥物發揮作用前，評估患者承受的痛苦。」

約翰一家人似乎玩起了膽小鬼賽局，他的姐姐瑪莎也自願加入研究，成為第四位假病患。（到底是什麼樣的一家人，會為了好玩或甚至是為了科學研究，參與這種高風險實驗呢？實在是令人納悶。我迫不及待想了解更多。）羅森漢恩寫道，身為家庭主婦的瑪莎前陣子剛成為寡婦，不具備任何與精神疾病相關的專業經驗，但她跟這項任務有個人情感連結。她的兒子曾與毒癮奮鬥多年，也數度進出精神醫學機構。她表示自己「有點好奇，想知道兒子究竟經歷了些什麼」，決定親自再造這些經驗。而瑪莎也被診斷罹患妄想型思覺失調症，兩週後出院，病情「緩解中」。截至目前為止，連續四名假病患都被診斷為罹患相同病症。羅森漢恩在斯沃斯莫爾學院課堂中，以開玩笑的方式想出這些虛構的症狀，沒想到「空洞、虛無、砰」等說詞，似乎已成為醫生診斷思覺失調症的捷徑。

關於如何跟其他假病患談妥參與研究的過程，羅森漢恩並未透露太多細節。不過他有在書中提到，約翰．貝斯里第一次入院安置的六個月後，有位名叫蘿拉．馬汀的知名抽象藝術家加入研究，她有名到全美各地大型博物館都展出她的作品。身為第五位假病患的她，同樣表現出「空洞、空虛、砰」的幻聽症狀，不過她是研究中唯一被送進私立精神病院安置的個案。羅森漢恩將那間醫院稱為威廉．沃克診所（William Walker Clinic），更將其列為「全美最好的五大精神病院」之一。蘿拉跟其他假病患一樣輕輕鬆鬆就入院安置，但她卻比其他患者都更難順利出院。蘿拉在違反醫療建議的情況下出院（醫院希望延長安置時間），在院內待了五十二天的她被診斷為罹患躁狂抑鬱症，成為首位未被診斷為思覺失調症患者的假病患。這正好點出問題癥結，因為躁鬱症的症狀比較沒那麼負面。會不會是因為她被送進豪華的私立醫院，給人一種社會階級較高的感覺，因此症狀**沒那麼嚴重**呢①？

蘿拉的先生鮑伯也接著臥底進入精神病院。原本身為小兒科醫師的他，假冒成實驗室技術人員，臥底進入「不怎麼樣」的史蒂文森州立醫院（Stevenson State）。入院短短二十六分鐘，醫生就下了「妄想型思覺失調症」的診斷，讓他成為第五位獲得此診斷的假病患。對原本身為醫生的他來說，變成病患是件痛苦不堪的事。「漢堡外裹了一層油，看起來、摸起來就像坨黏糊糊的蟲膠漆。馬鈴薯也很稀……其他患者怎麼有辦法把這種鬼東西吞下肚。我辦不到。」鮑伯寫道。七十二小時後，鮑伯不再吃任何烹煮過的食物，只吃麵包和奶油，配咖啡跟茶，偶爾還會吃點水果。「我從來沒在任何醫院看過這麼噁心的食物……該不會所有食物都長蟲了吧。」根據羅森漢恩的紀錄，鮑伯如此寫道。伙食糟到蘿拉跟其他訪客還得偷帶食物給他，像是三明治或巧克力夾心餅等。鮑伯把每餐最噁心的部分藏在紙巾中，像是發灰的肉塊跟令人倒胃口的醬汁，讓他的訪客見證食物到底有多可怕。羅森漢恩在未出版的書中提到鮑伯，指出：「我們非常擔心他的『症狀』。他以前從來不會挑剔食物，甚至還被一些朋友認為是個胃口很好、無所不吃的人。他很擔心食物的烹飪過程不衛生，害怕可能會染病，有時候還說食物『有毒』。這些現象令我們擔憂，要是他當時沒被准許出院，我們可能還得將他從醫院中救出來。」鮑伯在第十九天出院，醫院的診斷為「妄想型思覺失調，病況緩解中」。不過在醫療紀錄中，醫生完全沒提到他真實的症狀：拒絕進食。離開醫院時，鮑伯肚子餓扁了，還有點鬱鬱寡歡，但整個人也變得更機靈。

多虧約翰、蘿拉跟其他研究參與者的貢獻，羅森漢恩獲得源源不絕的數據。雖然研究尚未公開，但構思出這份巧妙研究的羅森漢恩名聲越來越響亮，史丹佛大學因此在一九七〇年秋季將他聘為客座教授。他曾兩度開課講授自己的經歷，將課名訂為「瘋狂的史詩旅程：假病患的精神病院大冒險」（Odyssey into Lunacy: Adventures of a Pseudopatient in a Psychiatric Hospital）。在寫給同事的信中，他提到：「如此自吹自擂實在是很抱歉，但我手上的數據真的是越來越有趣了。」其他人也都深表認同。《今日心理學》（*Psychology Today*）的編輯就在給羅森漢恩的私人便條中，詢問能否公開他的研究結果。這份研究的風

① 沒錯，根據五十年前關於社會階級與醫學診斷的研究，確實很有可能是如此。早年研究顯示，跟普羅大眾相比，社經地位較高的患者更有可能被診斷為罹患躁狂抑鬱症（現稱躁鬱症）。不過近期研究顯示，社經地位越高，就更不可能被診斷為躁鬱症患者。

聲傳到哈佛大學，他們也派人試探羅森漢恩的口風。心理學系系主任喬治・W・葛塔爾斯（George W. Goethals）寫道：「各方深表認同，相信這份研究若能『聲名遠播』，想必會對美國心理學界帶來莫大貢獻。」

在一九七〇年那紛紛擾擾的夏季，全世界都在關注一起謀殺審判，受審的是群吸毒成癮的嬉皮人士跟幕後主使查爾斯・曼森（Charles Manson）。羅森漢恩則在此時動身前往加州。他在福斯車上裝滿行李，經由風景秀麗的北部公路，載著幼小的子女跟老婆前往西岸。「跟我在歐洲眼見的多數景致相比，美國根本美不勝收。」他在寄給友人的信中提到：「這裡的冰川湖不只映出深藍色，更摻雜了祖母綠，如同一片與世隔絕、寂靜無比的和諧視覺饗宴。」雖然相機在半路故障，女兒妮娜也染上水痘，羅森漢恩仍將這趟旅程形容為魔幻公路之旅。身為都市人的他忘不了愛荷華州的美好：「我根本不相信眼前竟然出現一片如此肥沃的平原，綿延起伏的農場跟中西部正直的風土民情令我沉醉。我完全可以在愛荷華州教書，只不過老婆可能會跟我離婚。」

不過一抵達帕羅奧圖，所有農村生活的幻想都煙消雲散。「我們運氣超好。」他在寫給斯沃斯莫爾學院前同事的信中寫道：「帕羅奧圖是個適合居住的好地方，文化氣息濃厚，溫文儒雅，社交活動也非常興盛。」他們的落腳處是一棟位於「教授山丘」（Prof Hill）的平房，離史丹佛大學不遠。從住家向外望，景致遼闊無邊。濃霧散去後，聖塔克魯茲山脈（Santa Cruz Mountains）的山麓清晰可見，視野更是無與倫比。八歲的妮娜認真對爸爸說，「我們能來這裡真的好幸運。」莫莉細心照顧新的菜園，偶爾摘些石榴，種種梅爾檸檬。傑克則幫爸爸修剪樹籬。羅森漢恩很快就將福斯給賣了，換了一台炮銅灰色的一九五七賓士

190SL，內裝為紅色皮革。這是他從小就夢寐以求的車子。羅森漢恩很愛一句話：「我這輩子碰過最冷的冬天，就是舊金山的八月。」這個說法的原版常被誤認為出自馬克·吐溫（Mark Twain），羅森漢恩將這句話寫在寄給東岸同事的信中，避免過度張揚西岸生活的快樂氛圍。雖然他跟斯沃斯莫爾學院簽約表示會回學校任教，但他再也沒有回頭。抵達史丹佛大學一年後，他升為心理學系與法律系合聘教授。在陽光、枝葉繁茂的花園跟梅爾檸檬樹環繞之下，帕羅奧圖對羅森漢恩來說，肯定像是豐饒繁盛的學術之地。他也將在這個矽谷的發源地度過餘生。

史丹佛大學本來就準備成立舉世聞名的心理學系，也投入大量資金來實踐計畫，招攬最聰明、頂尖的人才。為了顯示心理學系的地位已不同於以往，學校特別將心理系移到喬丹大廳，座落在史丹佛大方院（Quad）正中央。這一切就發生在羅森漢恩抵達的那年夏天。系上教授全都鼎鼎有名，像是兒童心理學家伊蓮娜·麥考比（Eleanor Maccoby），研究能量豐沛的她，是性別差異與性別發展研究的先驅；還有認知心理學家阿莫斯·特沃斯基，他後期與丹尼爾·康納曼（Daniel Kahneman）共同針對認知偏誤與風險的研究，徹底顛覆經濟學、哲學、商業和醫學領域的舊有思維；以及沃爾特·米歇爾（Walter Mischel），他在《人格與評量》（*Personality and Assessment*）中指出人格並非固定不變，令心理學界為之震撼；最後，當然還有讓我踏上這趟追尋之旅的李·羅斯。

「在那個年代，史丹佛大概是最令人振奮的學術殿堂了。」達里爾·貝姆（Daryl Bem）如此說道。身為心理學家的貝姆，提出態度形成（attitude formation）或藉由觀察自身行為而形成態度的「自我知覺理論」（self-perception theory）：舉例來說，每次某位朋友登門造訪時你總是心情不好，搞不好你會因此認定自己真的不喜歡這個朋友。貝姆跟妻子桑德拉．貝姆（Sandra Bem）同樣在史丹佛大學任教，桑德拉的專長是性別與認同研究。他說：「每個人都對自己的研究領域深感興趣。有句古老的猶太諺語說，如果有人問：『你在幹嘛？』只有兩種答案可被接受，那就是『我正在研讀《妥拉》』跟『我正好沒在研讀《妥拉》』。這正是史丹佛大學教授對學術研究的感受：要不是正在做研究，就是正好沒在做研究。」學術研究是唯一要緊事。

還有另一項誘因讓羅森漢恩來到史丹佛。他在書中提到，答應接下新工作的「一大主因是能夠繼續進行精神病院研究」。斯沃斯莫爾學院無法滿足他的，史丹佛大學辦到了，那就是能夠與研究所學生互動接觸。截至此時，已經有七位假病患參與實驗，他知道自己的研究非同小可：「竟然這麼輕鬆就能臥底進入精神病院，在裡頭還不會被識破，這讓我跟同事開始思索……我們會不會只是運氣好，剛好碰到醫院裡比較不專業的醫生，所以才順利被醫院安置呢？」

他需要更多數據，因此得召集更多自願參與者。

羅森漢恩提到一位名叫比爾．狄克森的研究生，留著紅鬍子的他來自德州。羅森漢恩說他是一個「超級正常」的人。比爾滿腔熱血地加入研究，而且果然不負期望，他在艾瑪州立醫院（Alma State Hospital）待了七天，被診斷為罹患思覺失調症。

沒人曉得羅森漢恩是如何、何時找到七號假病患的。七號假病患叫卡爾．溫德，原本從商的他轉行成為心理師，而且才剛從博士班畢業，計畫在精神病院中從事臨床心理治療工作。他之所以想成為假病患，是因為想取得第一手知識。「這就跟預計成為精神分析師的人，得先親自接受精神分析是差不多的道理。」羅森漢恩寫道：「建議病患住院治療前，自己先親身體驗一遍，卡爾似乎覺得這種做法很有道理。」卡爾投入研究的時間比其他參與者還長，他總共被醫院安置七十六天。

第一次，卡爾被安置在紀念郡（Memorial County）醫院，這次經驗最折磨人。短短二十分鐘的精神科診斷面談，令這位剛完成專業訓練的新手臨床心理師侷促不安。死板的精神科醫師接二連三依序向他拋出以下問題：「你什麼時候吃早餐的？你曾經想過要謀殺父親嗎？你是在農場長大的嗎？曾經跟動物發生過性行為嗎？你是否常覺得有人緊跟著自己不放？」卡爾發現這些問題來自明尼蘇達多項人格問卷（Minnesota Multiphasic Personality Inventory），這份紙筆心理測驗的目的，是判斷受測者是否有違常的思維或行為模式。問卷經過修訂後如今用途廣泛，不僅被運用在法律訴訟程序中，更能拿來篩選求職者。

第一晚，卡爾的床位在開放式宿舍正中央。宿舍內擠滿患者，還充斥著身體發出來的噪音。在他描述之下，某個場景聽來跟約翰第一晚的經歷還頗為類似。卡爾蹲坐而下，發現有名壯漢早就窩在他的毯子裡睡著了。護理助理本來準備另外替卡爾安排一張睡床，卻發現床鋪髒到不行。唯一空出來的床鋪（或是說大小剛好能讓一個人睡的地方），是兩間大型宿舍之間的休息室靠背長椅。卡爾用毯子將自己蓋住，雙手摀住耳朵，藉此阻絕迴盪在休息室中的呻吟、吼叫以及笑鬧聲。他徹夜未眠。

從羅森漢恩的筆記看來，卡爾隔天在日記中寫道：「我肯定疲倦到不行，這裡似乎塞了一大群殭屍。」

到第三天，他只寫了兩句話：「我覺得自己像顆石頭，從來沒這麼死氣沉沉過。」

卡爾在紀念郡醫院待了十三天，最後在違反醫師建議的情況下離開醫院，診斷罹患妄想型思覺失調症，病情緩解中。

一離開醫院，憂鬱的狀況也消失了，卡爾（跟約翰一樣）自願再次執行臥底任務，讓自己被安置進萊斯州立醫院（Rice State），在院內待了三十一天後出院，診斷與第一次相同。後來他又進入哥德溫州立醫院（Godwin State），在裡頭待了十九天。第四次臥底時，他來到蒙塔德羅醫院（Montadero Hospital）。這次，羅森漢恩開始擔心卡爾對研究過於投入。

「這麼說可能有點古怪，但我擔心卡爾或許已經有點沉迷於這種不愉快的體驗了。至少從現階段來看，他確實已經對精神病院有充分的了解，也算是達成他最初的目的。」羅森漢恩寫道。十三天後，卡爾順利出院，診斷仍是「妄想型思覺失調症，病情緩解中」。

這或許全然出於意外，不過整份研究的重頭戲卻也由卡爾一手促成。他的第五次和最後一次臥底計畫是研究的高潮——因為他根本沒有入院安置。

這份研究最令人震撼的部分，是源自羅森漢恩的同事提出的挑戰。某位不具名的醫師堅信羅森漢恩只是運氣好，碰巧選到名聲較差或人手不足的醫院，因此邀請羅森漢恩到自己服務的醫院進行實驗，這間醫院不僅具有頂尖的療法，更是一流研究單位（據傳這間醫院就是史丹佛大學醫院，但這點我無法證實）。院內的精神科醫師、護理師跟社工都信心滿滿，認為「院內絕不會有誤判的狀況發生」，就算真的有，他們也會在短時間內發現。

雙方點頭答應後，羅森漢恩就到院內週會跟工作人員介紹這份研究，提醒他們在接下來三個月內，會有一位以上的假病患試圖臥底進入醫院。工作人員必須紀錄醫院收進來的每一位患者，評估患者有多大的機率是冒牌貨（如下圖表）：

一、患者是否正受精神困擾之苦而需要住院治療？或者，患者可能是假病患？

____真正的患者

____假病患

二、你對自己的判斷有多少把握？（從1到10，請圈選數字）

1～2分　非常確定

3～7分　中度肯定

8～10分　完全不確定

羅森漢恩安排卡爾臥底進入這座未具名醫院，不過行動當天，卡爾卻因為染上流感而無法動身。羅森漢恩並沒有找人替代他。有可能是羅森漢恩忘了，或這根本是他的計畫，這點他並未澄清——不管是有意還是無意，總之他最後沒有派任何人到醫院臥底。對我來說，整份研究中最令精神醫學界羞愧的，就是這

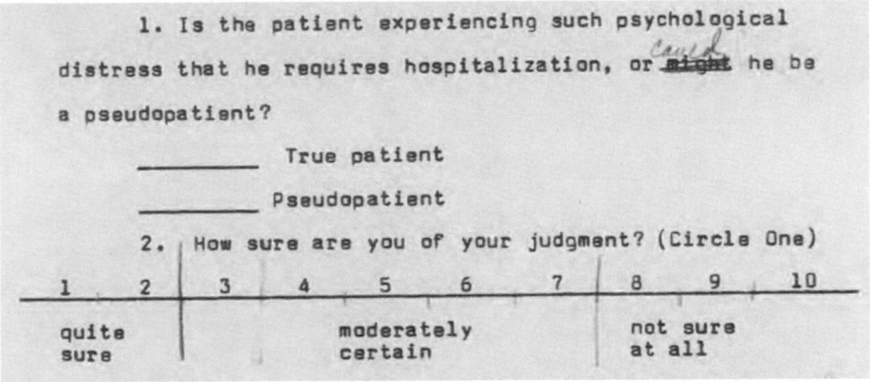

1. Is the patient experiencing such psychological distress that he requires hospitalization, or ~~might~~ could he be a pseudopatient?

______ True patient

______ Pseudopatient

2. How sure are you of your judgment? (Circle One)

1	2	3	4	5	6	7	8	9	10
quite sure		moderately certain					not sure at all		

次臥底計畫的結果。在這三個月內，院內工作人員全都擦亮雙眼，試圖揪出想潛入醫院的假病患。醫院在這段期間總共收了一百九十三位新患者，工作人員認為其中四十一位極有可能是假病患，精神科醫師則認為其中二十三位有可能是冒牌貨。這一連串誤判再度證明，我們會以預設立場來看待外在人事物。在這次案例中，專業醫療人員心裡已準備好會碰到假病患，所以他們真的就把患者當成假病患。

《紐約時報》採訪羅森漢恩時，將焦點擺在這份研究的策略。研究引起社會議論與譁然後，許多報紙也對此進行報導。

「患者到底是正常還是失常呢？」記者問。

「這個我們永遠不曉得。」羅森漢恩說：「不過能肯定的是，診斷過程如果這麼容易導致大規模誤判，那就一點也不可靠。」

羅森漢恩命中紅心，挖掘出無比珍貴的資訊，是時候將研究結果攤在世人面前了。

12 只有失常者，才看得出誰是正常人

..And Only the Insane Knew Who Was Sane

羅森漢恩確實以最轟動、最隆重的方式將研究公諸於世。他將研究發表在全球最受敬重的學術期刊中。貪得無厭的大眾媒體，都會直接從這份包山包海的學術期刊中，挖掘可供報導的素材。他究竟是如何達成這項破天荒的創舉？這點我也無法確定，但我猜羅森漢恩應該是在一九七〇年出席美國心理學會（American Psychological Association）會議時，吸引到威廉・D・加韋（William D. Garvey）的注意。同樣出席這場會議的加韋，正是《科學》期刊的心理學編輯。不管怎麼樣，羅森漢恩最後順利在一九七二年八月，將論文交給名聲響亮的《科學》編輯菲力普・艾貝爾森（Philip Abelson，身為學術界明星的他，與另一名科學家共同發現化學元素錼，原子彈的發明更得歸功於他對鈾的研究）。在論文摘要中，羅森漢恩寫道：「本文提供實驗數據，佐證我們無法在精神醫學單位中分辨出誰精神正常，誰又是真正的精神病患。同時，本文也概略描述假病患在精神病院中之觀察與經歷。」

《科學》在一九七三年一月刊出羅森漢恩的研究後，世界各地的仰慕者寫信到他的史丹佛大學辦公室。來自一〇一號美國國道南端卡瑪瑞羅州立醫院（Camarillo State Hospital）的

精神科醫師，也來信分享自己親身經歷的趣聞軼事，證明羅森漢恩的論點是對的，精神醫學的診斷確實效用不彰。澳洲心理學家羅賓．溫克勒（Robin Winkler）也在澳洲進行以假病患為主的研究，並寫信分享部分研究數據。托馬斯．薩斯向羅森漢恩道賀，亞伯拉罕．盧欽斯（Abraham Luchins）同樣傳達祝賀之意，他是全美最重要的完形心理學家（Gestalt psychology），更開啟團體心理治療之先河。學生紛紛寫信要求參加他的研究。曾是精神病患的民眾，以及正在接受治療的患者，也拜託羅森漢恩證明自己是瘋人院中的正常人，並問：「**你能不能救我們出去？**」「一九七三年三月的某週三，我在西維吉尼亞亨廷頓的報紙上讀了一篇你的文章，標題為『八位假病患懷疑究竟誰能分辨理智與瘋狂』（Eight Wonder Who Can Tell The Sane From the Insane），我就是第九位。」全美各地民眾踴躍來信，來信者包含大人物與小老百姓，名聲響亮或臭名遠播者都有。其中一封信提到：「我的名字是卡爾．L．哈普（Carl L. Harp），我在華盛頓西雅圖被控犯下謀殺與傷害罪。『貝爾維尤狙擊手』（Bellevue Sniper）。我是無辜的。」另一封信提到：「親愛的大衛．羅森漢恩博士。我今年二十九歲，是個黑人、激進分子與社會民主主義者……這些州立醫院跟集中營根本沒兩樣……為什麼美國這個全世界數一數二富裕的國家，沒辦法好好照顧罹患精神疾病的國民呢？」

羅森漢恩幾乎親自回應每封信。他有時會以機智風趣的方式回信，有時則展現專業權威，不過他總是對每位來信者展現關懷與同情。舉例來說，回應那位「黑人、激進分子與社會民主主義者」的信時，他就表示：「我不禁猜想，身為黑人與激進分子的你，從路易斯安那州的小鎮搬到麻薩諸塞州的劍橋，應該難免會承受一些壓力，而這些壓力確實有可能被誤判為是思覺失調症的症狀。但我顯然無法這樣下定論，畢竟我們無法靠遠距離進行診斷。不管診斷如何，對我來說，你似乎已經經歷了不少磨難。」

（值得一提的是，他的多數回信都是由打字機打成。他似乎知道自己獨一無二的手寫字體不易判讀，因為他在寫給前學生寶琳・羅德（Pauline Lord）的信中表示：「不好意思，我從來不親筆寫信……我的字就像古埃及象形文字那樣，只不過不是寫在羅塞塔石碑（Rosetta Stone）上。」）

羅森漢恩利用這股名氣，四處舉辦「地方精神病院之慘況」（The Horrors of Your Local Mental Hospital）講座，民眾都聽得入神。我能想像羅森漢恩宏亮的聲音迴盪在聽眾耳邊，他則神采奕奕地在講台上來回走動，享受那種炙手可熱、名聲響亮的滋味。世界各地的民眾都拜託他來參訪自己的機構與單位，出席募款活動、會議或訴訟案。大家都希望獲得他的協助，因為他終於替大家心中長久以來的猜疑找出證據。

媒體爭相報導這份研究。雖然這項數字未必百分之百正確，但就我統計，除了電視與廣播節目，總共有七十份地區性報紙和全國報紙報導這份研究。有些報紙直接將焦點擺在研究上，例如，《洛杉磯時報》（*Los Angeles Times*）的標題：「八名假病患臥底揭露十二間精神病院」。有些報紙則以此研究作為專題社論的出發點，蒙大拿州海倫娜的《獨立紀事報》（*Independent Record*）就拋出這個問題：「醫生真能分辨誰神智清醒，誰精神錯亂嗎？」其他報紙以更有創意的方式切入主題，《柏靈頓自由新聞報》（*Burlington Free Press*）將標題定為：「『瘋狂』、『思覺失調』標籤引發爭議」。《棕櫚灘郵報》（*The Palm Beach Post*）則說：「……只有精神失常者才看得出誰精神正常」。論文發表後，兩家出版社旋即與羅森漢恩接洽，想將他的研究出版成書。他在一九七三年五月跟道布爾戴出版社的編輯簽約。時至隔年，他已寫完其中的八大章節。不過因為他始終未交出這一大疊手稿，出版社不得已在將近十年後將他一狀告上法院。

普羅大眾跟精神醫學的行話和診斷之間，原本隔著一面單向鏡，這面單向鏡如今被羅森漢恩的研究擊碎。讀過羅森漢恩研究的年輕新銳律師，都會在法庭上引用這份研究，來削弱庭上精神科醫師的可信度。羅森漢恩發表研究結果的一年前，美國公民自由聯盟（ACLU）律師布魯斯・恩尼斯（Bruce Ennis）在《精神醫學俘虜》（*Prisoners of Psychiatry*）這本書中，嚴厲譴責整個精神醫學界，指出精神醫學是將患者當成罪犯對待的「企業」。恩尼斯跟抱持相同信念的人都認為，精神科醫師的說法跟拋硬幣一樣根本不可靠，而且精神科醫師「根本不該以專家證人的身份上法庭作證」。羅森漢恩的研究出版後，法官越來越常推翻精神科醫師的專家證詞。醫生建議將被告送精神醫學單位監管時，也特別容易遭到法官駁回。

在一個連總統[1]都堅稱「我不是騙子！」的年代，美國人都能理解這份如此聳動卻又無比通情達理的研究。這份研究讓許多人長年來的經歷獲得科學支持：世界是如此顛倒是非又亂七八糟，沒有人能證明誰精神異常，誰又神智清醒。

如今，雖然針對精神醫學撰寫書文的各方人馬之間少有共識，但大家都認同這點：羅森漢恩的研究效力驚人，不僅改變社會大眾對精神醫學的看法，圈內人看待這個領域的方式也受到影響。

「羅森漢恩著手進行研究時，國王的新衣正好要被扯下來。」哥倫比亞大學精神科醫師傑弗里・利伯曼，同時也是《精神科醫師》（*Shrinks*）的作者，接受採訪時對我說：「我認為羅森漢恩以非常劇烈、有效的方式，點出精神醫學的知識基礎與診斷方式有多不堪一擊，揭露精神科醫師的判斷其實不可靠。」

「羅森漢恩的研究證明美國精神醫學有多赤裸，指證歷歷地點出美國精神醫學根本是以雜亂、輕率的方式來診斷思覺失調症。」醫學新聞工作者羅伯・惠特克（Robert Whitaker）在《瘋狂美國》（*Mad in America*）中寫道。

「這項指標性研究令所有人為之震撼，大家都陷入信任危機中。」編寫第四版《精神疾病診斷與統計手冊》（DSM-IV）的艾倫・法蘭西斯指出。

「那個年代最著名的心理實驗……顯示精神醫學跟精神疾病一樣，完全是迷思……證據陸續顯示，所謂精神疾病根本不存在，套句葛楚・史坦（Gertrude Stein）的話來說就是『彼處無他方』[②]。」《瘋癲即文明》（*Madness Is Civilization*）作者麥克・史陶布（Michael Staub）寫道。

假如精神科醫師連在進行最基本、賴以為生的診斷時都會出錯，還有哪些地方會漏洞百出呢？結果顯示，很多地方都錯誤連連。羅森漢恩的研究掀起風波時，精神醫學正好面臨「同性戀問題」的檢視，這絕對不是巧合。

當時，同性戀被視為精神疾病。根據第一版《精神疾病診斷與統計手冊》，同性戀應該

① 譯注：指理查・尼克森（Richard Nixon）。

② 譯注：原文為「There is no there there」。美國文學家葛楚・史坦說，自己童年成長的地區後來因發展已面目全非，因此她童年所在的「那裡」，已經不在「那裡」了。

更精確地被定義成「反社會型人格異常」（sociopathic personality disorder）。（羅森漢恩到史丹佛大學任教時，校園裡流傳著一個玩笑，說有位教授問系上有沒有可能聘請同性戀者當教授。答案是：「如果你想當斧頭殺手，請自便，但只能在下班時間動手。」）美國同性戀者有可能被捕（舉例來說，截至一九六九年，成年男性之間的合意性交，在美國的四十九州中屬違法行為）或丟掉工作，他們更有可能被強制送進精神病院安置。這個觀念的根據是來自精神分析師。他們指稱同性戀是病態的，而同性戀的起因是不健康的家庭關係。在一本普羅大眾廣泛閱讀的書中，精神分析師埃德蒙·貝格勒（Edmund Bergler）迷人地說：「基本上，不管同性戀者的外顯行為討不討喜，他們就是令人厭惡……他們綜合了傲慢、虛假侵略，以及愛發牢騷等性格。」（他還追加說：「我對同性戀一點偏見也沒有；對我來說，同性戀者是病人，需要醫療協助。」）雷根在接任總統前曾說：「我們可以來辯論到底什麼是疾病，或是同性戀算不算疾病，但我個人碰巧贊同一項觀點，那就是同性戀是相當淒慘的疾病，屬於精神官能症之一。」

有些精神科醫師開始採用更「生物導向」的手法來「治療」同性戀。「事實上，同性戀是一種精神疾病，普及程度已達流行病等級。」精神分析師查爾斯·索卡里茲（Charles Socarides）表示。索卡里茲是惡名昭彰的性傾向矯正療法治療師，試圖透過分析來「治癒」同性戀者。在杜蘭大學（Tulane）主持腦部電療刺激計畫的羅伯特·加爾布拉斯·希斯（Robert Galbraith Heath），就是那種用身體「療法」來解決「同性戀問題」的醫師。一九七〇年，希斯將電極植入B-19患者的腦部，並在這位同性戀患者觀賞異性戀色情片時，連續以電擊刺激他的大腦。根據希斯的紀錄，患者表示「對女性越來越感興趣」，甚至想跟女性發生性行為。希斯答應他的要求，將一名二十一歲的性工作者帶到實驗室。儘管實驗室環境令人「性致缺缺」，B-19患者最後仍順利「射精」，以「痊癒」之姿離開這份病態的研究。至少從希斯提供的資料來看一切是如此。

媒體開始報導這份研究之後，醫療人權委員會（Medical Committee for Human Rights）到希斯的活動會場上抗議，有位地方新聞記者更針對希斯的研究寫了一篇長文，標題為〈希斯醫師的詭異實驗：誰才是真正的瘋子？〉（The Mysterious Experiments of Dr. Heath: In Which We Wonder Who Is Crazy and Who Is Sane），顯然是在援引羅森漢恩的研究。

同志權益團體已經開始反擊。羅森漢恩展開研究的那年，警察突然臨檢西村的一間同志酒吧，讓石牆起義③名留青史，掀起同志權益抗爭運動。

為了打贏規模更大的公民權益之戰，同性戀者必須要求醫生停止將他們的性傾向視為疾病。

一九七〇年五月，致力提倡同志權益的積極人士，竟然選擇滲透進美國精神醫學學會於舊金山舉辦的會議，嚇阻精神科醫師、擾亂研討會，更在會場外圍起人鏈。「這種沒規矩的行為令人厭惡。」出席會議的精神科醫師李奧·亞歷山大（Leo Alexander）表示。他還對其中一名抗爭者進行診斷。「她是偏執妄想的白痴，」醫師接著說：「愚蠢的婊子。」精神醫學的形象實在堪憂。一年後，在美國精神醫學學會於華盛頓舉辦的會議上，法蘭克·卡莫尼

③石牆起義（Stonewall uprising），一九六九年六月二十八日，於紐約石牆酒吧發起的暴力示威行動，為美國史上同性戀者首度起身反抗迫害與歧視的實例。

博士（Dr. Frank Kameny）抓起麥克風大喊：「精神醫學就是敵人的化身。精神醫學向同性戀者發動殘忍的滅絕之戰。我今天站在這裡，就是要正式跟你們宣戰。」卡莫尼是位同志平權運動先鋒，曾在美國陸軍地圖服務部（US Army's Map Service）擔任天文學家，但因同志身份而遭開除。

一九七二年，美國精神醫學學會在達拉斯的會議上，精神科醫師正視這個問題，組成專家討論小組，替討論會取了一個非常遲鈍、癡傻的名稱：「精神醫學：同性戀的夥伴還是敵人？」

其中一位專家討論會成員是約翰．弗雷爾（John Fryer）④，他是一位年輕的精神科醫師，因同志身份被僱主發現而數度遭解僱。弗雷爾表示如果能隱匿身份，就願意出席專家討論會。弗雷爾到費城核桃街的皮耶制服與道具服店，買了一副鬆垮的肉色面具跟一頂黑色卷髮假髮。他選穿一套寬鬆的天鵝絨翻領男士晚宴套裝，配上天鵝絨領結，在專家討論會上實在令人分神。他開口朗讀自己寫的字條，聲音經過特殊麥克風的處理而有所扭曲：

> 謝謝你，羅賓森醫師（Dr. Robinson）
>
> 我是同性戀，也是一位精神科醫師。

THANK YOU, DR. ROBINSON

I AM A HOMOSEXUAL. I AM A PSYCHIATRIST.

讀出這段話的他，成為首位公開探討個人性向的同志精神科醫師。弗雷爾透露其實在美國精神醫學學會中，有許多精神科醫師都跟他一樣是同志，至少有一百多人。此一說讓思想狹隘、自我保護的精神醫學界為之震撼（不過弗雷爾在接下來整整二十二年內，仍未公開自己就是那位匿名醫師）。異性戀精神科醫師都無法想像，竟然有同行擁有這種令人衰弱的官能障礙。

〈失常之地的正常人〉這篇文章出版後過沒幾週，美國精神醫學學會理事會在一九七三年二月一號，於亞特蘭大召開緊急會議，討論學界面臨的各種惱人問題。其中最主要的困擾，就是「學會對精神醫學遭受的猛烈批評深感擔憂」（多虧你了，羅森漢恩）。這場特別政策討論會的關鍵結果，就是決定修改第二版《精神疾病診斷與統計手冊》。一九七三年下半年，美國精神醫學學會寄送問卷給精神科醫師，詢問同性戀是否該被收在手冊中，被歸納為心理疾患的一種（實在是荒謬到令人不可置信）。即便是對那些支持將同性戀移除的醫師來說，藉由調查將「疾病」除名的方式，也清楚顯示這整段過程有多漏洞百出，進而證明羅森漢恩的理論確實沒錯：精神醫學的診斷系統確實毫無章法，也毫無科學可言。

哥倫比亞大學精神醫學教授羅伯特・斯皮策（Robert Spitzer），當時是美國精神醫學學會命名委員會的年輕委員，他也加入修改第二版手冊的工程。他的首要任務是下定義。「如

④ 弗雷爾曾在一九七三年與羅森漢恩碰面。當時，他安排羅森漢恩到自己服務的諾利斯鎮州立醫院，出席「精神病患之權益」專題討論會，醫院就在費城附近。巧的是，巴特雷特醫生竟然也出席這場討論會。除了參加討論會之外，弗雷爾也替羅森漢恩處理進入諾利斯鎮州立醫院臥底的事宜，因為羅森漢恩想替未出版的書搜集更多資訊。

果你允許別人說同性戀不是精神疾病，那好，到底什麼是精神疾病？」斯皮策這麼問。他翻遍第二版手冊，想找出精神疾病是否有任何共通點。他後來表示：「我最後找到一個判斷標準，就是精神疾病必須與痛苦悲傷或總體障礙有所關聯。」差不多在同時期，有個名叫同志精神科醫師協會（Gay Psychiatric Association）的祕密團體，邀請斯皮策來參加他們的一場會議，這場互動後來成為轉捩點。假如連這麼有成就、看起來並不痛苦悲傷，也不具任何障礙的人，都有可能是同性戀者，那他們怎麼能將同性戀稱為疾患呢？經過這番啟示，美國精神醫學學會將同性戀從新版手冊中刪去，不過將同性戀視為疾病的舊時觀念，還是殘存在「性傾向紊亂」（Sexual Orientation Disturbance）這個診斷中。性傾向紊亂指的是因性向而感到痛苦的現象（坦白說，在同性戀被視為違法與病態的年代，任何同性戀者都有可能感到痛苦鬱悶吧）。有份地方報紙挖苦這項舉動，在標題寫道：「兩千萬同志瞬間痊癒」。其他利益團體跟著注意到這股趨勢：退役軍人進行遊說，希望將創傷後壓力症候群（post-traumatic stress disorder）納入手冊，一九八〇年發表的第三版手冊就涵蓋這個症候群。同時，女性主義者也表達對「自我挫敗型人格障礙」（self-defeating personality disorder）等診斷的疑慮。他們認為這種譴責受害者的疾病分類，根本是在替父權壓迫提供科學基礎。「女人因為未符合社會期待（沒有表現得像個女人）而遭到處罰（透過精神醫學診斷），傳統性別角色更讓女性瀕臨崩潰。」心理學家瑪希・卡普蘭（Marcie Kaplen）提到：「我們用來看待彼此的濾鏡，也就是以男性思想為中心的假設，讓醫師將正常女性視為不正常。」

精神醫學界甚至沒有試圖遮掩慌亂焦躁的態勢。

在他們身旁，其他領域的科學家正在探索外太空、移植心臟，透過人工耳蝸植入術替失聰者重建聽覺。內科醫生成功將一名女子的骨髓，移植到另一名患有何杰金氏淋巴瘤（Hodgkin's lymphoma）的女性患者身上。藉由乳房攝影術，醫生能以非侵入式手法觀看身體內部，判斷患者是否罹患乳癌。我們逐漸掌控世界的奧祕——征服外太空、癌症以及不孕症，卻始終未能適切回答這個問題：**什麼是精神疾病？**或換個更好的方式問：**什麼不是精神疾病？**

13

W・安德伍德
W. Underwood

對於想在精神醫學界中掀起革命的人而言，這無疑是個無比刺激的年代，而羅森漢恩與他的研究則站在革命最前線。但說也奇怪，成就耀眼的羅森漢恩竟開始從社會大眾的矚目中抽身。舉例來說，為什麼他沒把書寫完呢？他跟出版社簽下報酬優渥的合約（頭期稿酬為一萬一千元美金，等於大學助理教授的年薪），也已經寫了八個章節，差不多有一百多頁了。截至一九七四年，羅森漢恩已經跟道布爾戴出版社的書籍編輯路德・尼科斯（Luther Nichols）分享了其中幾章，尼科斯非常積極投入，渴望能獲得更多細節。在編輯信中，尼科斯保證這本書絕對叫好又叫座。「只要累積更多類似研究結果，就能迅速完成書稿。」尼科斯寫道：「到時候，如果能讓社會大眾持續關注相關議題，並依照前述方式來強調本書特點，一定能帶來非常豐碩的成果。這些回饋絕對是理所應當的。」不過羅森漢恩未曾爭取所謂的「豐碩成果」。很少學者能有像他這樣的成就——獲得舉世關注與愛戴，成為專業領域的名人。不過他兒子傑克卻說，這份研究「成為他人生的禍根」。

這種突然想閃避眾人焦點的本能，跟他在私人筆記中的古怪習慣頗為雷同。這個怪癖我怎麼想也想不透。他竭盡全力不對外透露研究細節，甚至在個人筆記中使用假名。他到底想保護誰？

* * *

我回到帕羅奧圖拜訪羅森漢恩的兒子傑克，希望他能提供一些線索，讓我進一步了解他爸的動機。傑克看起來彷彿真人版泰迪熊，讓人跟他第一次見面就想來個大擁抱。傑克很欣賞父親，但也坦承自己並不像大衛那樣熱衷於學術研究。活動力十足的傑克笑容溫暖燦爛，他的才華落在運動場上，而不在課堂學習中。他不習慣穿西裝打領帶，運動服搭配棒球帽對他來說還是比較自在。傑克深愛著家人跟自己訓練的足球隊，他跟老婆雪莉（Sheri）生了兩個女兒，他率領的球隊則多次贏得州總冠軍。

我們坐在他家餐桌旁，傑克不斷攤開從車庫取出的照片、信件跟書籍。這些素材我先前未曾見過。這些都是十多年前，羅森漢恩搬到療養院時整理出來、未被丟棄的資料。傑克跟我聊到，他爸的幽默感帶有一絲機智，教養兒女的方式雖然溫和，態度卻十分堅決。傑克說自己還是青少年時，有一次偷跑出門參加派對，回家時發現所有入口都上了鎖，唯一未上鎖的是通往他爸媽臥室的滑門。一踏進屋子，他發現他爸完全醒著，還躺在床上跟他打招呼，問他派對好不好玩，並請他將滑門關上。傑克徹夜未眠，擔心自己惹了什麼大麻煩。不過隔天他爸根本沒生氣——而且，羅森漢恩甚至延後門禁的時間。這次經驗讓傑克緊張到不行，之後他再也不曾偷跑出門。

我們翻著傑克的相簿：羅森漢恩參加傑克的婚禮，他倆張開手臂擺出慶祝的姿態，羅森漢恩的鬍子已帶有一絲灰白，傑克則年輕氣盛、雙頰紅潤。羅森漢恩參加葉史瓦大學的畢業典禮，頭戴畢業帽，身穿畢業袍，臉上戴著一副黑框眼鏡，淘氣地笑著；羅森漢恩二十幾歲時，在相機前擠眉弄眼的照片。羅森漢恩與莫莉結婚當天的照片。還是個孩子的羅森漢恩咧嘴大笑，身旁是臉色陰沉、冷淡的母親，跟同樣笑得開懷的弟弟。他的一生。

在車庫翻找紙箱時，傑克又找到幾本羅森漢恩在哈維佛德安置時寫的日記，以及他當時寫給傑克的信件。大略掃視之下，那些信就跟羅森漢恩的手寫筆記一樣，字體優美但難以判讀，內容還被編成密碼。

接著線索出現了。

我差點忽略這份關鍵資料，以為這只是《瘋狂的史詩旅程》這本未出版作品的另一份提綱。後來我才發現這張紙上的字體是用手寫成，跟其他檔案中用打字機打出來的資料不同。羅森漢恩在紙上的一個要點中，提醒自己將參考資料加入研究，他寫：「參考清單（？）性關注（感謝W．安德伍德）。」

W．安德伍德。這個名字聽起來很耳熟，不過在研究過程中我碰到的人名太多了，根本不可能立刻想出自己是在哪裡看見這個名

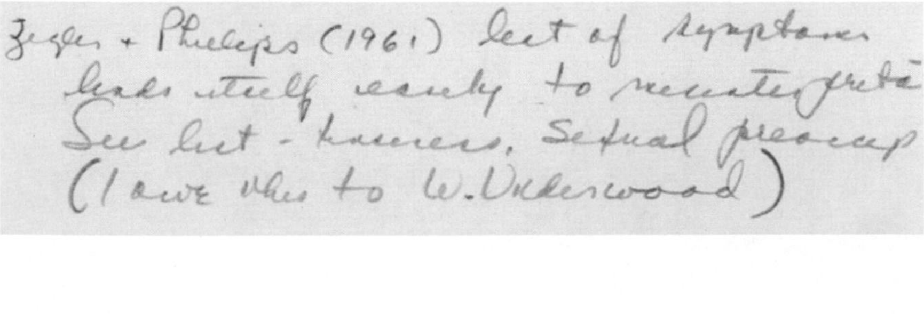
Zigler + Phillips (1961) list of symptoms
lends itself easily to misinterpreta
See list - hoarseness, sexual preoccup
(I owe this to W. Underwood)

字的。過了幾個禮拜，就在我翻找自己的檔案資料時，發現一張史丹佛大學心理系研究所學生的名單。這是我之前到校園裡的綠圖書館（Green Library）時，從一九七三年史丹佛大學畢業紀念冊中影印下來的。W·安德伍德就是其中一位畢業生。

到生物醫學論文搜尋引擎 PubMed 上一查，威爾博恩·安德伍德（Wilburn Underwood）確實與羅森漢恩相關。一九七三與一九七四年，他們共同執筆兩份研究，探討兒童的情感與利他主義。他們控制遊戲結果，讓參與實驗的小學二、三年級學童成為「贏家」或「輸家」，好讓他們感到開心或悲傷，再測量他們慷慨助人的程度。研究使用的遊戲，正是羅森漢恩在斯沃斯莫爾學院時，用來研究孩童行為的保齡球遊戲。論文的第二作者是伯特·摩爾（Bert Moore），他的名字提供非常清楚的線索：他曾是達拉斯大學（University of Dallas）行為與大腦科學學院（School of Behavioral and Brain Sciences）的院長。我立刻發信尋求他的協助，同時也很清楚成功的機會相當渺茫。伯特大概不可能記得四十年前的研究夥伴，更不可能還跟對方保持聯繫。

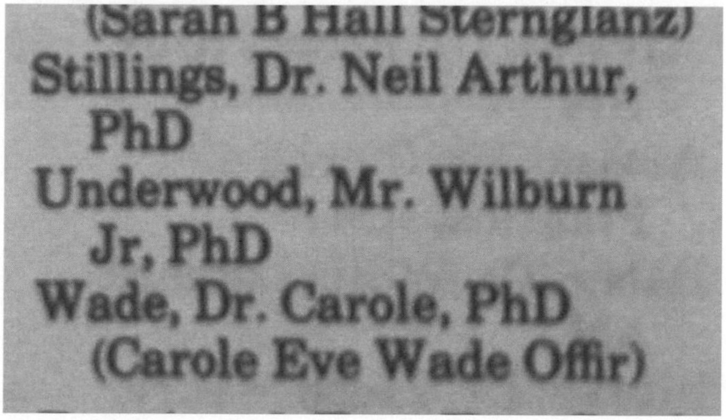

不過伯特幾分鐘後立刻回信，還附上「比爾」（Bill）的聯絡方式，實在令我喜出望外。我後來才得知，伯特・摩爾回信時正飽受胰臟癌末期之苦。

比爾——雖然還沒有姓氏，但我現在確切知道他的名。他確實符合羅森漢恩對「比爾・狄克森」的描述，是個語調輕柔、留著紅鬍子的碩班學生。根據羅森漢恩的說法，狄克森是「最不可能通過入院安置訪談的實驗參與者。教授評斷自己學生的角度本來就不可能全然客觀。但不管怎麼說，無論是從前還是現在，我依然對比爾的能力感到驚訝，他是個非常懂得平衡的人。他卯足全力讀書，但玩起來也一點都不馬虎。」雖然羅森漢恩對比爾的描述相當簡略，但我覺得這些關於他的說法聽起來頗具說服力。

我稍微壓抑內心越來越旺盛的熱情，提醒自己，伯特並未證實比爾・安德伍德就是假病患。他只是確認此人確實存在，而且住在某個具有德州區碼的地方。我寫信給比爾，五天後，正好在我生日當天，這份禮物從天而降：

嗨，蘇珊娜。

我確實參與假病患實驗。我不知道自己還能提供哪些資訊，不過如果妳想聊一聊的話，當然沒問題。

比爾・U

找到他了，第一位還在世的假病患。

14 Crazy Eights 瘋狂八

一個月後，我在奧斯汀─伯格史東國際機場（Austin-Bergstrom Airport）租了一輛車，驅車前往安德伍德位於奧斯汀丘（Austin Hills）的住家。彎進安德伍德家的私人車道時，我拉下車窗讓德州令人窒息的熱氣竄進車內，稍微擺脫東岸三月份那揮之不去的寒冷低溫，雙腳跟著廣播中湯姆．佩蒂（Tom Petty）的歌曲打節拍。

我在屋外讓自己冷靜下來，伴隨緊張而來的胃絞痛令我不知所措，早年擔任《紐約郵報》新聞記者也時常有這種感覺。訪問陌生人時我還是會緊張，不過我已經知道要把這種緊繃感當成好預兆。要是沒有這種感覺，我肯定無法表現得宜。

比爾．安德伍德跟太太瑪麗安（Maryon）請我進屋，泡了茶，領著我到舒服的白沙發邊坐下。比爾簡短介紹自己從史丹佛大學畢業後做了哪些工作。他在研究出版的那年畢業，並到波士頓學院（Boston College）擔任助理教授，後來又搬到奧斯汀，在德州大學（University of Texas）擔任心理系教授。因為沒有取得終身職，他又重返校園，這次主修工程學。他在摩托羅拉（Motorola）找到一份工作，成為研究團隊一員，後來又轉職到一間軟體公司，最近才剛退休。當時他已經把那份研究埋在心底，再也不去想。他對心理學史的貢獻也注定不為人知。

威爾博恩．「比爾」．克羅凱特．安德伍德（Wilburn "Bill" Crockett Underwood）在一九四四年七月三十日，於西德州出生，當時他的父親駐紮在夏威夷海軍基地，珍珠港事件的餘波仍持續蕩漾。克羅凱特這個少見的中間名是來自他父親，他父親直接以克羅凱特為名，向荒原之王大衛．克羅凱特（Davy Crockett）這位遠親的家族傳說致敬。父親成為現役軍人後，他們一家就搬到墨西哥灣地區，一個名叫蒙特貝爾維尤的小鎮。這個位於德州的小鎮石油藏量豐富，居民大多是藍領階級的油田勞工、種米農夫跟漁民，最重要的是，比爾在這個鎮上認識瑪麗安，兩人先是譜出高中戀曲，後來步入婚姻。畢業時，比爾代表所有畢業生致詞，對此他以一貫簡潔的方式表示，因為畢業生總共只有八十人，所以「這真的沒什麼了不起」。高中畢業後，小倆口離開小鎮，而且再也沒回頭。比爾進入德州大學奧斯汀分校，取得數學學士學位，但後來對心理學越來越感興趣。同時瑪麗安生下老大，未來接續生下兩個孩子。

為了多賺點錢，比爾到奧斯汀州立醫院擔任夜班護理助理（跟肯．克西寫《飛越杜鵑窩》時差不多）。比爾的班從十一點開始，所以他抵達醫院時多數患者早已入睡，病患起床時他也差不多該下班了。為了打發時間，他會將藥物分裝在小紙杯中，方便護理師隔天一早發藥。雖然夜班時光既漫長又無聊，但他因此有機會一窺瘋狂的各種樣態——從酒精成癮到徹底的精神病。比爾對院內一名男子的印象特別深刻，那人堅決不靠近窗戶，因為他認為窗外有飛機試圖拍下他的照片。這些妄想之於他，如同這張紙上的文字之於你一樣，都再**真實**

不過。三個月後，因為夜班對他跟成員漸增的家庭來說負擔太大，他就把這份工作辭掉了。

白天時，比爾跟瑪麗安會到德州大學奧斯汀分校上課。一九六六年八月一號上午十點左右，查爾斯・惠特曼（Charles Whitman）背著他的步槍爬上校園主樓，而在此重大災難發生之時，瑪麗安人就在校園內。她依舊清楚記得事情發生的經過，彷彿這起事件昨天才發生似的。那天，俏麗的瑪麗安穿著螢光黃的裹身式迷你裙，想必吸引不少人的目光。幾分鐘前才下課的她穿過校園走向停車場。走到學生宿舍附近時，她聽到有人慌亂地說校園裡有持槍歹徒。有些人聽說持槍者在主樓頂端，其他人則說歹徒在建築物之間穿梭。因為頭一次發生這種事，根本沒有適用的規章可遵循。大家都不知道曉得是該躲還是逃。

惠特曼當時二十五歲，在德州大學奧斯汀分校就讀工程學，先前曾是美國海軍陸戰隊成員。那天稍早，他先殺了自己的母親跟太太，接著在軍人用小型提箱中裝了步槍、削短型霰彈槍跟手槍，途中在當地一家槍支彈藥行買了幾箱子彈後，就直接前往德州大學主樓。他搭電梯到頂樓，再爬樓梯到上頭的觀景台，近距離射殺三人。接著他架起槍枝，瞄準一位懷孕的婦女，下個目標則是走在她身旁的男友。

惠特曼留下一封遺書，他寫：「這幾天我真不曉得自己是怎麼了。我本來應該算是個講道理、頭腦還不錯的年輕人。但是最近，我已經不記得是什麼時候開始的，我被一些沒頭沒腦、亂七八糟的念頭害死了……我死後，希望屍體能被解剖驗屍，看看是不是有什麼具體可見的生理疾病。」

惠特曼總共射殺十七人。最後，兩名奧斯汀地區的警察介入，直接將惠特曼擊斃。解剖驗屍結果顯示，他腦中有顆神經膠質母細胞瘤（glioblastoma）。這顆五分幣大小的惡性腫瘤長在丘腦下方，壓迫到他的杏仁核。杏仁核這個區塊跟打或跑反應相關，更與恐懼和憤怒等情緒的展現緊密連結①。雖然我們不清楚這個腫瘤，是否就是導致他開槍掃射、造成校園恐慌的原因，不過比爾還記得，解剖結果顯示惠特曼腦中有顆腫瘤時，大家「顯然都鬆了一口氣」。

瑪麗安補充表示：「我們都希望能有個原因來解釋他的所作所為。」如果能找出任何生理因素，也就是解釋這一切行為的答案，許多人的靈魂就能得到安撫。同時，這起事件也拋出一個大家不得不面對的問題：光是一顆腫瘤，就能讓我們提槍到校園掃射人群嗎？瑪麗安記得自己曾在半夜醒來，看著身旁的丈夫：「在我讓自己冷靜下來之前，我對他感到害怕。我想說的是，我們到底有多了解一個人？」

惠特曼事件再次點出我們始終渴望找出客觀的方法，來區分疾病與健康。這起狂暴的校園槍擊案落幕後，全新科技迅速登場，讓我們以更輕鬆、更精密的方式來探查大腦。一九七〇年代初，醫學成像技術蓬勃發展，電腦斷層掃描率先問世，讓我們得以首度窺探活人的頭腦。早期技術既粗糙又危險，必須透過腰椎穿刺將腦脊髓液抽出，用空氣取代液體。這種方式只有在最不得已的情況下才會派上用場。如今，研究者跟臨床醫師能對任何人的大腦進行掃描。一大堆與大腦相關的研究陸續湧現，讓我們對「生病」與「健康」的大腦在構造上的顯著差異，有更進一步的理解。舉例來說，有時在罹患嚴重精神疾病的患者腦部，我們會發現腦室（大腦中製造腦脊髓液的腔室）擴大、額葉灰質變薄，以及海馬迴體積縮小等現象，思覺失調症患者就是一例。這些進展跟神經化學領域的研究革命同期發生，使精神疾病的生物模型成為主流。

電腦斷層掃描燃起一絲希望，大家以為終於能透過實驗室試驗來診斷思覺失調症。不過這份希望最終宣告破滅，因為後續研究顯示，跟健康的對照組受試者相比，許多被診斷罹患思覺失調症的患者，並不具有前述大腦結構變異，例如腦室擴張。而且，這些結構變異**也會**出現在躁鬱症患者，或正常的對照組受試者身上。這些研究結果因而削弱原有發現的診斷意義。正子斷層照影（PET）跟磁振造影（MRI）等更先進的醫學成像技術接續登場，讓一切充滿希望。神經科學家與精神科醫師南希·安德列森（Nancy Andreasen），在一九八四年出版《破碎的大腦》（*The Broken Brain*），在書中樂觀表示精神醫學界的生物革命，能破解「思覺失調症的謎團……或許在這輩子，甚至是未來十到二十年內就能成真。」但至今我們還在等。

各種因素都會有可能改變大腦，像是長期服用抗精神病藥物、抽菸以及童年創傷，因此難以確切在疾病和環境因素之間劃下界線。二〇〇八年，研究人員替《思覺失調研究》（*Schizophrenia Research*）期刊進行文獻回顧，瀏覽所有在一九九八至二〇〇七年間發表的思覺失調相關論文，總量超過三萬篇。調查結果發現，「儘管過去一世紀來，學界不遺餘力地針對思覺失調進行研究，但其病原學與病理生理學仍相對模糊，現有療法的效力也相當有限。」又過了十年，一切還是停在原地。但這也不令人意外，畢竟大腦是個被保護起來的器

① 這種事至今仍持續上演。史蒂芬·帕多克（Stephen Paddock）在二〇一七年，在拉斯維加斯持槍掃射音樂會觀眾，造成五十八人身亡、五百多人受傷，犯案後他隨即自殺。當局將他的大腦送到史丹佛，追查是否有任何生理成因讓他犯下這種令人髮指的惡行。截至我寫下這段話的此時此刻，史丹佛尚未公開研究結果。

官，跟身體其他部位相互分隔，也幾乎不可能即時進行研究。

不過比爾最感興趣的不是大腦，而是《人格與評量》作者、史丹佛大學教授沃爾特・米歇爾的社會行為研究。因此，他申請到史丹佛大學與米歇爾共同進行研究。比爾的女兒羅賓（Robyn），甚至也參加了米歇爾針對延遲滿足（delayed gratification）進行的棉花糖測試，這系列研究使米歇爾成為（幾乎）家喻戶曉的人物。研究人員從史丹佛大學校園中的賓格幼兒學校（Bing Nursery School）找來一群三到五歲的孩童，並在實驗過程中給他們甜點，甜點通常是棉花糖。研究人員告訴這群孩子，只要他們能先等個幾分鐘再把棉花糖吃掉，就能拿到第二顆棉花糖。米歇爾發現，孩童面對鬆軟甜點時展現的自制力，跟日後測出來的智商、SAT分數、體脂率、行為問題，以及自我價值感等面向呈正相關。（羅賓只記得自己坐在擺了花生跟迷你棉花糖的桌前，已經忘了當時是否能克制吃甜點的衝動。）

雖然史丹佛並不是加州大學柏克萊分校（Berkeley），但在六〇年代的加州，大學校園同樣籠罩在抗爭氛圍中。而不知怎麼的，安德伍德一家卻也在混亂之中安頓下來。他們參與抗爭，替名叫「新國會運動」（Movement for a New Congress）的組織接電話跟發傳單。美國國民衛隊跟丟石頭的抗爭者起衝突時，他們也以和平的方式插手調解。比爾騎著他的山葉二行程摩托車四處兜風，一邊聽著吉米・克里夫（Jimmy Cliff）的唱片。安德伍德一家不喜歡談當年勇，但當時他們確實很酷。

一九七〇年秋天，比爾選修羅森漢恩的精神病理學研討課。第一眼見到羅森漢恩，比爾就對他產生敬仰之情，並用「迷人」跟「有魅力」等詞來形容他。「一跟大衛交談，你就會覺得自己是全世界最重要的人。」比爾如此說。小規模的研討課程，最能體現羅森漢恩吸引眾人目光的能力。他講到自己當年臥底假扮成精神病院患者時，更讓人聽得專注入神。復述這段往事時，比爾才發現原來羅森漢恩當時已經在招兵買馬了。雖然他講得很隱晦，意圖卻相當清楚，至少現在回想起來是如此：「不管大衛在執行什麼計畫，你幾乎都會想參與其中。」比爾說。

坦白說，比爾描述自己沒做多少準備就入院安置，這點令我相當驚訝，因為這不符合羅森漢恩對研究過程的描述。羅森漢恩提到準備過程長達數週，其中包含構思完整背景故事、教他們如何搜集數據，以及如何在精神病院中培養生活基礎。但比爾完全不記得有這些環節。羅森漢恩確實有教他如何把藥丸藏在口中，比爾說羅森漢恩的描述差不多就是：「把藥丸放進口中，閉上嘴巴，將藥丸翻到舌頭根部，喝口水，漫無目的地閒逛幾分鐘，再走進廁所把藥丸吐進馬桶。」這稱不上完善的忠告，方法也絕非無懈可擊。

或許這就是為什麼當時擔任精神病理學課程助教的克雷格．漢尼（Craig Haney），會拒絕羅森漢恩請他扮演假病患的提議。他後來加入菲利普．津巴多的研究團隊，參與知名的監獄研究。他說：「我不想讓大衛主掌我的人生。」不過比爾卻接納羅森漢恩的說法，樂觀正向地看待這份研究。「研究的概念就是臥底入院安置，在未充分準備的狀況下體驗一切。」

比爾將姓改成狄克森（Dickson），目的是為了暗中挖苦總統尼克森（這就是為什麼羅森漢恩在筆記中，誤將比爾的假名拼成 Bill Dixon，讓我在追查其他線索時更失了方向），同時想出一套背景故事。他保留自己的學生身份，但隱匿心理學專長跟已婚身份，這樣要是過程中出了什麼差錯或意外，他還是能與虛構身份保持距離。

比爾跟羅森漢恩一樣，根本不認為自己會成功被醫院安置。羅森漢恩在書中不斷強調比爾是「最不可能」成功的，因為他「整個人非常健全、平衡」。他具有絕佳的幽默感，是位冷面笑將，舉止又沉穩溫和，是個**堅實穩固**的存在。要讓精神科醫師將他安置入院，看起來似乎不太可能。瑪麗安倒沒這麼篤定，她跟我說：「我緊張死了。」電影《蛇穴》[2]的畫面在她腦中亂竄，像是病患被忽略、被驚嚇，還有被虐待等場景。

仔細研究過後，比爾發現艾格紐斯州立醫院（Agnews State，羅森漢恩指派比爾到這家醫院臥底，並將其稱為艾瑪州立醫院）不會隨隨便便收人入院安置。首先，他得開二十分鐘的車到聖荷西的社區精神健康機構接受檢查，讓機構人員判斷他是否有必要接受住院治療。一九六七年，擔任加州州長的雷根，簽立蘭特曼—佩特里—肖特法案（Lanterman-Petris-Short Act），提供患者這層額外保護。法案在一九七二年正式於加州生效，讓患者不會那麼容易就被迫長期安置或接受住院治療。

比爾沒有特別將自己打扮成精神病患。他穿了件乾淨的上衣跟一條喇叭褲，濃密的鬍子一如既往，也保留那頭微卷的長髮跟黑框眼鏡。訪談按照計畫進行：比爾對進行入院訪談的人員說自己是史丹佛大學學生，未婚，前陣子開始出現幻聽。他謹遵腳本，表示那些聲音說著「砰、空洞、空虛」等字眼。焦躁緊張的情緒可能使他的故事更可信。訪談者將個案資料交給他，請他搭車到艾格紐斯州立醫院接受安置。

比爾請瑪麗安在看到艾格紐斯州立醫院正門之前讓他下車，以免……以免什麼？難道是怕有人看到他身邊有一名女子，認為他隱瞞已婚的事實嗎？（這個想法對我來說還滿偏執的。他雖然嘴上說著沒事，但我覺得入院安置對他的打擊確實不小。）瑪麗安看著老公沿著兩旁種滿棕櫚樹的車道，走向莊嚴堂皇的精神病院入口。她說當時自己覺得比爾永遠不會回來了。

距離入院安置大樓越近，比爾的恐懼感就越強烈。最後他看到一個寫著「**入院**」的指示牌，那裡看起來跟普通醫生辦公室的等候室沒兩樣。患者取得診斷後，就會被派到各個病房，不過病房的設備早就越來越不堪使用，無法妥善接應入院安置的患者。

這座病院位於帕羅奧圖南方的聖塔克拉拉，距離帕羅奧圖只要半小時車程。醫院起初名為偉大瘋人救濟所（Great Asylum for the Insane），後來更名為艾格紐斯州立醫院。當時有位農民將約一百二十一公頃的農地捐給政府，用來收容數量與日俱增的慢性精神異常者，病院大樓在一八八五年正式啟用。院長李歐納德．史塔金（Leonard Stocking）的住處就在病院內，在他的安排之下，醫院回頭採用道德療法這種更為人道的精神照護（我們已在前段提過，道德療法在十九世紀蔚為主流，後來因概念太好高騖遠而沒落）。史塔金在院內蓋了圖書館、健身房、豬舍、雞舍，更設立開放式農地，全部交由病患與工作人員維繫管理。他的女兒海倫．史塔金（Helen Stocking）成年後幾乎就都住在一棟病房大樓中，她甚至在院內編寫、執導戲劇，患者也為了向她致敬而將劇碼搬上舞台。

不過艾格紐斯州立醫院跟其他機構一樣，都是該時代的產物。瑪麗安讓比爾下車入院安置時，院內狀況已經不如以往，跟海倫．史塔金還住在院內寫劇本時根本不能比。「那段時

② 《蛇穴》（*The Snake Pit*），一九四八年在美國上映的劇情片，講述一位女性在精神病院中的經歷與體驗。

期真的很艱難。」前艾格紐斯州立醫院精神科醫師艾斯・塔勒斯尼（Izzy Talesnick）表示。除了預算吃緊，患者人數在巔峰時期還曾高達四千五百人。患者爆滿跟人手不足加在一起造成的負荷，將院方壓得喘不過氣。

一抵達病房區，比爾就接受一連串訪談。有位如同護理長拉契特翻版的德國醫生，不停質問比爾的性取向和藥物使用習慣。羅森漢恩在書中引用比爾的筆記，但比爾說他多年前就將這些筆記扔掉了。他在筆記中寫道：「一名英文能力有限的女子不斷談論我的性生活。她強迫我坦承自己有同性戀行為。另外，跟其他面談者相比，她也花更多時間詢問我的童年，問我是否曾經嫉妒父親。」

比爾的鬍鬚、長髮還有服裝所呈現的整體形象，讓人感覺他是所謂的「他者」、精神異常的行為偏差者，符合當年大家對男同性戀者的認定。他還說：「他們似乎想強迫我承認有使用致幻劑。」這又是另一個實例，顯示醫生會按照內心預期來看待患者。這種現象我們已經在羅森漢恩的經歷中見過，當時醫生說羅森漢恩的「談吐壓抑」。這種誤判常出現在醫師的診斷中。在這種心態驅使之下，我們容易擅自解讀未知的事物，並忽視任何與定論相違背的事實。

進行入院安置訪談的精神科醫師只花了不到半小時就下診斷：妄想型思覺失調症。比爾正式被安置了——病例號 #一一五七三三。

比爾被安排住進一間已住了二十名男子的宿舍。他現在只是一群男性精神病患中的其中一人，如同沙漠中的一粒沙，彷彿他早已在此久居，而且會永遠待在這裡。病院裡的不成文規定是，不要去問「你為什麼會住進來？」，雖然大家都知道所謂「急性」與「慢性」精神病患之間有何差別，前者是暫時出現精神不穩定的現象，後者則是終身受精神疾病所苦，不過患者幾乎不會討論彼此的診斷結果。有些病患是因為吸食毒品與酗酒而被安置入院，其中有人因為使用致幻劑的次數過多而落入此下場，但更可怕的是，有人只吸食一次毒品就失去理智了。病院裡也有不少為了躲兵役或逃避人生義務，而裝瘋賣傻進醫院的人，就像《飛越杜鵑窩》的麥克墨菲那樣。比爾有時會將工作人員誤認成病患，直到注意到他們身上的鑰匙才搞清楚狀況。羅森漢恩也曾提過，鑰匙是區分「他們」跟「我們」的標誌。

比爾在病院中交到一個朋友，並將他暱稱為「山姆森」（Samson）。山姆森一天到晚談論自己的頭髮。他覺得自己的動力跟精神力量都蘊藏在毛囊中。頭髮當然很重要。比爾當年特地把那頭微卷的紅色長髮留到一定長度，好綁成馬尾，昭示自己在新世界中的角色與融入其中的方式。但山姆森的情況截然不同。他之前開始買賣毒品，為了不讓告密者揭穿他的真實身份，他將頭髮全部剪掉。毒品買賣生意失敗後，山姆森發現頭髮根本是白剪了，因此他試圖自殺。在鬼門關前走過一回後，他就被派進比爾現居的病房。除了成天將充滿魔力的頭髮掛在嘴邊，比爾覺得山姆森滿好懂的。他算是那種平常會在校園裡看見的男生。他們花了好幾個小時聊天、打牌，不過什麼牌不選，他們偏偏選打瘋狂八（crazy eights）。

在丈夫缺席的這段期間，瑪麗安的思緒陷入黑暗之中。一幅畫面在她腦中揮之不去：男人的腳踝套著腳鍊，整個人被倒吊在天花板上。如今，她已經不曉得這個畫面從何而來。那時的她試著將注意力轉移到女兒身上，但眼淚還是掉個不停。**他們會逼他吃藥嗎？會被電擊嗎？會把他綁在拘束衣裡嗎？**朋友跟鄰居都發現她眼眶紅腫，也注意到比爾突然間消失，但大家都沒有開口過問，猜想他們夫妻應該是碰到什麼瓶頸。她只能想辦法打發這些友人跟鄰居，因為她答應比爾跟羅森漢恩絕不會跟任何人提起這項實驗。

一天後，在十三號星期五，她終於能到病院探視比爾。送比爾到醫院安置那天，她看著比爾的身影逐漸消失在棕櫚樹大道的另一端，如今她也同樣走在這條步道上。在接待櫃檯說出「比爾．狄克森」時，她覺得自己彷彿快靈魂出竅。

走進第一道門，穿過走廊，再經過第二道門，穿過第二條走廊，最後又是一道門。無比巨大的對開式橡木門，大到就像大學校園裡會出現的那種門。

她聽見另一邊傳來刮門的聲響。她想像院內病患渴望獲得自由，徒手抓門，抓到指甲都被斑駁的血塊覆蓋。門敞開時，她往後退了幾步，準備面對腦中最淒慘的畫面。

不過出現在她眼前的卻是羅森漢恩。剛才之所以傳來刮門聲，是因為羅森漢恩在撥弄門鎖（不知為何他竟然有鑰匙）。

「他還好嗎？」瑪麗安脫口就問。羅森漢恩的存在能讓她平靜下來。在比爾缺席的這段期間，羅森漢恩待她非常親切，也建議她把思緒寫在日記中，他之前入院安置時也是靠寫作撐過來的。羅森漢恩向瑪麗安保證，他之前已經申請人身保護令了，比爾絕對不會有事的。知道這張紙已經準備就緒，老公隨時都能重獲自由，瑪麗安放心不少。

我在這裡打斷瑪麗安。人身保護令（writ of habeas corpus）一詞在拉丁文中，指的是「你擁有身體」。在十九世紀，就是這張紙救了遭到非法拘禁的伊莉莎白．帕卡德。只要出示這張紙，羅森漢恩就能要求將比爾帶到法庭，請法官判斷入院安置的決定是否站得住腳。

雖然羅森漢恩在〈失常之地的正常人〉提到，他替「每位入院安置的假病患準備人身保護令，安置期間也會安排一位律師隨時『待命』」，但這不全然是事實。我追查到那位名叫羅伯·巴特斯（Robert Bartels）的美國公民自由聯盟律師，他目前住在亞利桑那州。當年他是史丹佛教授約翰·卡普蘭（John Kaplan）的法律助理，協助處理羅森漢恩的實驗。巴特斯雖然已經記不清細節，但他確定雖然曾跟羅森漢恩討論過，要替其中一到兩位假病患申請人身保護令，不過他半張都沒申請，而且「待命」的說法可能也有些誇大。我告訴瑪麗安這件事時，她憤怒地說：「幸好當時不曉得——我當初是靠這個說法撐過來的。我應該滿傻的吧，竟然就這樣相信了。」

將場景拉回那扇大門邊：瑪麗安不記得當時羅森漢恩說了什麼，只記得他看起來相當苦惱，後來他就離開了。瑪麗安現在位於上了鎖的門的另一邊，內心恐懼不已。羅森漢恩有告訴她食堂怎麼走嗎？她已經想不起來了。一分鐘後，她發現自己來到食堂，這裡讓她想起高中的自助餐廳。此刻，她不斷想著比爾，想著這位高中時期的甜蜜戀人，想著這個令她心安的存在。

比爾就在眼前。他癱坐在椅子上，頭枕在交疊的手臂上。他看起來要不是在哭就是睡死了。她走到桌邊，輕聲喚著他的名字。他動也不動，甚至沒有意識到她的存在。她在丈夫對面坐了下來。他終於抬起頭。「我好睏……」比爾說。他的咬字十分模糊，彷彿剛剛才喝了好幾杯威士忌似的。被倒掛在天花板上或指甲滲血都不算什麼。這才是她最害怕的：她的老公被**改變**了。

瑪麗安抵達精神病院的前一個小時左右，有位身穿全白制服的護理師在食堂中穿梭，發放以紙杯承裝的膠囊。她將紙杯遞給比爾時，比爾發現這膠囊他在奧斯汀州立醫院上班時就見過了：氯普麻，精神醫學的靈丹妙藥。比爾還自信滿滿，認為自己能成功將膠囊藏在口中。他不假思索將膠囊放進口中，讓膠囊緊貼在舌下。但他完全沒預料到接下來會出現一股灼熱的感受。新的膠囊包衣特點是會迅速溶解，那一刻，他覺得要是不趕快把膠囊吞下肚，嘴巴彷彿就快被燒出洞來了。他踉蹌地往最近的廁所走去，但在抵達廁所前就已敵不過本能反射動作，將膠囊往肚裡吞了。比爾清楚知道這種藥有哪些副作用，像是顫抖、口水滴個不停、身體不由自主擺動、肌肉僵直、走路時呈現小碎步，用藥過量的話皮膚還會呈現藍紫色的色塊。他想起自己之前曾在課堂中讀過關於安慰劑效應（placebo effect）的研究，並藉此安撫自己。他必須**相信**一切都沒問題。不過吃完午餐，離開食堂走回病房時，眼前突然一片黑暗。

他只記得自己接下來被護理助理搖醒，護理助理說現在還不是睡覺時間，而且他有一名訪客。大衛．羅森漢恩。

比爾表示他已經忘記與羅森漢恩的對話內容，羅森漢恩也沒有將這次談話紀錄下來。羅森漢恩針對比爾的個案額外做了些筆記，其中多數都收錄在那本未出版著作的幾個短段中。比爾唯一記得的是擋也擋不住的睡意。他說：「只要能把頭靠在桌上，我甚至願意當場付一千元美金。」

「他有發現你……你有告訴他自己誤吞膠囊嗎？」我問。

「應該沒有。」

「他有發現什麼不對勁嗎？」

「我不知道，他沒有提到。就算他有注意到也沒向我提起。跟在瑪麗安面前相比，面對羅森漢恩的時候，我可能更努力掩蓋這些異狀。這就是有伴侶的好處，在伴侶面前什麼都不用藏。」

這也是為何瑪麗安會發現比爾完全變了個人。「我已經習慣他在我心中的形象了，我知道他有一天會拿到博士學位。」她對我說：「我知道他也是個能掌控人生、掌控一切的人。看到他陷入這種處境，簡直像個病人，失去行為能力，也無法做決定，實在讓人難受。」

這家精神病院突然讓丈夫變了個人，她完全不曉得什麼時候、或該怎麼做，才能讓比爾恢復原樣。

15 Ward 11 十一號病房

就在比爾洗牌準備玩下一輪瘋狂八的時候，在同一座醫院內，在距離僅幾公尺遠的特殊單位十一號病房，一連串奇蹟似的事件正接連發生。

十一號病房的靈感，誕生於大蘇爾（Big Sur）山中的伊薩蘭學院（Esalen Institute）。伊薩蘭學院聲名狼藉，某個年齡層的人絕對都曾聽過——裸體療法！縱酒狂歡！毒品派對！〔另外，前陣子可能有不少人是因為《廣告狂人》（*Mad Men*）最後一集的場景認識這個地方的。影集裡，唐．德雷柏（Don Draper）靈光一閃，想出著名廣告詞：「我想請全世界喝可口可樂。」（I'd like to buy the world a Coke）〕在比爾入院安置的兩年前，《生活》雜誌上有篇文章大肆批評伊薩蘭學院。文章讀起來諷刺意味濃厚：「民眾公然摟著脖子親吻，用鼻頭輕撫對方，簡直跟青少年沒兩樣。此外，他們還像嬰兒一樣坐在彼此腿上。他們甚至哭個不停，掉眼淚不知為何已成為身份地位的象徵。」

雖然飽受輿論批評，但對日漸興盛的反文化和人類潛能運動而言，伊薩蘭學院卻是其極重要的孕育所，從電影明星、商人到無聊的家庭主婦，大家都迫不及待想探索更好的自己。

學員會參加「精神病經歷的價值」（The Value of the Psychotic Experience）等課程。巴布・狄倫（Bob Dylan）曾造訪伊薩蘭學院，隆納・大衛・連恩曾在此開課。瓊・拜亞（Joan Baez）基本上也已經是駐院藝術家了。在莎朗蒂兇案（Tate murders）發生前幾日，查爾斯・曼森還曾跟一位女伴出現在學院中，舉辦一場即興音樂會。在成立的頭十年，學院態勢如日中天，在裡頭晃一圈，就很有可能跟各種大人物擦肩而過，像是英國哲學家與東方文化傳播者艾倫・沃茨（Alan Watts）、身為量子力學與分子生物學先驅的化學家萊納斯・鮑林（Linus Pauling）、作家肯・克西，或是心理學家史金納（B. F. Skinner），也滿有可能會巧遇社會心理學家大衛・羅森漢恩。撇開道德敗壞跟名人崇拜不談，伊薩蘭學院創辦人成立此機構的目標，其實還滿正當的：打造一個平和的綠洲，遠離這世界令人心靈破碎的從眾與一致性。學院創辦人是麥克・墨菲（Mike Murphy）跟狄克・普萊斯（Dick Price），普萊斯過去曾因陷入瘋狂差點丟了性命。

大家都預期狄克・普萊斯會複製父親成功的人生樣板：進入名聲響亮的大學，主修經濟學，找個合適的老婆成家。不過他在大學卻主修心理學，並在修過費德里克・施皮格伯格（Frederic Spiegelberg）的《薄伽梵歌》（*Bhagavad Gita*）研讀課程後，開始對東方宗教信仰產生興趣。薄伽梵歌這份印度教經典推崇對「達摩」（dharma，直譯為「世間萬法」）的追求，主張每個有所頓悟的個體，都該走在自己注定要實現的路途上。他入伍成為美國空軍時，人生看似再度重回正軌，不過其實一到了晚上，他就會流連於舊金山北灘一間名為「地方」的夜店，詩人艾倫・金斯堡（Allen Ginsberg）跟蓋瑞・施耐德[①]（Gary Snyder）也是這家夜店的常客。不久後，普萊斯在夜店認識一名舞者，對她傾心不已。與她相遇那晚，他聽見一個不具形體的聲音說：「這就是你老婆。」他們後來確實結為夫妻。儘管聽起來浪漫唯美，但對狄克來說這卻是分崩離析的開端。

他的行徑越來越古怪，就連在沉迷於毒品、刻意特立獨行的披頭族（Beatnik）生活圈中，他的狀況還是相當不尋常。某天晚上在北灘的酒吧中，他突然心生一股衝動。「他覺得內心突然有所頓悟，彷彿有道神聖的靈光落下。」政治學家與作家沃爾特・特魯特・安德森（Walter Truett Anderson）在《暴富者之春》（*The Upstart Spring*）中寫道。那種感覺就像：「我重獲新生，應該獲得他人的慶賀與歌頌。」普萊斯反覆說著：「點火吧，點火吧。」酒保被不斷唸著這句話的普萊斯嚇到，因此打電話叫警察。普萊斯最後被銬上手銬，醒來時發現自己在帕克斯空軍基地的精神病院。他在精神病院中與護理助理扭打，因此被關進牆壁上裝設襯墊的隔離室。他以肉身衝撞牆壁，相信身體周圍有「能量場」，能讓他不受傷害、免於疼痛。普萊斯在這裡接受了生平首次電擊療法，但這不會是唯一的一次。

狄克的家人將他送到美國另一端，讓他住進位於康乃狄克州哈特福的高級私立醫院，名為「生活機構」（Institute of Living）。表面上看來，這座機構看起來不像醫院，反而像是鄉村俱樂部。主建築是維多利亞風格的豪宅，周圍環繞著單幢住宅跟研究大樓。醫院庭院的裝飾相當華麗，是由費德列克・洛・奧姆斯特德（Frederick Law Olmsted）設計而成，他就是曼哈頓中央公園（Central Park）首席建築師。院方提供司機接送服務，病患可以選擇是要搭乘帕卡德（Packard）、林肯（Lincoln）還是凱迪拉克（Cadillac）的豪華轎車。醫院甚至推出機構專屬的雜誌《話匣子》（*The Chatterbox*），雜誌曾經刊過一幅插畫，畫中是光鮮亮麗的患者在泳池邊踩水的模樣。

不過這些形象傳達出來的訊息，都是醫院願意對外公開的。雖然備有高爾夫球場跟高級轎車的他們，接待的客戶都是有錢人跟名人，不過院方同樣也採用當年盛行的實驗療法，例如腦白質切除術、電擊療法和胰島素休克治療法。醫院的精神科主任法蘭西斯・J・布里斯蘭（Francis J. Braceland）篤信天主教，會將人主教管轄區送來的神父收進院中，「治療」他們的「疾病」。庇護十二世（Pope Pius XII）在一九五六年將他封為爵士。狄克同樣在那年入院安置，醫生替他下的診斷為妄想型思覺失調症。

在生活機構中，狄克住在上鎖的病房裡，也就是他的「私人監獄」，在此接受最先進的「療法」。住院安置期間，他經歷十次電擊療法，並服用好幾劑氯普麻，接受數次胰島素休克治療法——狄克表示胰島素休克治療法會令人徹底衰弱。胰島素休克治療法利用胰島素使患者休克，藉此治療精神病。不過一九六〇年後這種療法就逐漸走入歷史，因為多篇文章指出這種療法不僅危險，有時甚至會致命，而且根本沒有任何科學根據，充其量只能被當成不當醫療操作，根本算不上治療。

治療時，狄克必須經歷以下流程：先接受各項檢測，例如血液檢測跟心跳監測等，接著護理師會將胰島素注入他體內。血糖濃度降低後，狄克會開始出汗跟分泌唾液，呼吸速度越

① 譯注：這兩位詩人都被視為是「垮掉的一代」（Beat Generation）的代表人物。垮掉的一代是在二戰後，由美國作家掀起的文學運動，他們拒絕社會主流價值觀，主張進行精神探索，也對東方宗教頗有研究，對迷幻藥物與性解放也抱持相當開放的態度。

來越慢，但脈搏會越跳越快。接著，他會逐漸失去意識。患者滴的口水會多到有時護理師還得用海綿將口水吸乾。患者的皮膚有時會熱得發燙，肌肉不停抽動，整個人開始痙攣。通常患者還會開始抽搐，醫生則將此視為療法奏效的徵兆。接著，他們會替患者注射葡萄糖——要不是透過靜脈注射，就是將葡萄糖透過纖細的橡膠軟管從鼻子導進胃部。患者如果命夠大，就會慢慢醒過來。

住院的這一年間，狄克．普萊斯說自己接受了五十九次休克療法。天生體格結實，具有運動員身材的普萊斯，竟然胖了三十多公斤，因為胰島素休克療法會讓身體產生強烈飢餓感。他恍惚麻木，在走廊與大廳中遊蕩，整個人彷彿泡在「一池糖漿中」，後來他突然意識到自己必須離開這裡。學會如何將氯普麻藏在口中後，狄克說服父親將自己從上鎖的病房轉到開放式病房。一九五七年感恩節，他終於出院。（另一位曾住進生活機構的名人是電影女演員吉恩．蒂爾尼（Gene Tierney），她說：「住院期間是我這輩子最沒尊嚴的一段時光……我覺得自己就像實驗室中的老鼠。」）

回到加州後，狄克．普萊斯跟麥克．墨菲搭上線。伊薩蘭學院所在的那塊地是墨菲家族所有，這座他們心中夢幻的療養天堂，在一九六二年正式公開營運。在普萊斯的願景中，伊薩蘭學院「專門服務曾有類似經歷與遭遇的民眾，而且絕不用藥或採用電擊療法——這就是我的主要動機。」他相信大家應該將瘋狂當成通往頓悟的道路，認真嚴肅地看待、理解、接納並研究瘋狂。他將伊薩蘭學院視為一個「透過經驗來生活」的空間，透過會心團體療法（encounter therapy）、肢體活動〔按摩、魯爾夫治療法（Rolfing）以及感官覺察〕，還有迷幻藥物來實踐這項理念。狄克．普萊斯的觀念深受德國心理師弗里茨．波爾斯（Fritz

Perls）影響。駐紮在伊薩蘭學院的波爾斯發明所謂的完形治療法（Gestalt therapy），概念是要求接受治療的患者專注於當下。

隆納．大衛．連恩在一九六七年來到伊薩蘭學院，以他那迷人的蘇格蘭方言口音，談論自己在金斯里廳的豐功偉業。金斯里廳位於倫敦東區，以療癒式的療養手法來取代住院安置。連恩說金斯里廳如同烏托邦，他們摒棄去個體化的觀念，沒有任何關於鑰匙的權力鬥爭問題，也不會強迫住戶服藥。住在裡頭的民眾會參與全天候的療程與冥想活動。（但他沒有提起有位年輕女子將排泄物抹在牆上，也沒有談到院內的迷幻藥療法、毒品臨檢，以及一大群傻傻看著眼前景象的名人。不過，這又是另一個故事了。）

同年，心理師朱利安．席爾曼（Julian Silverman）也來到伊薩蘭學院，他身為國家精神衛生研究院的思覺失調症研究員，在學院中開設名為「薩滿主義、致幻劑與思覺失調症」（Shamanism, Psychedelics, and the Schizophrenias）的研討會。他不是那種西裝鼻挺的典型醫生。跟死之華（Grateful Dead）樂團成員有私交的席爾曼，在治療上遵照約翰．羅森（John Rosen）的指導。約翰．羅森發明「直接分析」（direct analysis）手法，也就是以胡亂閒聊的方式，與思覺失調症患者進行心理治療。（後來羅森被吊銷執照，因為患者指控羅森對他們進行性騷擾和肢體虐待。類似醜聞在當時和現今都層出不窮。）席爾曼跟普萊斯一拍即合，這段友誼也催生出十一號病房，目的是以有系統的方式來測試連恩的療癒式療養手法。

狄克．普萊斯從伊薩蘭學院的保險箱中拿出資金，國家精神衛生研究院也提供補助款。雖然不知是怎麼辦到的，但他們成功說服艾格紐斯州立醫院讓他們使用其中一棟病房大樓，用這棟大樓來進行實驗。莫里斯・拉帕伯特（Maurice Rappaport）跟沃伊斯・罕醉克斯（Voyce Hendrix，沒錯，他就是吉他之神罕醉克斯的近親。）也加入此計畫，此計畫則被席爾曼暱稱為「喧鬧之城」（ding dong city）。

他們挑選幾名艾格紐斯醫院的工作人員，到伊薩蘭學院接受完形療法訓練，獲選者除了都是年輕人，還得觀念與眾不同、思想開放才行。工作人員不喜歡「鳥籠」營造的隔離感，特別設一個安靜的禱告室。只要患者覺得心理負擔太沉重，就能到這裡喘口氣，坐下來禱告或是安靜思考。此外，工作人員必須盡可能與患者互動。在十一號病房中，患者能夠自在任意走動，這在多數精神病院內可是一大禁忌。多數醫院會將患者集中到休息室，方便院方人員從鳥籠監視患者行動。挑選患者的標準很簡單：男性，年齡介於十六與四十歲之間，近期被診斷出罹患思覺失調症，先前未有長期精神疾病史。只要符合上述條件，就能住進十一號病房。他們希望挑選從未入院安置的患者——多數獲選的患者都是初次發病。半數患者每天必須服用九顆氯普麻，這是氯普麻的典型劑量，也就是每日至少三百毫克。另外半數患者則會服用安慰劑。（有趣的是，比爾・狄克森的病房就在附近，他剛好也符合上述標準。他很有可能被院方考慮納入研究中，不過他堅信自己並未被納入考量。）

委婉地說，研究一開始並不順利。「我們做的第一件事，是將某些患者帶出醫院並且讓他們停藥。才到第三天，他們就將所有窗戶打破了。」十一號病房的社工艾瑪・曼恩（Alma Menn）對我說。

新到手的自由似乎也帶來一些摩擦。

「我們真的只有失火一次而已。」艾瑪緊接著說。

病房失火時，正好有位心理治療師前來參訪。那位治療師奮力搬了一大桶玩具、玩偶跟樂器到病房，想跟成年患者演戲互動。工作人員站在患者身旁翻找道具，消防人員就在此時抵達病院。

「當然啦，我那個時候把裙子拉到頭上，像個美人魚那樣嬉鬧。每個人手上都有一份樂器，大家都在玩音樂。」艾瑪接著說：「消防人員走到站在角落的患者身旁。那位患者先前還在床上，後來他拿著杯子站在飲水機旁，想用水撲滅他在床墊上燃起的火。」

這些活動的成效全被寫進一九七八年發表的論文：〈部分思覺失調症患者是否無需或不該接受藥物治療？〉（Are There Schizophrenics for Whom Drugs May Be Unnecessary or Contraindicated?）論文顯示在八十位接受研究的患者中，以病情好轉的程度來看，安慰劑組的表現比藥物組更優秀。不過長期觀察下來，兩組病患的病情都比接受「典型」住院安置的患者有更顯著的改善。

拉帕伯特的研究結果，讓外界對傳統精神病院中那種「把藥吞了」的常見操作更反感。許多患者被藥物的長期副作用搞得分崩離析，他們組成患者團體，自稱是精神醫學魔爪的倖存者，也早就開始對大型藥廠提出集體訴訟，藉此抵制藥物的束縛。靈丹妙藥突然失效，在某些案例中，這些藥物更是危險性十足。

拉帕伯特等人幫替代療法找出科學根據。不過，主流精神醫學成功將他們的研究結果貶為邊緣科學，完全沒有考量全局，未意識到其實打造一個能扶持患者的環境，就能提升整體醫療成效。坐下來一起吃東西、傾聽、讓患者自在遊走、玩妝扮遊戲，讓每個人成為社群的一分子，這些簡單到不行的操作似乎真能發揮效用。

雖然主流精神醫學界忽視這些操作的益處，加州各地卻陸續出現數間「無藥物治療庇護所」。在十一號病房的歷任負責人中，最著名的莫過於洛倫·莫斯（Loren Mosher），他是美國國家精神衛生研究院的思覺失調研究中心主任。他找出機會進一步發揮十一號病房的精神，招攬十一號病房的靈魂人物，其中包含艾瑪·曼恩跟沃伊斯·罕醉克斯，共同創立索緹莉亞之家（Soteria House）。此機構位於聖荷西下城區，是間有十二個房間的維多利亞風格大宅，他們成立此單位的目的是試驗共居生活。每批住進索緹莉亞之家的患者數皆為六人，他們本來都會被送進精神病院中，如今得以在病院外共同生活。病患住在索緹莉亞之家的時間平均為四十二天，遠比傳統精神療養機構的六個月還短。機構開立的抗精神病藥物劑量，也僅一般劑量的三分之一至五分之一。多篇研究論文盛讚環境的重要性，也提到將抗精神病藥物劑量減到最低確實成效卓著。索緹莉亞之家跟金斯里廳一樣，不會將患者監禁或強迫他們用藥。繞了這麼一圈，故事終究回到原點——在構思索緹莉亞之家的專案委員會中，大衛·羅森漢恩就是其中一員。當時他發表的破天荒研究廣受讚譽，他藉由研究中提出的理論，對傳統精神醫學與精神病院的權力拋出質疑。

這個機構的名字是來自象徵安全與救贖的希臘女神索緹莉亞，而在成立後的十二年間，患者的病情發展各有不同。有幾名患者自殺，有些人的病情惡化到必須接受住院治療，不過也有許多人表示索緹莉亞之家徹底扭轉他們的生命，療癒效果相當強大。有位先前曾住進索緹莉亞之家的男子接受我訪問，他將自己目前的人生歸功於索緹莉亞之家：成為一名成功的科技銷售員，娶了老婆，還生了兩個小孩。索緹莉亞之家很容易被排除在選項之外，許多人根本不把這座機構當一回事（我起初也是如此）。不過，索緹莉亞之家成功掌握被制度化機構忽略的要素，也就是將焦點擺在患者身上，而非單純關注疾病。

索緹莉亞之家的模式遍地開花，阿拉斯加、瑞典、芬蘭與德國等地都出現類似機構。其實早在索緹莉亞之家前，許多俱樂部式的療養機構就採用類似概念，提供同樣具有療癒效果的照護，讓罹患嚴重精神疾病的民眾入住並獲得就業機會。這種模型就體現在比利時的小鎮赫爾（Geel）中，這裡長久以來是精神病患的避風港，社區中的寄宿家庭會收容「貴賓」，而不是將他們當病患看待。在義大利的第里雅斯特（Trieste；在此地，有位年輕版的佛洛伊德首度研究鰻魚的性器官），大家都被當成社群成員並受到尊重，這裡不僅有能讓居民彼此扶持的社群網絡，具有各種需求的個體都能獲得照護。

艾格紐斯醫院十一號病房的傳奇淵遠流長。伊薩蘭學院的狄克・普萊斯發起十一號病院這項研究，研究結果相當成功，也立刻受到廣大迴響，只可惜他當時大概沒有沉浸在慶祝的氛圍中。在計畫於一九六九年展開前，普萊斯的精神狀況再度陷入波動。他開始嚷嚷著「自己必須征服更多帝國」，認為許多歷史人物的靈魂都附在自己身上，像是拿破崙（Napoleon）跟亞歷山大大帝（Alexander the Great）等，最後在精神病院中待了十天。精神病院何其多，他偏偏就被送進艾格紐斯州立醫院。後來他順利康復，回到伊薩蘭學院。一九八五年離世前，他都在學院中平靜安詳地度過餘生。

16 Soul on Ice 冰冷的靈魂

同時，在同一座機構中的比爾，終於得以從急重症病房轉出。他在急重症區待了四十八小時後，醫院認為他的狀況還不差——又或者，院方認為他還沒有好到能住進院內的寄宿樓層。寄宿樓層的醫院氛圍沒那麼濃，裡頭擺了舒適的沙發躺椅，休息室還設有一整排窗戶，跟陰暗沉悶的急重症區比起來，多了一點「家」的感覺。有權在院內走動的患者能通往戶外區（直到後來有位病患成功躍出周邊木柵欄，這個戶外空間就被封起了）。精神科醫師不常造訪患者病房，就算他們來了，也只會抱著輕蔑的態度與患者短暫互動。有位態度直率的男精神科醫師總是拋出一些荒謬的尖銳問題，他早就準備好要問比爾與毒品和性向相關的問題——從前一位只跟他談了半小時的精神科醫師來看，這些問題早就在預料之中。比爾每天還是會拿到三份抗精神病藥物，不過經過第一次在食堂裡的經驗，他已經學會如何順利把藥吐掉了。

其他患者跟他一樣，都是年輕的嬉皮。好啦，多數患者是如此。病房裡有位「爬行者」，是名二十多歲的年輕男子，他每天幾乎都像嬰兒那樣，用手跟膝蓋在地上四處爬。

「看得出來他是個大怪咖。」比爾說，「有一次我跟其他患者在聊天，我們站著說話，他剛好在附近爬。後來他爬到我們旁邊、站起身，開始跟我聊大學的事情。他知道我是大學生，他之前也在初級大學唸過書，就是附近的一間社區大學。我們聊到大學裡的課，說著那些課有多難，還有其他相關話題。聊完之後，他又彎下去用手跟膝蓋爬走了。」

「哇，聽起來還滿滑稽的。」我說。

「是啊，是沒錯……不過，我覺得如果把那些被貼上精神錯亂標籤的人，從這種讓人只注意他們的精神病的環境中移開，其實他們看起來還滿正常的。」這項觀察後來就是羅森漢恩研究中的關鍵——瘋狂者並不是永遠都瘋瘋癲癲，在每個人的行為中，都有一段從「正常」到「不正常」的連續光譜。一生中，我們會多次在光譜上來回移動，而背景脈絡通常會決定我們看待這些行為的角度。

在醫院燈光強烈照射下，比爾忍不住重新審視自己的性格與特質，例如他的思考連結有時過於鬆散，聊天時也很容易離題。「別人在聊某件事的時候，我會不自覺想到其他無關的事情，而且……我常常把這些題外話拿出來聊。」他說：「在最極端的情況下，這就是嚴重精神疾病患者會有的音韻連結（clang association）症狀。正常與否的分界線就落在光譜的某個點上。你大概可以說每個人多少都有點怪。我的意思是，到底什麼是正常，什麼是瘋狂？」

比爾的朋友山姆森後來被轉進下一層級的病房。山姆森跟其他患者一口咬定比爾是記者，因為他總是寫個不停。「我才不信你是真的精神病患，你應該是來這裡觀察醫生的。」山姆森這麼說。這種懷疑羅森漢恩也曾碰過。不過比爾告訴我，院內沒有半個醫生對他起疑心。

某天一早，有位護理師把比爾叫醒，劈頭就說：「狄克森先生，起床，你必須去跟醫生會診。你有糖尿病。」

比爾相當驚訝。他的身體以前都好好的——他很少感冒，更不可能有糖尿病。他怎麼可能病成這樣，卻完全沒人告訴他呢？跟護理師一起走到醫生辦公室時，他想起舅舅也有糖尿病，而且被副作用搞得整個人虛弱不已。得知自己現在罹患糖尿病，這點令比爾無比恐慌，護理師漠不關心的神態更令他著急。他得儘快想辦法出院看醫生才行；他得告訴老婆自己得了糖尿病；他每天必須注射胰島素。比爾陷入思緒的漩渦，完全沒發現護理師走回來告訴他可以離開了。

「我們要找的不是你。」她說。她看起來完全不尷尬，也沒有半點愧疚之意。他剛好不是他們要找的那個人。病院裡顯然還有另一位狄克森（年紀大了一截，外型跟比爾截然不同，而且住在另一棟病房大樓）。醫院這麼容易就鬧烏龍，使比爾感到不安。「妳懂我的心情嗎？拜託，我差點就要接受糖尿病治療了，妳想想，如果今天他們要做的是腦白質切除術呢？」

瑪麗安盡可能排時間去探視比爾，努力獨自照顧兩個孩子跟處理家務，同時還得忽視接二連三來詢問她老公跑哪去了的鄰居。她完全無法放鬆。「我應該是看太多電影還是什麼的了，我知道他們有可能把比爾拖去，妳應該知道我要說什麼，就是拖去割腦……」瑪麗安說到這裡卻打住了。就算距今已過將近半世紀，這件事已不具任何威脅，瑪麗安仍無法好好把話說完：「他們有可能對比爾做腦白質切除術。」

她的反應並不誇張。壞事真的有可能發生，而且也確實發生過。比爾渾然不知，不過當時有位在艾格紐斯工作的精神科醫師，被其他工作人員暱稱為「電力醫師」（Dr. Sparky），因為他非常鍾情於電擊療法。「他會對任何人進行電擊治療，如果有機會的話，可能連工作人員也是他的目標。」艾格紐斯醫院的前任社工喬・甘彭（Jo Gampon）對我說。第一位使用電擊療法的是義大利的烏戈・賽利地（Ugo Cerletti），他的靈感是來自助理。他的助理有一次造訪羅馬的屠宰場，親眼目睹豬隻在被送往宰殺台的過程中，被尖銳的電擊棒電過之後有多溫順。古怪的是，賽利地竟突發奇想將電擊當成療法。一九四〇年代，電擊療法在美國掀起熱潮，艾格紐斯醫院也熱切歡迎這個全新操作。有位當年在精神病院擔任技師的男子，想起病人每週排隊接受電擊療法的場景還是直打哆嗦。他對我說：「我們的工作就是把病人的身體壓住。壓完這個還有下一個，後面還有別人在排隊。」

我在巴頓州立醫院的精神醫學歷史博物館看過一個電擊箱，讓我驚訝的是，那個箱子的體積非常小，看起來像一台可手提攜帶的機器。這麼小巧的機器竟有這麼大的威力？我聯想到《蛇穴》電影中的畫面，奧莉薇亞・德・哈維蘭（Olivia de Havilland）緊抓著桌子，頭劇烈前後擺動，身體變得極為僵硬。我後來得知，原來製片人跟導演將電擊過程拍得十分寫實。電擊引發的抽搐有時會導致患者背部或頸部骨折。有些人甚至會直接把舌頭咬斷。肯・克西在《飛越杜鵑窩》中寫：「有人可能會說這個靈巧的小把戲，效果足以媲美安眠藥、電擊椅，還有酷刑架。」

醫生都告訴我現代的療法，跟肯・克西形容的電擊箱截然不同，目前精神醫學採用的治療方式稱為電痙攣治療（electro-convulsive therapy；ECT）。如今，電痙攣療法會被用來治療「難治型」患者，也就是那三分之一對藥物沒反應的憂鬱症患者。精神科醫師說電痙攣治療日新月異，「現在已經相當安全，患者也不會在治療過程中感到疼痛」，同時還會搭配舒緩身體動作的鎮靜藥劑，注射一般麻醉藥，讓患者在治療過程中陷入無意識狀態。目前治療時使用的電流量也比以前少，據說造成患者記憶障礙的現象也微乎其微。有份研究就指出，六五%的患者表示電痙攣療法的感覺，就跟看牙醫差不多。不過有群批判力十足，時常到美國精神醫學學會會議上抗議的民眾表示，記憶力喪失與認知能力受損等可能出現的副作用，讓電痙攣療法成為「泯滅人性的罪行」。近年來，相較於西岸的醫院，越來越多東岸醫院採用此療法——有人說這是電痙攣療法被好萊塢電影醜化所致。

瑪麗安偷偷帶了《冰冷的靈魂》（*Soul on Ice*）給比爾，這本散文集的作者埃德里奇·克里佛（Eldridge Cleaver），紀錄自己被關進最高安全級別監獄時的體悟，以及從毒販和強暴犯蛻變成黑豹黨（Black Panther）成員與馬克思主義者的心路歷程。

有位護理助理看到比爾在讀這本書，主動開口跟他聊天，彷彿初次將比爾當成人類看待一樣。

「你們聊了什麼？」我問。

「就聊那本書，也有聊到其他話題，像是日常生活，還有女人啊。」

「好有趣，我至今都沒有聽到太多病房裡的互動，像是跟護理助理的談話等。不過情況聽起來還不錯，他把你當成……。」

「對啊，沒錯，他把我當成人看。其實，他準備去忙別的事情的時候對我說了一些話，他說：『你應該不會在這裡待太久。』我想他應該是覺得我滿正常的，所以很快就會出院。」

羅森漢恩非常珍惜與護理助理哈里斯之間，那以禮相待、難能可貴的對談（在哈里斯發現羅森漢恩其實不是醫生而是病患之前），比爾也對這次互動感到心滿意足，因為這種情況實在相當少見。他很想念被當成正常人看的感覺，也決定是時候離開醫院了。

他出院的原因與過程模糊不清。羅森漢恩並未在書中詳述，只說八天後比爾「突然」想到自己有非出席不可的活動。比爾說他只跟院方表示自己想離開（他真的很想參加舊金山北部的越野摩托車賽），院方就讓他離開了。羅森漢恩提到所有假病患出院時，院方都有進行出院準備或提出繼續安置的建議，不過在比爾的紀錄中，完全沒有出院準備或違背醫囑的資料。他的醫生有用**病情緩解中**描述他的狀況嗎？他們有替比爾規劃出院後的藥物治療，或安排社區支持系統嗎？比爾認為院方並沒有這些行動。我試著追查醫院的檔案紀錄，但只找到一張紙，上頭的「出院原因」欄位留白。

不過，有位精神科醫師將比爾拉到一旁，對他說：「你知道嗎，有時候人生會出現很多應付不來的事，讓

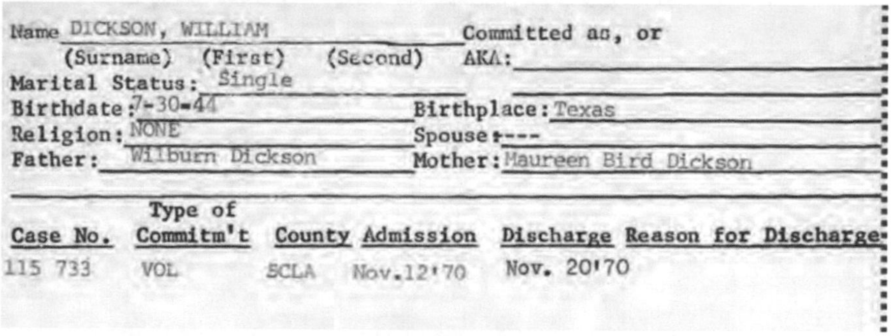

Name DICKSON, WILLIAM Committed as, or
(Surname) (First) (Second) AKA:
Marital Status: Single
Birthdate: 7-30-44 Birthplace: Texas
Religion: NONE Spouse: ----
Father: Wilburn Dickson Mother: Maureen Bird Dickson

Case No.	Type of Commitm't	County	Admission	Discharge	Reason for Discharge
115 733	VOL	SCLA	Nov.12'70	Nov. 20'70	

比爾的醫療檔案紀錄

人覺得自己快不行了。如果在承受這些壓力時做出難以挽回的舉動，那實在非常遺憾。」

比爾很感謝這位醫師的提醒——即便要出院了，醫生顯然還是很擔心他尚未痊癒，認為他可能仍有自殺傾向，所以花心思向他傳授一些人生智慧。一天後，比爾如期出院。他在艾格紐斯醫院中待了九天，比其他假病患的平均安置時間還少十天。而在四年前，艾格紐斯患者的平均住院時間為一百三十天左右，相較之下比爾的九天根本微乎其微。

出院後的那幾年，比爾跟著羅森漢恩到全美各地的數間學校演講，擔任非正式的客座講師。由此看來，對於隱匿假病患的真實身份，羅森漢恩並不像我想的那麼謹慎小心。研究造成的轟動與迴響確實令比爾感到振奮，不過他未曾試圖將眾所矚目的焦點轉移到自己身上。日子一天一天過去，比爾的住院經歷也成為那段加州時光中，另一段鮮少被提起的往事，就連他自己也幾乎不曾回頭審視。我向比爾的女兒問起這份研究時，她根本不曉得父親也參與其中。

比爾是最後少數幾位住進艾格紐斯醫院的患者。在他入院的兩年前，艾格紐斯大張旗鼓重整形象，致力轉型成專門服務發展障礙者的機構。最後，院方將所有精神病患轉到其他機構，其中有些病患甚至已在艾格紐斯待了數十年。患者重回社區或被轉往納帕州立醫院（Napa State Hospital），這是當時北加州僅存的大型州立醫院。艾格紐斯醫院在二〇〇九年正式停止營運，全加州剩下六所州立精神病院，其中五所僅用來收容司法精神病患（罪犯）。

如今在醫院舊址上的，是甲骨文（Oracle）這家大型全球企業軟體公司。在經過悉心整理的土地上，艾格紐斯醫院唯一留下的，是那只有一間房間的小博物館，以及高速公路旁的**艾格紐斯發展醫院中心**出口指標，醫院本身早已邁入歷史。

17
羅絲瑪麗・甘迺迪
Rosemary Kennedy

〈失常之地的正常人〉出版後掀起軒然大波。全美面臨迫切挑戰，必須想辦法應對研究揭露的真相。大衛・羅森漢恩、比爾・安德伍德跟其他研究參與者，拿出獲得《科學》期刊認可的證據，替反精神醫學運動與類似反抗聲浪長久以來的論述背書：精神病院是未開化時期遺留下的產物，應全面關閉。「反精神醫學運動人士現在能證明自己的論據符合事實。發表在科學界一流期刊中的一篇科學研究論文，證明精神科醫師無法判斷患者的精神狀況……更糟的是，隔離監禁、無力、失自我感、羞辱以及去人性化的遭遇和經歷……就足以將正常人逼瘋。」瑞爾・基恩・艾薩克（Rael Jean Isaac）與維吉尼亞・阿爾馬特（Virginia Armat），在《當街瘋狂》（*Madness in the Streets*）中寫道。

精神醫學界內外都有人指出精神病院根本是「多餘的」，是進行「殘暴治療」的場域，只是精神醫學這套過時系統的一大癥結。精神醫學急需來場大改造，陋習與不當操作也該盡快有所了結。到了《科學》期刊發表〈失常之地的正常人〉的一九七三年，加州州長隆納・雷根將莫德斯托（Modesto）、德威特（Dewitt）跟門多西諾（Mendocino）州立醫院關閉，並將艾格紐斯轉型成收容發展障礙者的機構（比爾入院時正好碰上這波轉型期）。他也公告多項計畫，準備在一九八二年前淘汰所有加州公立精神病院。有位律師在一九七四年指出，「對病人來說，與其待在沒有好好照顧病人的醫院內，留在院外不接受治療反而比較好。」這句話精確點出當時社會大眾對精神病院的看法。

對於反精神病院的公眾輿論而言，羅森漢恩跟他的研究提供的助力，或許遠大於其他學術研究，不過關閉精神病院的行動早在幾十年前，尤其是約翰．甘迺迪（John F. Kennedy）的妹妹羅絲瑪麗出生時就開始了。

羅絲瑪麗．甘迺迪（Rosemary Kennedy）降臨人世的頭幾個小時，狀況之棘手令人難以想像。她母親的羊水破掉時，醫生未能準時抵達現場。為了等待醫生來親自接生，護理師要羅絲．甘迺迪（Rose Kennedy）將雙腿夾緊，但這仍無法讓產程暫停，護理師只好將嬰兒的頭塞進羅絲的產道，最後導致新生兒腦部缺氧。

自羅絲瑪麗幼年起，大家就清楚知道她跟兄弟姐妹不一樣。她無法順利握湯匙、騎腳踏車，後來在學習讀書寫字時更是困難重重。對野心龐大的甘迺迪家族來說，羅絲瑪麗簡直是個累贅。家族大家長「喬」．甘迺迪（Joe Kennedy）盡全力不讓社會大眾得知羅絲瑪麗的狀況——他們的官方說法是「智能障礙」。在對外公開的家族照片中，羅絲瑪麗身邊總有家人陪同。在其中一張照片裡，羅絲瑪麗的父親抓著她的手臂，彷彿是想限制住她的肢體行動。羅絲瑪麗長大後，美貌越來越出眾。她是甘迺迪家族最具魅力的女性成員。羅絲瑪麗身材玲瓏有致，留著一頭俏麗的卷髮，喜歡穿著精緻、閃亮耀眼的服飾，臉上堆滿迷人開朗的笑容。

家族將羅絲瑪麗送到各間學校，最後她終於在小學四年級學會閱讀。後來，羅絲瑪麗越來越無法融入群體生活，行為逐漸脫序。住在教會學校時，她會突然在半夜消失好幾個小時。無論她溜出去散步時都做了些什麼，對日漸壯大的甘迺迪王朝來說都是一大威脅。假如不幸被八卦小報拍到，或甚至是肚子被搞大，這個虔誠的天主教家庭就再也站不起來了。她的行徑越來越難以掌控，老喬只好尋求女修道院以外的途徑來解決這個困擾。

尋覓之下，他找到兩位美國醫師，沃爾特·費里曼（Walter Freeman）跟外科醫師詹姆斯·瓦特（James Watts）。他們倆將葡萄牙神經學家安東尼奥·埃加斯·莫尼斯（António Egas Moniz）開發的腦白質切除術引進美國。莫尼斯曾在一九四九年榮獲諾貝爾獎，他讀過兩位耶魯大學生理學家的黑猩猩實驗後，決定嘗試極端的額葉手術。莫尼斯試著將這種手術運用在人體上，受試者為嚴重憂鬱症患者以及慢性思覺失調症患者。手術過程中，醫生會將前額葉皮質與大腦間的連結切斷，讓患者得以痊癒（這裡所謂的痊癒，指的是患者會變得比較好控制，但容易大小便失禁，整個人也會無精打采）。神經學家費里曼將這種繁複的高難度精神外科手術簡化。他改良後的手術方式被暱稱為冰錐療法，只要將器具伸進患者腦部一下子再拿出來，就能輕鬆完成手術。首先，患者會先接受幾輪電擊療法。患者失去意識後，醫生會將手術工具從眼窩穿到腦部，嗖嗖揮動幾刀，幾分鐘後就能毀損大腦構造。

腦白質切除術起先並不是專為羅絲瑪麗這樣的智能受損者所設計，但這不打緊。腦白質切除術被用來治療各式各樣的病症，像是同性戀、性成癮，還有毒品成癮等。這種用單一簡易手術來治療各式精神疾病的概念，跟十九世紀初的單一精神病理論遙相呼應。雖然在州立精神病院中，女性精神病患的比例相當低，但接受腦白質切除術的患者中有六成是女性（根據一份歐洲實驗，接受腦白質切除術的患者有八四%是女性）。

羅絲瑪麗的妹妹凱薩琳・「基克」・甘迺迪（Kathleen “Kick” Kennedy）是名新聞記者，她對腦白質切除術進行調查後，對母親說：「我們不會想讓羅絲接受這種手術的。」不過，基克的論斷是否有傳到她父親耳邊，這點我們無從判斷，因為喬・甘迺迪繼續安排手術事宜，並在一九四一年跟費里曼和瓦特醫師約好在喬治華盛頓大學醫院（George Washington University Hospital）動刀。當年羅絲瑪麗僅二十三歲。

醫師詳細紀錄手術過程，因此我們得以清楚窺探羅絲瑪麗到底經歷了些什麼。瓦特醫生在羅絲瑪麗頭部兩側靠近太陽穴的位置鑽了兩個孔，並切了足以讓砧形的小手術儀器通過的切口，這器材看起來就像酒保用來調雞尾酒的工具，令人不禁忽略其破壞力。醫生將手術儀器從切口伸進羅絲瑪麗的前額葉皮質，這裡是大腦最前端的部位，負責處理高階執行功能、決策和未來規劃等抽象概念。手術過程中，羅絲瑪麗會朗誦詩詞或唱歌來展示認知程度，瓦特醫生則會前後旋轉手術儀器，並不斷重複這個動作。第四次轉動手術器材時，羅絲瑪麗開始語無倫次。

手術過程實在令人憎惡。離開喬治華盛頓大學醫院時，羅絲瑪麗根本無法交談或行走。經過幾個月的復健，她才再度掌握最基本的肢體動作。因為有隻腳的腳掌永遠呈現足內翻，她幾乎不可能在無人協助的情況下四處走動。溝通時她的語調含糊不清，後來才終於學會說幾個比較簡單的詞。她整個人就像中風那樣，「如同一幅被猛烈揮砍過後的畫，已然面目全非。她退化到嬰兒時期，口中咕噥著幾個字，呆坐好幾個小時，雙眼直愣愣地盯著牆壁，旁人只能從某些殘留下來的線索，來判斷她曾經是位年輕的女子。」新聞工作者勞倫斯・李瑪

（Laurence Leamer）在《甘迺迪家族傳奇》（*The Kennedy Women*）中寫道。喜歡漂亮衣服跟跳舞的她，曾經如此活潑有勁、精力充沛，她的魅力更令所有人心醉神迷。羅絲瑪麗的這番轉變令她母親痛苦不已，有位傳記作者曾寫，她母親可能有二十年以上未曾拜訪自己的女兒。最後，甘迺迪家族將羅絲瑪麗移到威斯康辛州的傑佛遜，讓她住進聖柯列塔特殊孩童學校（St. Coletta School for Exceptional Children）的私人單層磚屋。這所教會學校是由方濟各會的修女所經營，羅絲瑪麗在此長居至離世，二〇〇五年去世時享壽八十六歲。羅絲瑪麗的遭遇對甘迺迪一家而言是永遠的汙點。羅絲後來表示甘迺迪一家日後遭受許多悲劇打擊，他們對羅絲瑪麗所做一切就是第一樁悲劇，而且也對「整個甘迺迪家族帶來更多威脅、死亡以及悲傷」。

羅絲瑪麗跟她在全美最受敬重的醫院受到的「照護」，在她哥傑克的心中留下深刻印象，而傑克就是後來成為總統的約翰．甘迺迪。一九六三年二月，也就是甘迺迪總統在達拉斯遇刺的八個月前，他正式宣布：「今日，我將一系列提案送交國會，矢志打擊精神疾病與智能障礙。這兩個令人飽受折磨的議題始終遭到忽視。它們發生的頻率日漸增加，越來越多民眾受其所苦，治療的時程也越拉越長。跟其他病症相比，這兩大問題讓更多美國民眾和家庭受盡折磨。我們隱忍太久了。精神疾病與智能障礙深切困擾全國的良知，但大家不願提起，只想一拖再拖，卻又迫切等待解決方案。全國共同努力解決問題的時間到了。如今，我們能借助新的醫療、科學、社會工具和見解來面對問題。」

他的目標是，「將病患救出監禁式公立機構，讓他們重返社群與家園，而不必面對艱難與風險。」

為取代大型精神病院，約翰．甘迺迪總統達成聯邦共識，承諾打造以社區為基礎的精神療養機構，讓罹患嚴重精神疾病的民眾能住在精神病院以外的空間。這個做法主要是根據逐漸興起的社區精神醫學理論，也是為了因應現代史上最黑暗的時刻而生的策略。「二戰時期的美軍精神科醫師發現，如果士兵能在戰線後方的野戰醫院接受治療，就能避免出現慢性戰爭精神官能症（chronic war neurosis，如今我們可能會稱之為創傷後壓力症候群）。在野戰醫院的他們，不僅能跟弟兄夥伴待在一起，也能迅速出院重返所屬單位。」保羅．艾佩爾鮑姆（Paul Appelbaum）醫師在《近乎革命》（*Almost a Revolution*）中寫道。社區精神科醫師也同樣希望患者能離開州立精神病院，短暫待在緊急醫療單位中即可，而長期精神病患則該重回社會大眾的懷抱。有些研究顯示，「長期住院治療可能會對患者產生負面影響，使患者被『制度化』，而逐漸缺乏自理能力。」這席話對社區精神醫學支持者來說，簡直是一大助力，十一號病房的工作人員、索緹莉亞之家創辦人跟羅森漢恩可能都會舉雙手贊成。此外，新上市的藥物也讓民眾能有所期盼，就連病得最重的患者也有可能透過服藥，在精神病院外真切地過生活。

「十年至二十年內，我們確實有機會將精神機構中的患者數減少五成以上。」發表這段宣言的甘迺迪總統，在一九六三年正式簽訂社區心理衛生法案（Community Mental Health Act），這也是一系列淘汰精神病院政策的第一步，使患者大規模遷出精神病院，「如同聖經中的《出埃及記》持續上演」。

五成以上。這聽起來雖然過於狂妄、理想，但跟後來實際數字相比卻還略顯保守。為了延續甘迺迪的操作，接任總統的林登．詹森（Lyndon Johnson）簽訂法案，在一九六五年設立聯邦醫療保險（Medicare）與醫療補助措施（Medicaid），這兩大專案是專替低收入與高齡族群設置的聯邦健康照護保險。此外，詹森更指名聯邦政府為精神健康服務的「支付者、承保人以及監管者」。精神疾病機構（Institutions for Mental Diseases；IMD）的排除條款，其實就是醫療補助措施之限制條款（也就是終止補助條款）的化身。在此規範下，州政府不得將聯邦醫療補助措施的預算，拿來補助設有超過十六個床位的精神機構。這代表通常設有超過十六張床位的多數州立醫院，都不會再領到聯邦政府資金。州政府發現如果將醫院關閉（假如不這麼做，就得一肩扛起照顧重症患者的開銷），就能將照護的成本轉移給聯邦政府，就開始以前所未見的速度讓患者出院並關閉精神病院，讓精神病患去競爭一般醫院精神科的有限床位，或是將病況最重、年紀最大的患者轉到獲醫療補助措施支援的療養院。ＩＭＤ排除條款至今仍原封不動，醫療補助措施目前也依然是美國精神照護的最大資金來源。在各項措施之下，重症精神病患被送進「更醫學的治療環境」中（像是負擔超重的急診部門），也讓品質更好的精神照護機構逐漸私有化，而這項趨勢仍持續至今。雖然美國政府在二〇〇八年通過聯邦精神健康平等法案，保險公司目前還是會從給付基礎醫療的每一塊美金中，撥出八十三分給精神健康專業從業人員，而領取保險的精神科醫師比例僅略高於五〇％（其他醫療從業人員則有八九％）。

同時，公民權利律師也以人權之名對精神病院提出訴訟。貝茲倫精神健康法律中心（The Bazelon Center for Mental Health Law），是由一群律師與精神健康專業從業人員組成，他們在一九七二年於華盛頓正式營運，目標是捍衛精神失能者的權利。先前沒有代理人或孤立無援的病患（還記得羅森漢恩當初為了入院安置，必須轉交自己的公民權嗎？），現在終於可以借助這群律師的力量，讓自己不被醫院監禁或盡快出院。在一系列重大法案推動之下，患者必須在「最不受限制的環境」接受治療，患者與醫護人員的比例也得降到最低，比爾入院安置時生效的蘭特曼－佩特里－肖特法案就是其中一例。更嚴格的安置法案也更明確指出，唯有在患者「嚴重失能」，或對自己與他人構成即刻威脅時，院方才能強制安置患者。有聲音在耳邊說著「砰、空洞、空虛」等字眼，這種模稜兩可的說詞再也不構成患者入院安置的理由。一九七一年的懷艾特對斯蒂克尼（Wyatt v. Stickney）案件裁決強調，如果州政府無法滿足最低照護需求標準，就不能強制患者入院安置。面對新的法規，精神病院並未重新整修或更新人員設備，而是徹底終止營運。

而基於投機心態，政治人物非常樂見精神病院結束營運，因為這樣能省下一大筆預算。精神醫學家E・福樂・托利（E. Fuller Torrey）寫道：「精神疾病治療系統基本上就是被砍頭了。」

從比爾跟羅森漢恩的安置經驗，還有羅絲瑪麗・甘迺迪接受的腦白質切除術來看，這種發展確實令人鬆一口氣，對吧？

甘迺迪總統未能親眼見證自己的政策帶來的效應。在他逝世的一九六三年至羅森漢恩發表論文的一九七三年間，州立與郡立精神病院的住院人數減少將近五〇％，從五十萬四千六百人降至二十五萬五千人。十年後，美國精神病院患者數又減少接近五〇％，來到十三萬兩千一百六十四人。跟甘迺迪總統發表演說時相比，如今美國人口多出一倍，精神病院的病床總數卻僅為當時的十分之一。

儘管有滿滿的理想與承諾，但問題是社區照護的美夢卻從未成真，因為資金未曾實際兌現。這些錢本該用在患者身上，但事實卻非如此。社區照護模型頂多只提供病況輕微的患者有名無實的照護。情況最嚴重的患者根本就遭到忽略或無視。早在一九六九年，理查・蘭姆（Richard Lamb）就點出，新的社區療養機構其實根本是「小型長期州立精神病院，裡頭沉悶壓抑的氣氛令人受不了」。

促使精神病院關閉的政府政策，並未妥善將患者安置進社區中，反而將患者趕到大街上，或使他們住進遊民之家。在後段章節我們還會看到，這些精神病患甚至被送進監獄。

有位目前於司法精神醫學單位任職，在去機構化陰影下執行業務的心理師對我說：「我們看見隧道另一頭傳來亮光，卻不曉得光線是來自迎面駛來的火車。」

Part IV

精神醫學的革命

「萬物荒腔走板，狂人也成專家。」

——亨特・斯托克頓・湯普森（Hunter S. Thompson），
〈超級盃的恐懼與厭惡〉
（Fear and Loathing at the Super Bowl）

18 The Truth Seeker 真相追尋者

自己的研究是促成精神病院紛紛關閉的要角，我想羅森漢恩肯定感到很滿意。〈失常之地的正常人〉發表後過了幾天，他跟一位精神科醫師通信，那位醫生建議可以用另一種方式來解讀羅森漢恩的研究：或許應該挹注**更多**資金來改善精神病院的水平？羅森漢恩不同意：「我根本不確定在這個領域投入更多經費是否有所幫助，有時候我甚至想，或許縮減經費對患者來說更有益。」

羅森漢恩對自己的信念是如此篤定。不過篤定這兩個字對我來說太過奢侈，我再也不敢貪圖妄想。研究得越深入，整個故事也越複雜。

比爾的故事中有許多令我匪夷所思之處，這讓我心生疑竇。閱讀羅森漢恩的筆記時，我碰到許多似乎不怎麼專業、甚至有些不道德的漏洞，像是關於安置時間的錯誤（雖然不是什麼大問題，但比爾只在院內待了八天，羅森漢恩卻一直將比爾的入院時長寫成七天），還有錯得離譜的患者數（羅森漢恩在筆記中說「比爾．狄克森」的醫院收容八千名患者，但其實裡頭只有一千五百一十位。）。另外，他甚至在私人筆記中拼錯比爾的假名（把 Dickson 拼成Dixon，雖然這有可能是刻意為之）。不過，比爾的記憶跟羅森漢恩的筆記也有所出入：羅森漢恩提到所有假病患出院時，診斷書上都寫著「病況緩解中」，不過比爾出院時醫生並沒有下這個診斷。比爾也不記得自己有在院內紀錄詳細數據，例如醫護人員待在病房內的分鐘數。在論文前幾版初稿和後來發表的版本中，羅森漢恩皆提供相當明確的分鐘數。羅森漢恩更在論文中列出在病房中碰到假病患時，有多少比例的精神科醫師與護理師會展現哪些行為（例如，七一%的精神科醫師會繼續往前走、撇開頭，二%則會停下來聊天）。另外，羅森漢恩也在文章中提到，護理助理平均會花十一．三%的時間在鳥籠外和病房樓面，而每班護理師出現的平均次數則為十一．五次。「他絕對不可能從我這裡拿到這麼確切的數字，我根本沒有這麼仔細觀察醫護人員的辦公室。我只有告訴他，我有多常看見護理師跟護理助理在病房區走動而已。」比爾對我說。如果連就讀心理學研究所的比爾都沒有搜集這些資料，那這些數字是從何而來？

羅森漢恩根本沒準備人身保護令，卻告訴瑪麗安自己已經備好這份文件，這點我也很在意。羅森漢恩這麼漫不經心地將比爾送進醫院，事前也沒有做好妥善準備跟訓練，導致比爾吞下一大堆氯普麻，這種態度我實在不欣賞。在比爾之前，羅森漢恩已經訓練過六位假病患了，難道他沒從中學到經驗嗎？另一件讓我困擾的事情，是羅森漢恩並沒有徹底調查艾格紐斯醫院。艾格紐斯醫院當時處於混亂之中，正準備終止營運，在這種情況下送假病患進去做實驗相當危險，也非常不公平。艾格紐斯醫院根本不夠格作為實驗對象，當時醫院正處特殊轉型時期，院內根本毫無秩序可言，實驗結果根本不具可推論性。

羅森漢恩自己臥底入院安置時，費了好大一番功夫確保自己不會出事。他不僅事前通知院長，更要求在入院前先到醫院參觀。但完全沒有資料顯示輪到學生做實驗時，他也同樣採取這些防範措施。身為研究者、老師，而且同樣身為人的他，難道沒有義務確保比爾已經做好萬全準備，面對這份會對身心造成創傷，甚至有可能構成危險的研究嗎？根據我自己的研究和他的書寫，眼前的羅森漢恩不像是我當初認識的那個人。這些疑點不僅讓我懷疑羅森漢恩的人格，更讓這份研究的可信度大打折扣。為了讓實驗數據**有所意義**，關鍵在於羅森漢恩將假病患對症狀的描述，嚴格限制為「有聲音說著『砰、空洞、空虛』等字眼」。然而，沒有協助假病患做好萬全準備，這使研究效度大打折扣。

當然，比爾的記憶也不保證全然正確，因此也有可能導致兩邊說法不符。基於這些因素，我重新翻看羅森漢恩私人資料中的「**批評**」檔案夾，希望能從充滿敵意的批判聲浪中獲得新的洞見：

- 「研究方法不當造成嚴重謬誤。」——耶魯大學精神醫學系保羅・弗萊什曼（Paul R. Fleischmann）
- 「假病患顯然是替偽學術研究搜集假數據。」——羅徹斯特大學（University of Rochester）醫學院精神醫學系奧托・F・泰勒（Otto F. Thaler）
- 「假如我喝了一夸脫的血，然後隱瞞實情，跑到醫院急診室吐血，我想大家都能預期醫護人員會有何反應。假如院方判定我潰瘍出血，並提供相關治療，難道我能說醫學界無法判斷這種病症是真是假嗎？這種說法又有多少說服力？」——麥克萊恩醫院精神科醫師西摩・凱提（Seymour Kety），思覺失調症遺傳學研究者。

▼「從羅森漢恩的……呃……數據來看，他的研究結論一點根據也沒有，這種說法根本不言自明……《科學》為什麼會刊出這篇文章？」──喬治亞州醫學院J．凡斯．以瑟拉爾（J. Vance Israel）

《科學》為什麼會刊出這篇文章？研究初期我也曾想過這個問題，也向《科學》聯絡，詢問他們能否透露審查這篇論文的相關資訊與細節。羅森漢恩不可能什麼都沒做，只是把論文副本寄過去，就讓這份名聲響亮的期刊將自己捧成學術界紅人。他肯定也得參與同儕審查過程。期刊編輯部的某位人員肯定曾跟他要過數據，詢問過假病患跟醫院資訊。這就是學術期刊的運作方式，更是**該有**的流程。

遺憾的是，《科學》不願提供詳情。某位《科學》期刊代表表示期刊不會透露審查細節，因為這些屬於機密資訊。期刊想保護審查者。我請社會學家安德魯．史考爾幫忙，請他以學術人員的身份替我向期刊徵求相關資訊。這次期刊以另一種理由回絕：他們表示自己並未保留那麼久以前的資料。有位羅森漢恩的同事，也想發表自己後續進行的假病患研究。在他們的通信內容中，羅森漢恩說自己之所以選擇《科學》，「主要是因為他們的審查速度很快。通常投稿人能在兩個月內收到回覆，四到五個月內文章就能送印出版」。關於羅森漢恩為何將文章投到《科學》，心理學家班．哈里斯（Ben Harris）有另一番見解。他認為羅森漢恩選擇《科學》的主因，是因為這是一份通才型期刊（意思是這份期刊對各大學術領域都有所涉獵，跟《分子精神醫學》（*Molecular Psychiatry*）這種較專精的期刊有所不同）。羅森漢恩可能藉此找到在學術圈出名的祕徑。哈里斯表示：「將論文投到《科學》可能是一項策略，藉此讓文章躲過臨床心理學界重量級研究者的審查。」

由於刊登這篇論文的期刊名聲之響亮，來自同領域人士的猛烈批評似乎絲毫未對論文造成打擊——可說是根本沒有。精神科醫師如同飢渴的美洲豹，緊咬著離群索居的獵物不放。這頭獵物（更糟的是，獵物甚至是位心理學家）洋洋自得、趾高氣揚，獲得的關注遠超過同行所能及。某種程度來說，越演越烈的反精神醫學運動，早就讓普羅大眾對這個學科有所質疑，他們更不可能去同情滿心不悅、名聲危在旦夕的精神科醫師。同業人士越是咬牙切齒，這份研究的力量就越強大。

不過有份批評似乎令羅森漢恩不安。我之所以有這種感覺，是因為羅森漢恩在資料夾中放了五份批評的影本。而且我要再說一次，他放了這麼多份批評的影本，卻沒有留下任何假病患的筆記。那份批評名為〈科學中的偽科學〉（On Pseudoscience in Science），是由羅伯特·斯皮策所撰寫，他就是將同性戀從第二版《精神疾病診斷與統計手冊》撤除的功臣。那篇文章極盡嘲諷之能事，讀起來相當過癮。在我讀過的所有學術文獻中，這大概是最好笑的一篇。文章內容尖酸刻薄、幽默風趣，同時又超級鞭辟入裡、一針見血。

「有些食物滋味鮮美，卻會在口中留下令人難受的餘味。」斯皮策以這句話開頭：「羅森漢恩的研究正是如此。他的論文被刊登在普及且備受敬重的《科學》期刊中，因而在科學界引發軒然大波。」斯皮策將論文稱為「包裝成科學的偽科學」，還說從文末的結論來看，他會替這份研究做出『邏輯緩解中』的診斷。接著，斯皮策針對這篇論文的各個面向進行批評，「根本不知該從何說起。」他認為論文的研究方法「根本不科學」，「正常與失常」

（sanity and insanity）[1]這兩個術語也非精神醫學診斷，而是法律概念[2]。〔羅森漢恩在一九七三年寫信給佛蒙特州的精神科醫師亞歷山大・尼斯（Alexander Nies），解釋自己為何使用這兩個詞：「『正常』跟我們所謂的『普通、平常』概念最接近（你想，這些詞能引發多少爭議）。」〕

斯皮策指出「病況緩解中」（in remission）這個說法很少見，但卻一致出現在八位假病患的出院診斷中（雖然比爾的醫師似乎沒下此判斷），可見醫生**確實**注意到這些假病患跟其他患者不同。斯皮策呼籲羅森漢恩公開他的數據和資料來源。斯皮策暗示羅森漢恩刻意不讓讀者獲得研究相關資訊。「目前為止，我都推斷所有假病患只展現單一精神異常症狀。事實上，我們根本不曉得假病患營造出何種形象。在這份刊載於《科學》的研究中，假病患被問到幻覺對生活造成何種影響，以及尋求住院安置的原因時，他們是怎麼回答的？他們肯定有碰到這些問題。」斯皮策問。

斯皮策堅稱羅森漢恩拒絕透露自己與假病患的就醫紀錄，這點令羅森漢恩特別惱怒。我之所以知道羅森漢恩的反應，是因為他另外留了一份名叫**羅伯特・斯皮策**的檔案夾，裡頭是他們私下往返的信件。

〈失常之地的正常人〉發表一年後他們開始通信，當時斯皮策一邊寫下這篇批評，一邊

---

[1] 譯注：在中文的法律情境中，sanity 為「精神正常、心智健全」，insanity 則為「精神失常、精神異常」。

[2] 在法律背景中，精神失常涉及意圖與目的——關鍵在於被告在犯案過程中，是否有能力判斷是非對錯。以下是 Law.com 網站的定義：「名詞。精神疾病嚴重到使人無法分辨幻覺與現實，因精神病而無法處理個人事務，或是因而出現無法克制的衝動行為。」

協辦以羅森漢恩的研究為主題的學術研討會，會議是由《變態心理學雜誌》贊助。

第一封信以「親愛的戴夫」（Dear Dave）開頭，我覺得這個稱呼相當詭異，因為羅森漢恩鮮少使用戴夫這個別名。這刻意營造出來的親密感，感覺不像在握手，反而像在肘擊羅森漢恩的軟肋。斯皮策起先友善地請羅森漢恩提供所有引用其研究的文獻。不過仔細一讀羅森漢恩的回應，就能讀出在字句間湧動的怒火。我想羅森漢恩讀這封公函時，大概是坐在論文堆成山的桌前，食指抵著太陽穴，整張臉氣得漲紅。斯皮策應該是愉快地在打字機前敲打書寫，想到有力的反駁論點時嘴角還不禁上揚。搞不好他甚至將論述修得更具攻擊性，好直接一刀命中論文的弱點。

斯皮策一直以來對硬數據和分類相當著迷。據說當年還是個男孩的他，某次參加宿營時，替其他參與活動的女孩設計一份評分量表，以此紀錄她們的迷人程度。到了青少年時期，斯皮策對精神分析越來越感興趣，也對賴希（Reich）學派心理學與源自該學派的奧剛能量箱療法[3]特別好奇。這種在一九四〇與五〇年代流行一時的虛假療法，聲稱能利用宇宙能量來緩解精神疾病（同時也主張外星生物確實存在）。斯皮策利用奧剛能量箱進行一連串實驗後，發現這個箱子到頭來只是個箱子，完全無法提供坐在箱子裡的人任何療效。完成這項研究時，斯皮策還未滿可合法飲酒的年紀。

另一個較不為人知的動機，其實是來自家族背負的沉重陰影。斯皮策的祖父在罹患神經系統疾病後，將自己連同輪椅推出窗外。他的母親受憂鬱症所苦，病況在他姐姐死於腦炎後惡化，當時斯皮策僅四歲。外表上看來，斯皮策是個熱情有勁、活潑愉快的男子，但他其實也遺傳了家族的黑暗面，奮力在憂鬱症和認為自己毫無價值的感受中掙扎。後來他選擇在學術生涯中，自在地與確切的數字和鐵錚錚的事實共處。

斯皮策是個「真相追尋者」，這是他最大的特色，斯皮策的妻子珍妮特．威廉斯（Janet Williams）對我說，而羅森漢恩的研究激起他對知識的興趣。

在信件中，他們不斷以被動攻擊的形式隔空交火，之間還帶著一點親切的色彩，來回在信末寫了「誠摯敬上」（羅森漢恩）與「真摯敬上」（斯皮策）。斯皮策多次請羅森漢恩提供其他假病患的資料，羅森漢恩則迴避問題，只說那些資料包含敏感資訊。斯皮策不斷堅稱羅森漢恩「拒絕指認」是在哪些醫院進行研究，羅森漢恩也開始自我防衛：「這個說法暗示我試圖隱瞞部份事實。但你知道事情並非如此。有些人曲解我的研究，認為研究目的是點出精神科醫師跟醫院基本上能力不足，所以我有義務保護資料來源。」羅森漢恩寫道。（文章發表後，羅森漢恩開始以婉轉的方式闡述研究結果，試著淡化他在論文結論中提出的批評。他在《科學》期刊上公開一封回應批評的信函，寫道：「我想特別澄清，這份研究背後的理論跟研究報告本身，並未擁護醜化或詆毀精神醫學照護的說法或見解。」）

接著，羅森漢恩發動攻勢：「我也同樣針對你的文章提出一些見解。文章標題跟摘要中都寫了『科學中的偽科學』。此一說態度輕蔑，實在沒有必要。如果某人不同意研究發現，

③ 佛蒙特州參議員伯尼．桑德斯（Bernie Sanders）是賴希學派的支持者，據傳他也擁有屬於自己的奧剛能量箱。根據《瓊斯夫人》（*Mother Jones*）的報導，桑德斯在一九六九年替《自由人》（*Freeman*）寫了一篇名叫〈癌症、疾病與社會〉（Cancer, Disease and Society）的文章，在文內引用威廉．賴希（Wilhelm Reich）於一九四八年出版的《癌症生物病理》（*The Cancer Biopathy*）。文章指出桑德斯確定「『情緒健康、性健康與癌症之間確實有所連結』，他也帶領讀者爬梳賴希的理論，了解壓抑『生物性興奮』（biosexual excitation）會導致何種後果」。

能說這份研究是偽科學嗎？在你看來，難道科學就得具備一定方法，或是必須提出特定發現嗎？此外，在你認同幾項研究發現的同時，肯定也能找到其他方法，來表達對你研究方法或詮釋的不贊同，不必選擇如此容易惹事生非的字眼。同樣出現在標題與摘要裡的『邏輯緩解中』，完全是人身攻擊。請將評論重點擺在文章本身，例如依你所見，這篇文章邏輯不通。如果能不要將矛頭指向作者，單純評論內容，論述力道可能會更強而有力。」

斯皮策提出一些自己的批評作為回應，並對羅森漢恩針對數據的統計詮釋表達輕蔑。「或許我們唯一能期待的，是大幅縮減未來的信件長度。」斯皮策諷刺地說。

從這個階段開始，羅森漢恩的文字傳達出猛烈怒火，我還沒在其他文章中看他這麼生氣過。他根本就是在罵髒話。他找來成立索緹莉亞之家的洛倫·莫斯，請他給點意見，甚至還請哈維佛德醫院的院長傑克·克雷門斯，請他代表自己跟斯皮策聯繫，說服斯皮策不要發表那篇批評文。他的說法是醫院的名譽會出現不必要的汙點，還說：「現在，我本人跟醫院的院長（當初就是由他親自安排我入院安置的事宜）向你澄清，我待在院內的部分原因是為了教學練習，跟做研究並無直接關聯。」

等一下。

哈維佛德醫院跟他的研究無關？只是教學練習？當然，教學練習可能是初衷，但羅森漢恩絕不能辯稱自己未將哈維佛德的住院經驗，納入〈失常之地的正常人〉中。此外，就算不是全部，研究中深入描述的場景也大多出自羅森漢恩的安置經驗。患者走到假病患面前，對假病患說：「你根本沒瘋，你是記者或教授，只是來探查院內情況。」這跟羅森漢恩在醫院內寫的筆記一字不差。看見護理師在患者面前調整內衣的，確實就是羅森漢恩。他甚至直接在研究中引用巴特雷特醫師寫的病歷，巴特雷特就是當時安排他安置的醫生。他怎麼能說哈維佛德醫院只是測試？

這百分之百是在說謊，羅森漢恩自己也很清楚。

羅森漢恩心知肚明，斯皮策也一清二楚。真相追尋者成功取得了羅森漢恩的病歷，我自己也一直在追查這幾張紙。現在這份資料就在我手中。

19 其他問題都由此而生

"All Other Questions Follow from That"

在心理治療中，所謂的「啊哈頓悟經驗」指的是內心有所領悟的階段。在這個時刻，我們會突然茅塞頓開，壓抑已久的感受會浮出檯面，並對事物開始有所體會與理解。我從遠在四十年前的羅伯特．斯皮策身上，獲得這份頓悟經驗。

我開始著手研究羅森漢恩的病歷。粗略瀏覽之下，病歷確實與研究內容相符：病歷中寫著他的假名大衛．盧里；住院安置的天數也正確（不過我發現羅森漢恩有時會根據聽眾或讀者群的不同，而稍加誇大住院天數）；病歷中也記載醫師的診斷：「思覺失調症，情感型思覺失調」，以及後來的「妄想型思覺失調，病情緩解中。」這些細節都跟已發表論文中的內容相符，檢驗過關。

不過斯皮策當時就發現，事實並非如此。

〈失常之地的正常人〉中的一大基本原則，是所有假病患都只呈現**單一症狀**，也就是有聲音說著「砰、空洞、空虛」。其他個人資料上的調整，只是為了讓實驗參與者能多一重保障。羅森漢恩在文章中提到，他們只改變姓名、職業和地址，但「不會改變容貌、更動個人經歷或生活現況」。

當時第一位替羅森漢恩做診斷，並堅持要莫莉同意讓羅森漢恩入院安置的巴特雷特醫師，替入院初談做了紙筆紀錄。一比對之下，論文說詞跟初談紀錄之間的差異立見。假如巴特雷特醫生的筆記可信，羅森漢恩聲稱的症狀可遠不止「砰、空洞、空虛」。

以下是巴特雷特醫生的紀錄：

入院筆記：二月六日／一九六九

患者三十九歲，已婚，育有一子一女，與妻同住。三至四個月前開始聽見噪音，接著聽見人聲。近來逐漸聽出人聲說著：「這裡很空」、「這裡什麼也沒有」、「空空如也，發出空洞的噪音」。他覺得自己「對無線電訊號很敏感，能聽見別人心裡在想什麼」。他知道這些感受是幻覺，但無法接受這些聲音存在的事實。他「用銅製品蓋住耳朵」，試著阻絕這些聲音。他之所以到院求助，其中一個原因是「醫院裡的阻隔效果比較好」。他也有自殺的念頭。

第一部分確實與研究內容相吻合，我們在前段再次看到關鍵字「砰、空洞、空虛」。但接下來羅森漢恩開始脫稿演出。巴特雷特表示盧里深受聲音所苦，因此將銅製品蓋在耳朵上。罹患嚴重精神疾病的民眾常有「錫箔帽妄想」，以為能用錫箔帽來阻隔幻覺，羅森漢恩的說詞跟這個老套的案例根本沒兩樣。

「他覺得自己『對無線電訊號很敏感，能聽見別人心裡在想什麼』。」

在科特·施奈德定義的「思覺失調症首級症狀」中，其一關鍵症狀就是妄想跟思維模式出現障礙和擾動，尤其是相信自己有能力聽見或控制他人思維。麻省總醫院（Massachusetts General Hospital）的《綜合醫院精神醫學手冊》（*Handbook of General Hospital Psychiatry*）指出，在醫院急診單位中，用來迅速、簡易判斷精神病的標準症狀就是「思維廣播」，或是認為他人能聽見你或別人內心的想法。我罹患腦炎時就有這種症狀，我以為自己能讀出護理師對我的看法，或是能靠意志力讓別人老化。

仔細往下讀，警示紅燈依舊閃個不停。羅森漢恩的研究建立在一套罹患精神病的觀點上，而此觀點感覺相當真實可信。克萊拉·基恩（Clara Kean）曾替《思覺失調症期刊》（*Schizophrenia Bulletin*）撰寫兩篇文章，分享罹患思覺失調的經驗。她認為精神病具有「存在通透性」（existential permeability），也就是認為自我與他人之間的空間有所軟化、模糊。她將這種感受描述成「自我界線分解」，此時患者「無法分別哪些是源於自我，哪些是來自他者」。克萊拉的描述符合我的自身經驗。精神錯亂時，我對周遭環境會更敏感（不過這種注意力相當雜亂、失真，而且根本不是用在

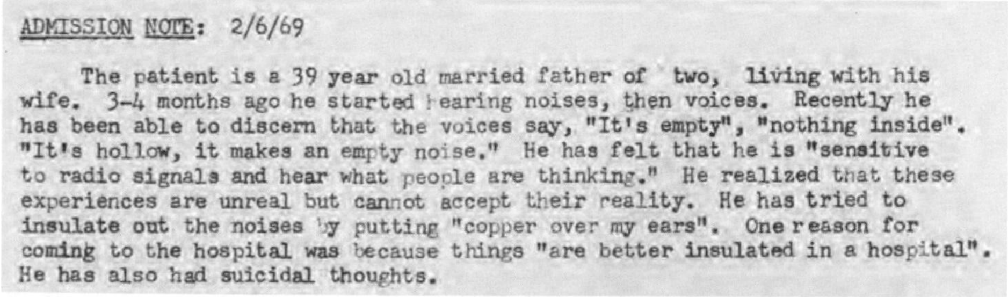
ADMISSION NOTE: 2/6/69

The patient is a 39 year old married father of two, living with his wife. 3-4 months ago he started hearing noises, then voices. Recently he has been able to discern that the voices say, "It's empty", "nothing inside". "It's hollow, it makes an empty noise." He has felt that he is "sensitive to radio signals and hear what people are thinking." He realized that these experiences are unreal but cannot accept their reality. He has tried to insulate out the noises by putting "copper over my ears". One reason for coming to the hospital was because things "are better insulated in a hospital". He has also had suicidal thoughts.

巴特雷特醫生的紀錄

對的地方），還會出現失去自我這種很危險的感覺，這比我經歷過的其他症狀都可怕。無論刻意與否，羅森漢恩掌握某種真實的精神失常感，就連頂尖精神科醫師也會認為他的狀態是屬於罹患精神疾病的某種典型表現，整個人痛苦到彷彿置身地獄。

羅森漢恩向醫生透露的症狀時間軸，也比研究論文中指出的時間還長。巴特雷特在病歷中寫道，羅森漢恩早在入院安置的三個多月前就開始聽見聲音，而聽見無形體聲音的幻覺，則早在六個多月前就出現了。根據另一位精神科醫師的紀錄，羅森漢恩認為「自己在**十年前**（粗體為我所加）放棄經濟相關工作時，就已罹患精神疾病。」

「這些因素建構出非常清楚的思覺失調症狀，即便以現今標準來看仍是如此。」在聖塔克拉拉谷健康與醫院體系（Santa Clara Valley Health and Hospital System）擔任精神科主任的麥可・米德醫師表示。〔米德醫師還補充，如果是在現在，大衛・盧里不太可能會被診斷為罹患思覺失調症，舉例來說，他發病的年紀太不尋常。他的狀況比較有可能被歸類為籠統的「未分類精神病疾患」（psychotic disorder, not otherwise specified）診斷〕。總之，這些症狀建構出非常真實的形象，顯示這名男子正受某種疾病之苦——遠比羅森漢恩當初設想的「存在主義精神病」還嚴重。

在巴特雷特主持的入院初談中，羅森漢恩也說「莫莉不曉得他有多困擾、無助跟沒用」，他還曾「動過自殺的念頭」，認為「沒有他，大家會比較好過」。

描述：「過去三個月以來，盧里先生持續聽見聲音與噪音，並試圖將銅製品蓋在耳朵上阻隔聲音。他始終無法工作或集中精神。他取得的藥物未發揮效用。大衛・盧里先生看起來很緊繃、焦躁，難以流暢表達內心想法。他耳邊的人聲說著：『這裡空空如也』、『這裡什麼也沒有』。他曾動過自殺的念頭，因為他認為沒有他，大家會比較好過。」

自殺或自殘的念頭就是所謂的自殺意念（suicidal ideation）。患者如果懷抱這種意念，院方就有充分理由要求患者即刻接受安置。米德醫師表示：「對於具有自殺傾向的患者來說，活躍的精神病現象是最嚴重的共病風險因素。如果不將這種患者安置，反而有失專業道德，而且在各種情況下來看，都會被視為治療不當。」難怪巴特雷特醫師堅持要莫莉簽署安置同意書。羅森漢恩使醫生不得不做出強制安置的決定。

這實在是這份研究的致命缺陷。為了公平起見，是否還有其他**可能**的解釋？羅森漢恩當年會不會真的有自殺傾向，而他只是實話實說？假如他真的有自殺的念頭，那麼在這份關於精神健康的研究中，將自己包裝成「正常、健康」的對照組根本一點都不恰當。儘管如此，就算羅森漢恩並未遵守實驗精神，但他有沒有可能是為了配合實驗規定，所以除了虛構的幻聽症狀外，其他個人背景資訊都據實以告呢？

我去信弗洛倫斯，詢問羅森漢恩是否曾動過自殺的念頭，她回

STATES: "Mr. Lurie has been hearing voices and noises for last three months which he has tried to insulate out by putting copper over his ears. He has been unable to work or concentrate. Medicine he was given did no good. Mr. David Lurie is a tense, anxious appearing man who had difficulty expressing himself. He hears noises and voices which say, "It's hollow", "everything is empty". He has thought of suicide as everyone would be better off if he was not around."

巴特雷特醫生的紀錄

覆：「我覺得每個有知覺的人似乎都有過這種念頭，羅森漢恩當然也是個有知覺跟情感的人。」她還說，羅森漢恩有時之所以會發脾氣大暴走（他不常動怒，但每次生氣都一發不可收拾），很有可能是憂鬱症的附帶效應，只不過他的憂鬱症未經正式診斷。弗洛倫斯承認在醫生的描繪下，羅森漢恩的病症聽起來確實更迫切危急，但她堅決否認從臨床角度來看羅森漢恩有自殺傾向。在這段親密的友誼中，他從未表露任何嚴重到想尋死的絕望感。

不過在入院初談中，羅森漢恩編織更多故事，像是與雇主長期不合跟工作問題，營造出更濃厚的絕望感，再度拉高自殺的風險。在談話中，羅森漢恩說在自己丟掉廣告業的工作後，老婆找到一份兼差的打字工作，他們還得跟老婆的家人借錢。巴特雷特醫師引用「大衛·盧里」的話，他說：「這令我非常羞愧。」但就我所知，這全是謊言。

此外，另外兩位替盧里做過檢查的醫師，也認同巴特雷特對患者心理狀況的認知，更額外做了一些補充。布朗寧醫師寫道，盧里曾自述他將銅鍋底部抵在耳朵上，來分辨自己聽見的噪音，更試著干擾他認為自己接收到的訊號。他還說盧里曾考慮自殺但至今未採取任何行動，因為「我沒這個膽」，布朗寧醫師直接引用盧里的說法。

以最寬容的角度來解讀，我們或許能想像羅森漢恩大概是擔心「砰、空洞、空虛」的症狀，不足以構成安置的理由，所以他誇大症狀，確保能成功進入醫院，只為進行當時所謂的教學練習（當然，這些理由都無法替羅森漢恩後來的行為開脫，像是在研究中使用不乾淨的數據，以及在論文發表後向斯皮策撒謊）。在醫病關係中，患者為了讓醫生對自己留下印象，或是不讓醫生懷疑自己的病痛，常將病症的細節渲染得更誇張，或許羅森漢恩當時心中也湧起這股好奇的衝動。無論如何，我現在都能從巴特雷特的視角，更精確地建構出盧里的形象：一位焦躁、緊繃的中年男子，他的精神錯亂越來越嚴重，因此決定住進精神病院。除了幫他一把，巴特雷特醫生也別無他法吧？

不管找多少理由來替羅森漢恩辯解，顯然都無法單靠他的論文來了解完整故事。我必須找出巴特雷特醫師。

遺憾的是，我似乎晚了三十年，無法親耳聽巴特雷特醫生描述當時狀況。法蘭克・「路易斯」・巴特雷特醫生在一九八九年五月二十四日過世，享壽七十四歲。根據訃聞，他在精神健康照護機構工作了三十年。我查出他還在世的女兒的身份，她的資料紀錄為瑪麗・巴特雷特・吉思（*Mary Bartlett Giese*），切維蔡斯醫學博士。

巴特雷特醫生對精神醫學的興趣，是來自美麗動人但精神狀況飽受折磨的妻子芭芭拉・布萊克本（Barbara Blackburn）。產下長子蓋斯（Gus）後，她隨即罹患嚴重精神疾病，瑪麗則是家中第二個孩子。成為精神科醫師前，巴特雷特醫生是養兔場經營者，他加入美國商船（Merchant Marine）發展工作，將妻小留在家中。鄰居發現年僅三歲的蓋斯必須自己照顧自己，因為他媽已經連續幾週拒絕下床，這時他們採取手段介入。芭芭拉因而首度在加州住進精神病院。出院返家後，她陷入極度憂鬱的狀態，嚴重至極，年幼的兒子甚至發現她將頭放進廚房烤箱中準備自殺。這時，巴特雷特醫生毅然放下養兔場事業，進入醫學院就讀，舉家搬到佛蒙特州。

雖然芭芭拉跟另一位精神病患私奔到加州，將兩個孩子留在家中讓巴特雷特醫生獨力撫養，他還是執著於找出讓妻子痊癒的療法。他發表多篇筆調激動的社論，譴責美國精神機構對待患者的方式，並提出「機構化勞役」（institutional peonage）一詞，將患者安置期間的強迫勞動比喻為奴隸制。讀過《飛越杜鵑窩》後，他甚至跟肯・克西結為筆友。在一封語調憂傷的信中，他說克西在小說高潮橋段安插的腦白質切除術，讓他不寒而慄，想起十年前替兩位年輕的有色人種女性切除腦白質的場景。

直至最後，就連到退休，甚至是肺部因為抽菸而出狀況，這些議題仍是他生命的主軸。他組織一個名叫「費城精神失能擁護者」（Philadelphia Advocates for the Mentally Disabled）的小團體。這個團體基本上就是諮詢熱線，不管在任何時間打電話過去，巴特雷特或團體中的其中一位夥伴就會出面幫忙，替有精神狀況的街友找個安全溫暖的地方過夜。有位摯友在他的葬禮上說：「我想起當年路易走在普利茅斯老街上，外頭下著雪，他跟某位窩在箱子裡的男子交談。後來那名男子終於爬出箱子，同意到收容所去。」

向瑪麗提起羅森漢恩的研究與巴特雷特醫師的誤判時，瑪麗說父親從未跟她聊過這件事（因為研究未公開醫師姓名，所以他的角色也不為人知），不過她確定這件事「對他造成很深的傷害」。或許很多羅森漢恩的讀者都跟我一樣，起先都把巴特雷特醫生想成糊塗的典型庸醫，但事實上他卻將自己的一生奉獻給精神疾病，他切身體會精神疾病會對個人與家庭造成多嚴重的傷害。巴特雷特醫師不是做出錯誤決定的庸醫，他甚至不是診斷失當的好醫師。他是根據患者提供的所有資訊，做出最佳抉擇的良醫。

如果我對巴特雷特能有這麼深的誤解，會不會一直以來也對羅森漢恩懷抱錯誤認知？

接著我訪問羅森漢恩的同事艾文・史陶（Ervin Staub），他是麻省大學阿默斯特分校

（University of Massachusetts, Amherst）的心理系榮譽退休教授。

繼續往下讀之前，別忘了：羅森漢恩是光頭。我之前不斷提起這件事，是因為這是他最顯眼的特質。他年紀輕輕就成了光頭，大家形容他時，都會反覆提起他那圓滾滾的光頭跟低沉的嗓音。

艾文．史陶教授跟羅森漢恩一樣，研究領域皆為孩童與成人的利他行為。他最重要的研究是關於「主動旁觀者」（active bystanders），或是說探討那些目擊某情境並提供（或未提供）協助的民眾〔這個說實在過度簡化，但他的研究讓我想到電視喜劇《歡樂單身派對》（*Seinfeld*）結尾中，伊蓮（Elaine）、傑利（Jerry）、喬治（George）跟卡莫（Kramer）目睹一起劫車事件，他們什麼都沒做，最後因違反「服務義務」而被捕〕。一九七三年，羅森漢恩到史丹佛擔任客座教授，並在當時跟跟艾文結為好友。在一場羅森漢恩於家中舉辦的派對上（他家舉辦的派對每一場都是傳奇），羅森漢恩向賓客描述入院安置時的經歷，他那戲劇張力十足的故事讓大家聽得入迷。他還說，「要出院實在很不容易。」說到一半，羅森漢恩提起自己為了掩飾身份所以戴了頂假髮。

「你們想看嗎？」羅森漢恩問。

羅森漢恩帶艾文跟其他賓客上樓到放置假髮的臥房。

「那頂假髮滿狂野的，長度有一點長。」艾文說，「造型很有趣，其實還滿適合教授的形象。」一想到羅森漢恩披著長髮假髮扮演假病患，我們都笑出聲。繼續拋出幾個問題後，我就向他告辭道謝，表示這場訪談非常愉快。

回頭瀏覽醫療紀錄時，我才停下來仔細閱讀他的醫療照護計畫。巴特雷特醫師在紀錄中說大衛・盧里是個「光頭」，紀錄中還附了他的照片：照片中的羅森漢恩雙眼直瞪著前方。雖然影本中的照片很暗，仍能清楚看出羅森漢恩光頭上的反光。

住院安置時羅森漢恩根本沒戴假髮。

假髮的故事本身就令人不解，將已發表的研究論文跟醫療紀錄相互比對，才發現羅森漢恩的故事有多扭曲失真。羅森漢恩甚至修改醫療紀錄中的某些段落，再將修改過的文字摘錄進論文中，誇大並強調特定細節，同時又遺漏某些資訊。

醫療紀錄：

這位三十九歲、已婚的猶太白人男性，於一九六九年二月六號被安置進三一四病房。患者自願到院，顯然是想尋求協助。回顧背景資料後發現，自一九六八年夏天起，患者便退出職場，社會退縮的情形相當顯著。他在同年十一月開始出現幻聽，並採取某些古怪的行為來擺脫此困擾。在一九六九年

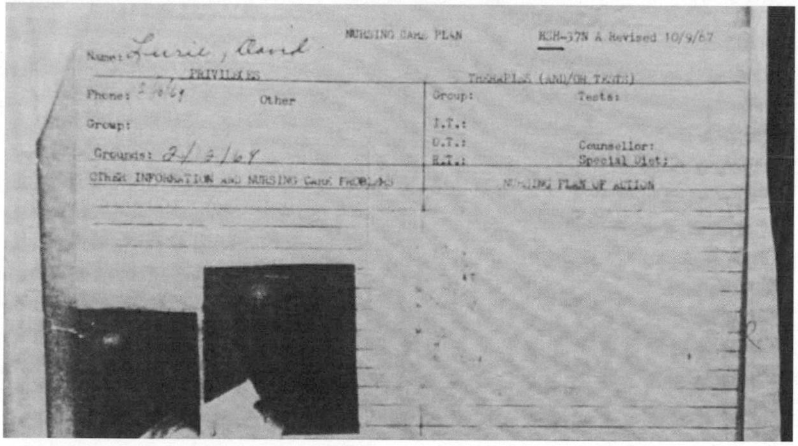
NURSING CARE PLAN　KSH-37N A Revised 10/9/67

Name: Lurie, David

PRIVILEGES　THERAPIES (AND/OR TESTS)

Phone: 2/6/69　Other　Group:　Tests:

Group:　I.T.:

Grounds: 2/5/69　O.T.:　Counsellor:

R.T.:　Special Diet:

OTHER INFORMATION AND NURSING CARE PROBLEMS　NURSING PLAN OF ACTION

[redacted]

二月十一日的新病例會議中，患者態度友善、配合度高，言談切題連貫，似乎具備超高理解力。患者表示自從入院後，幻聽症狀就徹底得到緩解。患者每日服用三次兩毫克的施他寧及二十五毫克的阿米替林。

摘錄在〈失常之地的正常人〉中的版本：

這位三十九歲的白人男性……長期在親密關係中展現矛盾心態，這種現象始於童年早期。患者早年與母親關係親近，進入青春期後便轉為冷淡。據患者描述，他早年與父親關係疏遠，但成年後兩人的互動變得非常激烈。患者缺乏情感穩定性。儘管患者試圖控制與妻小相處時的情緒，但不時仍會暴怒，並出現打小孩的行為。雖然他說自己有幾位好朋友，旁人仍能從這些關係中感受到顯著的矛盾情結……

醫療紀錄未提及他跟父母之間起伏波動的關係，根本沒有提到他「原本與母親關係親近」，但進入青春期後逐漸冷淡。而關於他早年「與父親關係疏遠」，但成年後兩人互動越來越激烈這點，紀錄中也未見蹤影。「長期在親密關係中

This 39 year old, white, married, Jewish male was admitted on February 6, 1969 on a 314 commitment. The patient came to the hospital on his own volition and apparently was seeking help. Review of the history reveals that since summer of '68' the patient has stopped working and has shown a definite social withdrawal. He started to experience auditory hallucinations in November of '68' and had to resort to some bizarre behavior in order to deal with this experience. When seen in New Case Conference on February 11,1969, the patient was friendly and cooperative, speech was relevant and coherant, and appeared to be of extremely high intelligence. Since being hospitalized he reports complete alleviation of his hallucinatory experiences, and had been on Stelazine 2 mgs. t.i.d. and in addition to Elavil 25 mgs. t.i.d.

羅森漢恩的入院紀錄

展現相當矛盾的心態，這種現象始於童年早期」，以及「雖然他說自己有幾位好朋友，旁人仍能從這些關係中感受到顯著的矛盾情結」等語句，從頭到尾都沒出現在醫療紀錄中。雖然羅森漢恩在已發表論文中，提到有位精神科醫師不斷問他某次打兒子的經過，後來更在未出版著作中大篇幅描述此事，但醫療紀錄中也沒提到這件事。羅森漢恩憑空捏造這些資訊，還將銅鍋與自殺傾向等細節順手刪去。

在〈失常之地的正常人〉中，羅森漢恩寫道：「為了符合思覺失調症狀表現的主流論述，醫護人員在無意間扭曲與個案相關之事實。」

不過現在看來，這些事實顯然是被**刻意**扭曲。更令人震撼的是，扭曲資訊的是羅森漢恩本人。

既然如此，羅森漢恩的研究中又有哪些陳述與事實不符？跟比爾談過之後，我才真正開始看清這整件事的真實輪廓。現在，我知道只有找出其他六名假病患，才能建構出這份研究的完整真相。但我根本不知該從何下手。我不曉得他們去了哪些醫院，甚至不知道他們的本名。

This white 39-year-old male . . . manifests a long history of considerable ambivalence in close relationships, which begins in early childhood. A warm relationship with his mother cools during his adolescence. A distant relationship to his father is described as becoming very intense. Affective stability is absent. His attempts to control emotionality with his wife and children are punctuated by angry outbursts and, in the case of the children, spankings. And while he says that he has several good friends, one senses considerable ambivalence embedded in those relationships also. . . .

〈失常之地的正常人〉文本

20 Criterionating 檢視標準

在與斯皮策的來回攻防之間，羅森漢恩似乎特別執著於查出斯皮策取得醫療紀錄的手段，藉此將焦點從自己的不當行徑，轉移到斯皮策的違法行為上。羅森漢恩最後憑藉憤怒的力量，得知斯皮策間接從哈維佛德醫院取得這份紀錄。對於羅森漢恩的論文，還有他以誤導的方式描繪自己在院內接受的照護，都讓巴特雷特醫師感到不受尊重，因此他將羅森漢恩的醫療紀錄寄給名叫羅伯．伍德羅夫（Robert Woodruff）的精神科醫師，這位伍德羅夫醫師後來也投身編寫第三版《精神疾病診斷與統計手冊》的工程。伍德羅夫直言不諱地批評羅森漢恩的研究，並替《醫學世界新聞》（*Medical World News*）寫了一篇砲火猛烈的社論，巴特雷特醫生也讀了這篇社論。伍德羅夫醫師聽聞斯皮策要替羅森漢恩的論文舉辦研討會時，就將羅森漢恩的就醫紀錄寄給斯皮策。我們現在知道的，斯皮策當時也都曉得，像是羅森漢恩將自己的症狀描述得有多嚴重，以及他確實以誇張的方式渲染醫院提供的照護。雖然如此，斯皮策卻從未公開這些發現。如果身為「真相追尋者」的斯皮策跟我一樣握有這些資訊，為什麼他未曾發出警報，揭穿這份令他的專業蒙羞的知名研究呢？

不過，這次跟之前一樣，我已經來不及找出真相。伍德羅夫在一九七六年自殺，所以我沒辦法問他為何當初保持沉默。當我得知醫療紀錄的存在時，斯皮策正在跟嚴重的健康問題搏鬥，無力投身學術界充滿爭議的競技場參戰。他最後一次公開發言，是在二〇一二年出面譴責自己先前提出的研究發現，當時他在研究中表態支持性傾向矯正療法。二〇一五年聖誕節隔日，《紐約時報》刊出斯皮策的訃聞：「羅伯・L・斯皮策博士在週五於西雅圖逝世，享壽八十三歲。他替精神醫學建立第一套描述精神疾病的嚴格標準，讓診斷、研究與法律判決得已有所憑據，更讓整個社會不斷探討正常與異常行為之界線時，能有一套通用語言。」

如今我手上掌握的只有他留在身後的行動與字句。為何他曾一度表示自己對羅森漢恩的批評，是他最引以為傲的一篇文章，說那是「我寫過最棒的作品」？一九七六年，斯皮策甚至寫了〈科學中的偽科學與精神醫學診斷續論〉（More on Pseudoscience in Science and the Case for Psychiatric Diagnosis）這篇文章，進一步回顧、探討羅森漢恩的研究，再度將焦點擺在羅森漢恩身上。斯皮策在文章中指出，雖然文章具有顯而易見的瑕疵，但羅森漢恩說對一件事：他認清精神醫學診斷的可信度出現嚴重問題。而斯皮策心中有一套能解決這個問題的計畫。

「矛盾的是，對斯皮策而言，羅森漢恩的研究與其超級知名度，如同從天而降的意外助力。羅森漢恩的研究就像關鍵推力，讓焦急等待好一段時間的他得以推動一項研究，替美國精神醫學學會成立一支專案小組，負責改造、重整精神醫學的診斷手法。」社會學家安德魯・史考爾寫道。

換言之，這份研究是斯皮策達成目標的關鍵：他知道精神醫學如果想繼續生存，就得來場大改造，而這份研究正好讓他有推動大改造的理由。假如這份研究這麼好用，又何必對它提出致命的一擊呢？

一九七四年春天，美國精神醫學學會的醫療主任梅爾文．薩申（Melvin Sabshin），請斯皮策負責規劃推出新版《精神疾病診斷與統計手冊》，寫下美國精神醫學專業史上重要的一頁。這份工作對斯皮策來說再適合不過，大家也都沒意見，因為沒人想承擔這份任務。當時，多數精神科醫師都極度沉迷於以較吸引人、酷炫的方式，來探討人類行為背後的動機（並從伊底帕斯和厄勒克特拉等希臘神話人物身上，尋找內在衝突的來源）。以黑白分明的統計法為診斷依據，這種方式枯燥乏味、了無新意，他們一點興趣也沒有。

新版手冊跟第一版截然不同。一九五二年，親眼目睹戰爭引發的精神恐慌後，醫生編寫出第一版《精神疾病診斷與統計手冊》，這是本螺旋裝訂的輕薄小冊子。後來專家學者根據第一版改編推出第二版，第二版側重分析，其中運用源自佛洛伊德學派的術語，像是精神性神經病（psychoneurotic）跟恐怖性神經病（phobic neuroses）等。此版本也相當過時。

第三版強調的重點，是當時再度興起的精神科醫師觀點。「他們決心建立一個跟其他醫學專科更接近的精神醫學。在這個概念中，大家對患者罹病的事實有所體認，醫師則會辨識患者罹患的疾病，透過治療身體來鎖定疾病，正如其他專科會檢查出心血管疾病、甲狀腺炎跟糖尿病，並對症下藥。」譚亞．瑪莉．魯爾曼在《雙重心智》中寫道。

聖路易的華盛頓大學（Washington University）中，有一群堅決反對佛洛伊德學派，支持以生物角度來看待精神疾病的學者。斯皮策從這群精神科醫師中，找出幾位志同道合的專家組成小組。他們將小組命名為新克雷佩林學派，直接呼應那位提出早發失智症這個全新診斷語言的德國精神醫學家。華盛頓大學小組還自稱是DOP，也就是數據導向者（data-oriented person），直接「將槍口對準」精神分析。謠傳他們將佛洛伊德的照片，放在廁所小便斗上。一九七二年，華盛頓大學團隊發表「費納式標準」（Feighner Criteria）。在現代精神醫學史上，這篇論文被引用的次數名列前茅。這篇文章提出相當嚴格的診斷標準，以描述性的方式作為判斷基礎，也就是靠診斷上常見的同組症狀來辨識疾病（沒錯，這跟克雷佩林在十九世紀末的做法相似）。這套標準就是斯皮策編寫第三版《精神疾病診斷與統計手冊》依據的基礎。

一九八〇年，第三版《精神疾病診斷與統計手冊》正式問世。這本厚重的磚頭書（四百九十四頁，第二版只有一百三十四頁），列出兩百六十五項精神疾患，數量是第一版的兩倍以上。新版手冊將先前兩版中與精神分析相關的概念抹除，成功讓精神醫學獲得主流醫學的青睞。第三版手冊提出「軸向」的概念。第一軸向包含焦慮、厭食、思覺失調症與重度憂鬱症等疾患。這些障礙症跟第二軸向的人格疾患（例如邊緣型人格、社會病態性格與自戀型人格障礙症）和發展疾患不同。在手冊的描述中，第二軸向疾患為「持續、無法改變與適應不良的行為模式與病症」。第三軸向則與「生理」病症相關，例如肝硬化、肺炎、腦炎與腦瘤。

診斷法就此改變，問診方式也與以往有所不同。患者原本可能以為會接受漫無目的的精神分析，卻發現醫生拿筆在紙上的框框中打勾，這肯定令他們意外。醫生能依照這套診斷標準，依序勾選患者的症狀，有人將此流程稱為「中式菜單」問診法。這種方式或許沒什麼創意上的突破，不過也終於立下嚴謹的界線，讓那些想向保險公司申請看診費的醫生不要自由發揮、好好遵守規範，因為保險公司也徹底採用這份手冊訂下的標準。新版手冊的目標是讓診斷標準化。如此一來，緬因州的醫師判斷患者罹患思覺失調症時依據的原則，跟套用在亞利桑那州的精神科病患身上的標準別無二致，確保東西岸的精神科醫師在面對同一位患者時，更有可能做出相同診斷。精神科醫師終於獲得共通語言。可信度大增。

無論認同與否，這就是所謂的革命。

「新版手冊之於精神科醫師，如同憲法之於美國政府，或是聖經之於基督徒。」心理師格里．格林伯格（Gary Greenberg）寫道。第三本手冊問世後，藥物試驗的設計也都以手冊內容為基準。保險公司同樣以手冊為依據，來判斷每位患者能領到多少保險給付。假如精神科醫師或精神健康專業從業人員想申請診療費，最好能憑記憶引用手冊中的描述。第三版《精神疾病診斷與統計手冊》將瘋狂轉化成類型各異的疾患，每種疾患都對應到特定藥物治療，讓製藥產業大撈一筆。將手冊奉為圭臬的除了精神科醫師之外，心理師、社工和律師也不例外。從刑事案件到監護權官司，從法庭到公立學校的特殊需求資源配置，這本手冊的應用可說是遍及各領域。

替「精神疾患」下定義，這是斯皮策個人非常感興趣的計畫。自從同性戀事件引發排山倒海的非議後，他就全心投入這項工程。第三版手冊在最一開始就給出清楚定義：「精神疾患的概念，即為個體在臨床診斷中具備的顯著行為，或是精神性症候群或模式。一般而言，精神疾患會引發惱人的症狀（痛苦），或損害一個以上的重要功能領域（失能）。」這項定義不僅將精神疾病與功能異常做連結，用意在於不讓健康的習慣或癖好被解讀為疾病，更將疾病的成因歸咎於人體生理構造（無關於跋扈的母親或軟弱的父親），點出精神疾病影響身體的方式，跟癌症或心臟病等生理疾病沒兩樣。這也是手冊使用「疾患」（disorder）這個術語，暗示精神疾病跟生理有強烈連結，拋開「反應」（reaction）這種心理動力學年代遺留下來的說法。

手冊清楚表示生理／心理、器官／功能之間持續存在的分野，是奠基於區分這些疾患的傳統之上，同時也承認這些分野某種程度上來說相當武斷。「因此，手冊使用『生理疾患』一詞，點出這兩類疾患，也就是『精神』與『生理』疾患之間的界線，會隨著我們對病態生理學的了解越深入而有所改變。」

為反映這個理念，手冊並未提出精神疾患的成因，因為科學根本還沒發展到那個程度。他們的目標是先抱持開放的心態，直到科學能釐清成因後再補上。購入這些手冊的醫師是否有注意到這些警語，這點我們不清楚，不過因為大家都見過這本手冊，加上新興的神經科學與遺傳學讓前景更光明，原本裹著精神分析外衣的疾病徹底蛻變為腦部疾病。

儘管證據少之又少，精神醫學全然接納這種疾病模型，這就是該領域的「再次醫療化」（remedicalization）。哈佛精神科醫師傑拉德・克勒曼（Gerald Klerman）將此稱為科學的勝利。這波趨勢讓醫生與病患以另一種角度，來看待精神疾病的起源與自己在其中的角色。精神疾病不是來自壓抑的自我與本我，也不是冷漠的母親所致，只是大腦化學物質出問題或迴路配置錯誤（但不是我們的錯）。南希・安德列森等精神科醫師認為，這對患者來說可是一大進展，他們再也不必因為生病而挨罵或懷抱罪惡感，而社會在對待這些患者時，心態也不該跟面對癌症或心臟病患者時有所不同。

在此期間，羅森漢恩跟假病患的議題，讓這本手冊的策劃者陷入反覆思考。斯皮策在撰寫手冊初稿時，常常回頭檢視羅森漢恩的研究並自問：「大衛．羅森漢恩跟他的假病患騙得過新版手冊嗎？」

「舉例來說，我們在編寫標準的時候，都會時常回頭檢視研究對象。」斯皮策的太太珍妮特．威廉斯表示。同樣參與編寫第三版手冊的珍妮特說：「我們常說這是在檢視標準（criterionating）。我們必須先把標準寫下來，再從各個角度、以各種方法來質疑這項標準並加以修改……我們會一直問自己這類問題。檢視標準的時候，難免會想起羅森漢恩的案例。」

斯皮策下定決心，不想讓羅森漢恩跟其他七位假病患引發的非議與惡夢再度浮現。「醫師在問診時如果使用第三版《精神疾病診斷與統計手冊》，羅森漢恩的假病患就不會被診斷為罹患思覺失調症。」譚亞．瑪莉．魯爾曼寫道。

精神科醫師艾倫．法蘭西斯在訪談中對我說：「斯皮策讓精神醫學改頭換面，也改變民眾看待自己的方式。這不只是額外的好處，他確確實實改變整個世界，而羅森漢恩的計畫幾乎可說是改變的催化劑。」法蘭西斯認為如果沒有羅森漢恩的研究，「斯皮策也不可能改版編寫出第三版《精神疾病診斷與統計手冊》。」

此發展對大家來說似乎都有益無害。現在我們有一套穩固的診斷系統；含糊不清的精神分析術語被醫學語言取代；在這套可靠的標準之下，全世界的醫生都能做出一致的診斷。

至少在乍聽之下，這對我來說是一大進展。我碰過幾位觀念仍停留在精神分析時期的精神科醫師，其中有一位說他以前站在講台上，面對一群之前沒教過的醫學院學生時會勃起。為了展示自己的勃起，他會挺起臀部，在教室走道上來回走動。另一位則說我之所以能從自體免疫腦炎中痊癒，並不能歸功於免疫學的進展或先進的神經科學，而是因為我「在那一刻之前，從來沒有體驗過真正的創傷」。搞得好像短短五分鐘的互動就能找出深藏內心的病因。

如果第三版手冊擺脫的是如此傲慢的心態，那真是幹得好。

21 The SCID

SCID

二〇一六年，斯皮策的太太珍妮特邀我參加他的紀念講座，講座辦在紐約州精神醫學研究所（New York State Psychiatric Institute），這個單位就是他的長期雇主。趕去講座的途中我走進一條死路，路旁是一整排看起來一模一樣的學術大樓，徹底迷失方向的我來回尋找舉辦講座的大樓。我向兩位年輕人詢問研究所的確切位置，他們看起來像實習醫師或住院醫師。他們指著街道底端的那棟建築，我向建築物走去時，他們還朝我揮了揮手。

他們熱心的協助，讓我想起羅森漢恩在〈失常之地的正常人〉中提及的迷你實驗。實驗第一版，是由研究助理在史丹佛醫學院假扮迷路的學生，指路人都對他們很客氣，甚至還有點熱心過頭。在第二版實驗中，羅森漢恩請假病患向醫護人員問路，並觀察他們的回覆。羅森漢恩將自己在哈維佛德醫院安置時與醫師的互動，寫進已發表論文中：

假病患：不好意思，〇〇〇醫師。不知道你是否能告訴我，我什麼時候有資格在醫院內自由走動呢？

醫師：「早安，大衛。今天好嗎？」（未等待對方回答便離開。）

（值得留意的是，在羅森漢恩的筆記中，我只找得到學生在醫學院內進行實驗的紀錄。令人沮喪的是，除了他在研究中描述的內容，筆記資料中沒有任何證據顯示他跟假病患確實在病院內進行此實驗。）

抵達紀念講座時，整個會場坐滿人。曾與斯皮策密切共事的邁克爾・菲斯特（Michael First）醫師替講座開場，概略介紹斯皮策的研究內容與成果。猜猜他在講辭中還提到誰？

「隔年，羅森漢恩在《科學》發表一篇極為爭議的論文，內容是關於八位假病患被送進精神病院安置，在院內平均住了十九天。除了一開始聲稱自己聽見有聲音在耳邊說『砰』之外，他們的其餘行為表現都相當正常。」菲斯特醫師說。在我的錄音檔中能清楚聽見我的笑聲。羅森漢恩成功在斯皮策的生平中謀得一席之地。「之後鮑伯寫了一篇非常嚴厲的批評，以下引用一段他的評語。在這段話中，鮑伯發揮他擅長的方式，以機巧的語言來打擊這份研究，實在是深得我心。他說，『仔細檢視研究的方法、結果與結論之後，我會替這份研究做出『邏輯緩解中』的診斷。』」

整個會場哄堂大笑，這句話如今聽來仍然毒辣有勁。

菲斯特結束簡短的開場介紹，請接棒的肯・卡德勒（Ken Kendler）上台。卡德勒是維吉尼亞聯邦大學（Virginia Commonwealth University）的研究員與精神醫學教授，對於《精神疾病診斷與統計手冊》的第三版修訂版和第四版都有所貢獻，更擔任第五版手冊的科學評論委員會（Scientific Review Committee）主席。（我之所以介紹這些背景資訊，是因為這些細節會讓後段內容更令人驚訝。）我本來以為他的演講內容，是熱情澎湃地誇讚、宣揚精神醫學界的聖經。但我誤會了。

肯．卡德勒是那種期望聽眾能完全理解他所說的話的人，不過為了方便讀者吸收，我會試著針對他的演講內容進行重點整理。基本上，他說在讓《精神疾病診斷與統計手冊》獲得各界認可的過程中，精神科醫師都以字面意涵來理解手冊內容，忽略所有未明確定義的未知事物。精神科醫師對「精神醫學診斷的實體化」懷抱信念。換句話說，精神科醫師沉醉在自己創造的產物中，感到心滿意足，開始相信自己見山是山、見水是水。「新版手冊問世時，我們以自己制定的標準為傲，使我們更想將這些診斷捧上天，告訴大家這些是『具體存在的實物』，讓大家知道我們終於走到這步，所有診斷都寫在手冊裡。」卡德勒說，「彷彿摩西走下西奈山那樣，只不過這次現身的是名叫鮑伯．斯皮策的猶太人。」

斯皮策帶著第三版手冊這塊石碑「走下山」時，學界以近乎宗教狂熱的程度擁戴這本手冊。「我們問患者：你難過嗎？你感到內疚嗎？食慾是否下降？整個精神醫學界都在苦苦掙扎，我們能掌握的基本上只有症狀與症候。」卡德勒表示。雖然症狀與症候是實際存在的表徵，但過了一世紀，引發病症的成因仍是一團謎。

第三版手冊確實徹底改變美國的精神健康照護，不過如今許多專家開始針對改變的方向表達質疑。愛德華．肖特在《精神醫學史》（*A History of Psychiatry*）中寫道：「以《精神疾病診斷與統計手冊》為依歸的精神醫學，某種程度上來說似乎逐漸走入沙漠，而不是邁向科學的美麗新世界。那一長串漫無盡頭的症候群列表令人不安，問診流程似乎就要失控了。」

大家通常都忘了所有重大精神醫學診斷，都是在共識之下設計、創造而出，而整段創造過程既顛簸又混亂。在編輯手冊的核心小組中，人數不超過十人，成員幾乎都是精神科醫師。「他們全擠在斯皮策身邊同時開口說話，斯皮策的手指則在打字機上猛力敲擊，將文章打出來。當時電腦尚未問世，修改全都靠手工剪貼來完成。」漢娜・德克（Hannah Decker）在《精神疾病診斷與統計手冊的誕生》（*The Making of the DSM*）中寫道。過程中總有人怒氣沖沖地持反對意見，有些人的感受則受到傷害。斯皮策猛烈敲打按鍵，精力充沛地將一切繕打成文，每週在這份計畫上投入七十到八十小時。「當時還有所謂的專家或顧問會議，與會者或站或坐、來回走動，大家還會同時開口，聲音彼此重疊。不過鮑伯根本沒空維持會議秩序，光打字就夠他忙的了。」有位曾協助編寫手冊的精神科醫師向《紐約客》透露。身為第三版手冊專案小組成員的心理學家希歐多爾・米隆（Theodore Millon），描述編輯現場實況：「我們缺乏系統性研究，絕大多數的現有研究根本是大雜燴，不僅零碎、前後矛盾，而且模稜兩可。我想多數專案小組成員都明白，我們在做決策時依據的可靠科學證據並不多。」

就連被吹捧為新版手冊主要成就的可信度，到頭來也是過度吹噓。一九八八年，兩百九十位精神科醫師針對兩例個案進行評估，被要求依照手冊標準來提供診斷結果。不過研究人員設計了一個方法來測試醫師本身的診斷偏見：他們調整種族與性別這兩項因素，以這兩例個案為基礎設計出多位病例。就算患者的症狀完全相同，醫師還是會認為黑人男性的病情比其他組別嚴重。（這個現象至今仍存在：有份二〇〇四年的研究指出，在州立精神病院中，黑人男性與女性患者被診斷罹患思覺失調症的機率，是白人患者的四倍之高。）

可信度之所以備受質疑，是因為共識並不等於正當性。「從前多數醫師或許會認為患者被惡靈附身。他們的信度雖高，效度卻很低。」邁克爾・艾倫・泰勒（Michael Alan Taylor）在《希波克拉底的哀號》（*Hippocrates Cried*）中提到。

羅森漢恩從未公開透露自己對《精神疾病診斷與統計手冊》的看法。不過就他跟斯皮策的通信內容來看，我敢說他應該有料想到自己的論文至少形塑了手冊的某部分。他會因為自己的實驗有如此無遠弗屆的效應而自豪嗎？還是會覺得自己的研究被精神醫學界濫用，拿來推動他們的理念、挽救垂危的名聲，而感到沮喪呢？

在艾倫・法蘭西斯的統籌督導下，第四版手冊在一九九四年問世。社會學家安德魯・史考爾表示：「第四版手冊順著斯皮策的理念編輯而成，其中納入新的診斷。為了讓精神科醫師能做出特定診斷，新版手冊也拓寬或降低某些標準。」

如我們所見，隨著時代演進，精神疾病的診斷標準時而崩解，時而拓展。羅森漢恩入院安置時，思覺失調症的診斷標準比現在寬鬆許多。**究竟該如何下判斷？**門檻要是太低，這些診斷名詞就失去意義；門檻要是過高，就會漏掉許多急需協助的民眾。被視為注意力不足過動症（A.D.H.D）治療教父的基思・康納斯（Keith Conners）博士，曾協助建立診斷此病症的標準，對於有越來越多孩童或青少年被貼上這個標籤（一五％的高中生），他感到相當沮喪。「從數字來看，這個病症彷彿是傳染病，但事實上根本不是。此現象實在荒謬。」他在二〇一三年對《紐約時報》表示：「這完全是編造出來的，只為合理化前所未見、不正當的過度開藥行為。」

二〇一三年，第五版《精神疾病診斷與統計手冊》問世時，嚴重遭受媒體的抨擊與撻伐。這版手冊不僅出版進度有所拖遲，更受到學界內外人士批判。手冊的目的是以「多面向觀點」來看待精神疾患，或將精神疾患視為連續性的現象，而不像前幾版那樣嚴格切割分類。二〇一三年，在手冊尚未問世前，少說就有三本書對手冊發出猛烈批評，分別是格里．格林伯格的《悲痛之書》（*The Book of Woe*）、邁克爾．艾倫．泰勒的《希波克拉底的哀號》，以及艾倫．法蘭西斯的《救救正常人》（*Saving Normal*）。

在法蘭西斯的描述下，《救救正常人》「是我的道歉，是我的指控，也是由衷的呼籲」，是一本反第五版手冊[①]的著作。由於他先前是第四版手冊專案小組的負責人，也與手冊之父斯皮策關係密切，他的批評聲因此最為宏亮。將已經退休的法蘭西斯找來，共同向社會大眾發出警告，指出新版手冊可能「會引發非常危險的後果」的人，正是斯皮策。第五版手冊的出版兩度停擺，某種程度上來說，都要多虧這兩位重量級人物。法蘭西斯寫公開信給美國精神醫學學會，同時也在社論和推特上不斷發聲。他向大眾坦承自己「沒有預料到三種出現在孩童身上的精神疾患，竟然會成為新興的假傳染病，也未加以阻止。這三種疾患就是自閉症（autism）、注意力缺失（attention deficit）與兒童躁鬱症（childhood bipolar disorder）」。在一九九四至二〇〇二的這八年間，兒童躁鬱症的診斷數增為四十倍。從一九七〇年代到今天，孩童自閉症類疾患的數量也增加為五十七倍。注意力缺失／過動疾患過去相當罕見，不過今天在二到十七歲孩童或青少年之中，就有八%被診斷罹患此類疾患。法

① 美國精神醫學學會放棄原本的羅馬數字編號，用阿拉伯數字替第五版手冊編碼，就能在軟體更新時更方便「加入日後的零星修改」，社會學家安德魯．史考爾如此解釋。

蘭西斯點出我們的定義會造成極端、實際的影響，這個說法令人信服。我們是在向長久以來被忽略的人伸出援手，還是對孩童過度診斷、過度開藥呢？法蘭西斯提出警告，認為第五版手冊會進而「替正常人貼上錯誤的標籤」，還會創造出「一個藥罐子社會」（當時每六個成年人中，就有一人因精神問題而服用至少一種藥物）。某些美國精神醫學學會的精神科醫師指出，法蘭西斯除了得挽救名聲，更免不了面對金錢損失，因為新版手冊會他自己的著作版稅減少，也就是前一版的《精神疾病診斷與統計手冊》。

不過學界的其他大人物也同聲批評。史蒂文・海曼（Steven Hyman）博士，史丹利精神科研究中心（Stanley Center for Psychiatric Research）主任，將第五版手冊稱為「徹徹底底的科學惡夢」。湯瑪斯・因塞爾（Thomas R. Insel）博士，美國國家精神衛生研究院前院長，認為新版手冊缺乏效度，而且頂多只能算是本字典。別忘了，斯皮策跟夥伴編寫手冊時，科學的發展還不夠（他們預留修改的可能與空間，藉此承認這個事實）。此後，雖然學界努力了三十年，科學還是無法提供解答。

許多我訪問過的研究型精神科醫師，都將《精神疾病診斷與統計手冊》的診斷，比喻成我們對頭痛的理解：我們手邊只有症狀，但不曉得頭痛的成因。舉例來說，你可能會覺得自己只是頭痛而已，事實上卻長了一顆腦瘤。吞顆消炎止痛藥，頭痛或許就會消失，但頭顱中還是有一堆正在轉移的癌細胞。要是無法找出腫瘤，我們又怎麼有辦法分辨差異？

就我看來最令人憂心的，是手冊的取向會使實際操作過於死板、僵硬，讓問診者忘了坐在眼前的患者是活生生的人。後來我更得知這種操作不僅會影響醫病關係，更有可能提升誤診率。

我就親自跟邁克爾・菲斯特做過試驗，他就是在紀念講座上介紹斯皮策，同時還提起羅森漢恩的講者。

「我很緊張。」我人在菲斯特的辦公室中，一邊這麼說，同時按下錄音機開關：「我怎麼會這麼緊張？你自己有接受過《精神疾病診斷與統計手冊》結構式診斷晤談（SCID，Structured Clinical Interview for DSM）嗎？」

「沒有。」菲斯特醫生表示。

菲斯特醫生的性格不算特別溫暖，跟他面對面時不會感到輕鬆自在。他非常客觀、科學，而且說話直截了當。正是這些特質，使他成為編寫前三版《精神疾病診斷與統計手冊》修訂版與相關手冊的靈魂人物。訪談時我發現他手上戴了個厚實的金屬戒指，我想這也洩露出他其實有相當溫和的一面，像個會去參加胡士托音樂節的嬉皮那樣。他常常被請去評估知名刑案，近期的六歲男童伊坦・帕茲（Etan Patz）謀殺案就是其中一例，此案最後陪審團陷入僵局，無法做出一致裁斷。（被告在第二次審判被判有罪）。不過，他對《精神疾病診斷與統計手冊》領域最大的貢獻，是設計出《精神疾病診斷與統計手冊》結構式診斷晤談（SCID），這是一套預先寫好的訪談問題，用意是讓使用者根據《精神疾病診斷與統計手冊》標準做出精神醫學診斷。

我問菲斯特醫生願不願意用這套訪談問卷，來詢問我的精神病經歷，假裝他對我的診斷一無所知。儘管勝算不大，菲斯特醫生看起來還是很樂意接受挑戰。

二〇〇八年，他參加英國廣播公司（BBC）的實境節目《你有多瘋？》（*How Mad Are*

You?）。節目總共有十位來賓，五位是「正常人」，另外五位曾被診斷罹患精神疾病。他們共同住在一間屋子裡，接受精神科醫師（邁克爾．菲斯特）、心理師和精神科護理師的觀察。節目來賓必須參與各項活動，例如表演脫口秀或清理牛欄。專家團的目標是在短短五天的觀察時間內，找出罹患精神疾病的來賓，並正確診斷出他們的病症。專家的判斷並沒有這麼準確。發現某位男子奮力清理牛糞肥之後，專家團隊正確判斷他患有強迫症，但他們誤認為某位來賓罹患躁鬱症（該來賓未有此疾病），更將另一人誤診為具有思覺失調症病史（該來賓未有相關病史）。值得一提的是，我們能由此看出羅森漢恩的論點造成的傷害有多深：即便精神醫學在他的論文發表後努力想獲得認可，但無法分辨正常與失常的事實仍然受到主流的關注，甚至被用來當成實境節目的主題。

菲斯特開始。「好，那我會直接用這套問卷來進行訪談，模擬實際情況，因為我們是來真的。」

「妳幾歲？跟誰一起住？結婚多久？在哪裡任職？」他迅速背出前幾道問題。我也不假思索地立刻回答。

我說自己跟老公婚前交往七年，但我十七歲時就認識他了，也透露我們最近才剛結婚。因為他還問到工作，所以我概略描述自己在《紐約郵報》的工作背景，我甚至在認識老公之前就開始在那裡上班了。

「妳人生中是否有某段時期，是妳無法去上班或上學的？」

「有啊，生病的時候。」我回答。

「跟我談談妳生的那場病。」

我客觀描述自己罹病的歷程，起先是情緒低落的憂鬱現象，接著演變成躁狂症狀，再來是精神錯亂，最後是僵直症（catatonia），之後就被正確診斷出罹患自體免疫腦炎了。過程中他不時發問，但也盡可能不打亂我描述的步調。在情緒上他始終與我保持距離，完全沒有展現其他人聽我說故事時常有的反應，像是「天啊」、「這一定很難熬」，甚至是「那妳有什麼感受？」等。他不偏不倚地進行訪談，接續提出架構中預先列出的問題。

「妳是否曾經希望自己死掉，或是一覺不醒？」他問。

我想起羅森漢恩在哈維佛德醫院接受入院晤談過程中，被問到這題時的回答。我否認。

「妳是否曾試圖自殺？是否有過自殘或傷害自己的行為？」

沒有，都沒有。

「過去幾個月有什麼問題嗎？」

「問題？」我問。

「任何問題，像是職場上、家庭，或是其他問題。」

「我每天都有問題。」我笑著說。這是什麼問題？

「像是每天日常瑣事？」

「對。」

「最近幾個月的心情如何？」

「其實還不錯，我一直有在冥想（meditating）。」我說。

「服藥（medicating）？」

「不是，我是說冥想。」

接續進行。

一股奇怪的動力油然升起——面對以上問題，我一律給予否定的答案，不過我發現自己想討好醫生。我不想讓醫生對我的正常感到失望。

「過去一個月以來，自三月二十號起，妳是否曾在一段期間內，幾乎每天都全天候感到憂鬱或沮喪？」這也太怪了。我才剛告訴他自己因為用了某個冥想手機軟體，心情其實還不錯。他只是照著紙上的問題唸而已。

「過去一個月以來，自三月二十號起，妳是否曾對自己熱衷的事物失去興趣，或不再樂在其中？」

我覺得自己現在彷彿是在法庭接受質詢，他好像是想找機會揭穿我在說謊。

他繼續拋出類似問題，但時間軸不斷往前移。舉例來說，罹病期間我確實感到憂鬱，但只說「有」還不夠。他想知道我究竟憂鬱了多久，好像情緒能清楚切割似的。

「一週，是嗎？」

「我不確定。搞不好有一個月？這個我沒辦法回答。」

「住院的時候有感到憂鬱嗎？」

「我的認知能力嚴重受影響。別人說我有憂鬱的現象，但我不記得了。」

「那躁症呢？」他接著問，「躁症持續多久？」

「一樣，躁症跟憂鬱現象混在一起，實在很難講。」我想破頭，試著將一些非常抽象的感受具體化。情緒又不是數學公式，不是x加y就能得出精神醫學診斷。

「重新確認一次。二〇〇九年三月，有三個禮拜幾乎每天你都感到心情憂鬱。是這樣沒錯嗎？」

「沒錯。」

他將重點擺在憂鬱的前兩週，我也順著他的話走，搞得好像我或任何人都有能力回答這些硬性規定的問題，能清楚回憶那段失去理智、令人恐懼的時光。

「躁症持續多久，一週半嗎？」

「有點難確定……」

「在這一週半，妳對自己有什麼感覺？比平常更有自信？」

「偶爾。不過前一秒我覺得自己是全世界最棒的，下一秒又覺得自己糟透了。」

「不過妳確實在一段顯著的期間內有這種感覺。」

「沒錯。」實在太令人吃驚了，每個答覆都得如此具體。

更多問題迎面而來：「睡眠？專注力？想到性的時間更長？來回踱步？買超過自己能力所及的商品？」我最愛的一個問題是：「妳有做出任何高風險或衝動性金錢決策嗎？」我剛剛才跟他說自己當年的年薪是三萬八美金，聽到這個問題時我笑了：「拜託，靠這些錢是能做什麼高風險投資！」

「現在我要問一些比較不尋常的經歷。」他說，接著開始唸稿：「在那段期間，妳是否認為大家都在談論妳？」

「沒錯，護理師都在討論我。我能判讀他們在想什麼。」

「妳是否覺得廣播或電視中的某些內容是特別為妳而放的？」

「對。我有超多關於電視跟我爸的妄想。」我說。

「妳是否認為有人刻意找妳麻煩，或試圖傷害妳？」
接連好幾題我都給出肯定的答案。
「妳是否曾認為自己特別重要？擁有特殊力量？」
當然。我清楚記得那時我以為自己能靠意志讓他人老化，覺得自己短暫獲得如神一般的力量。
「即便醫生說妳身體無礙，妳是否仍認為自己的生理健康出了狀況？」
當時我對臭蟲超級執著，還確信自己將死於黑色素瘤。
「妳是否曾堅信男友不忠？」
那個時候我瘋狂翻看他的個人物品，想找出根本不存在的證據，來證明我想像中他劈腿的事實。
他另外還提出一些特定問題，像是我是否認為別人在我腦中植入想法、是否認為人類互動漏洞百出，以及是否有單戀的情形，這些都沒有出現在我身上。晤談結束，菲斯特醫師將書闔上。
「假如我不曉得妳得的是自體免疫腦炎，我會下其他判斷。我應該會認為妳罹患類思覺失調症（schizophreniform disorder）。」
如果具有思覺失調症的症狀不超過六個月，就會被判定為類思覺失調症患者，因患者需出現症狀超過六個月才會被判罹患思覺失調症。（不過這個最低時長是由費納式標準所提出，早在第三版《精神疾病診斷與統計手冊》出版前就已存在。我猜手冊之所以納入此標準，或多或少是受羅森漢恩的研究影響。如果症狀出現的時長最短必須達到六個月，那麼根據羅森漢恩的實驗守則來看，聲稱自己在入院不久前才出現幻聽現象的假病患，至少不會一開始就拿到如此確切、絕對的診斷。）

我對菲斯特醫師說當時醫院的精神科醫師提出兩種診斷，分別是第一型躁鬱症（bipolar I）與情感思覺失調症，聽到這裡他再度翻開書。「如果妳在憂鬱的同時又精神錯亂……那就有可能……不過妳的狀況不會被歸類為情感思覺失調症，因為妳情緒起伏的期間比出現精神病症狀的時間還短。妳曾在某段期間內出現精神病特徵，但情緒正常嗎？」

我一聽就笑出來。「你有辦法在精神失常的狀況下還保持心情正常嗎？這有可能嗎？」

「其實是有可能的。」他說：「嚴格來說，妳的狀況不會是情感型思覺失調，其實還摻雜了其他診斷的特徵。這真的很難說。這就是問題所在。妳給的答案一定要精確到某個程度才行……」

我實在不敢相信。對於自己的疾病，我比多數人都清楚，從精神醫學的角度來看尤其如此，畢竟我花了整整一年進行研究並將這段經歷寫成書，過去四年來更是不停分享、談論自己的疾病。但我還是無法確切回答他那嚴苛的問題。

「當時最適切的兩個診斷，應該會是類思覺失調症跟情感思覺失調症。」他說，「但這都不重要，反正這兩個診斷都是錯的。」他闔上手冊。能如此誠實承認自己的作品有所侷限，實在是很勇敢可敬。他接著說：「我們常碰到具有精神疾病症狀的患者，對抗精神病藥物一點反應也沒有。這是因為他們真的都得了妳當初得的那種病嗎？還是這些藥物對某些真的罹患思覺失調症的患者起不了作用？或者我們所謂的思覺失調症其實是各種不同的現象？這也有可能。」

讓我欣慰的是，他一改剛才嚴肅、拘謹的訪談態度。「妳看，精神醫學根本一團亂。」他說。

在我掏出皮夾前，氣氛變得有些尷尬。「那我該付你多少費用？」

「一般來說，我做這種晤談的收費是五百五十塊美金。」

花五百五十塊美金換來誤診，真是太扯了，我想他也不敢置信吧。

「可以刷卡嗎？」

Part V

大偽裝者

「對探索來說最大的障礙並不是無知，而是知識的假象。」

——丹尼爾・布爾斯廷（Daniel Boorstin）

22
The Footnote
註腳：第九位假病患

越想釐清事實，就更深刻體會到羅森漢恩跟他的研究如同流沙：就算當下覺得自己站在堅固的地面，下一秒可能立刻往下陷，跌入深不見底的汙泥，迅速向下沉淪。

多虧比爾·安德伍德，我知道另一位也參與實驗的研究所學生名叫哈利。我瀏覽一九七三年的史丹佛心理系研究所畢業生名單，找到了，他的名字就在比爾上方，中間只隔了幾個人：哈利·藍多（Harry Lando）。不過，我立刻發現哈利的名字跟剩下六位未查明身份的假病患不符，他不是約翰、不是鮑伯，也不是卡爾。身為研究所學生的他，與這三位男性假病患的身份也有出入。是我誤以為他們只會改姓不改名嗎？我上PubMed一查，查到大約一百篇與戒菸相關的論文，完全沒有與羅森漢恩相關的線索。我又到WorldCat論文搜尋引擎輸入「Lando」只搜出更多篇探討抽菸的文章，不過在進階搜尋時加入「Rosenhan」，就找到我想要的。條目中出現一筆研究，研究標題為〈失常之地的正常人：補充報告〉（On Being Sane in Insane Places: A Supplemental Report），發表在一九七六年二月的《專業心理學》（*Professional Psychology*）期刊，摘要如下：

在大型公立醫院的精神病房中，以假病患的身份住了十九日後，作者給予精神疾病機構正面評價。他建議在未來研究中強調現有機構的優點。

就是他。另一位假病患：**他建議在未來研究中強調現有機構的優點**。在 WorldCat 上搜尋羅森漢恩的名字有一千零六十六筆結果，哈利．藍多的研究是第兩百五十一筆，位在第二十六頁。早在一開始，甚至在我還沒開始追查假病患的身份之前，我就已經在做研究資料時快速掃過這篇論文。而在這整段挖掘線索的過程中，沒有任何一篇文章引用這份論文。

我找到一份論文的紙本版，裡頭附了一張作者的黑白大頭照。照片中的年輕男子頭髮茂密，留著濃密的鬍鬚，臉型有稜有角，開頭寫著：「我是羅森漢恩研究的第九位假病患，我的數據並未收錄在最初的報告中。」

沒錯！註腳就有提到！「第九位假病患的數據並未收錄在報告中，因為雖然他並未被醫護人員識破，卻竄改自己的個人背景資料，包含婚姻狀況與親子關係。因此，他的實驗行為與其他假病患不一致。」哈利．藍多之所以跟其他八位假病患的資料搭不上，是因為他根本**不在其中**。他是不為人知的第九位假病患。羅

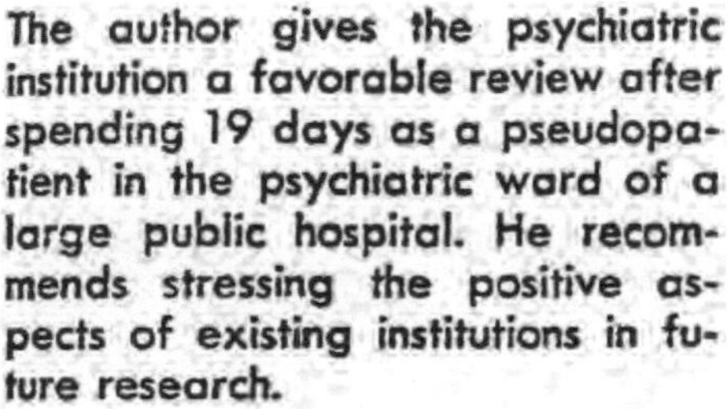
The author gives the psychiatric institution a favorable review after spending 19 days as a pseudopatient in the psychiatric ward of a large public hospital. He recommends stressing the positive aspects of existing institutions in future research.

森漢恩的論文在受到各種討論與關注時，這個註腳之所以遭到忽略，是因為這個註腳是種形式上的聲明，強調這份研究的數據非常乾淨，點出羅森漢恩將一整組不符合研究標準的數據捨棄。

不過根據我目前所知的一切來判斷，這個說詞聽起來有點偽善。羅森漢恩自己就沒有遵守規矩，除了向醫生誇大自己的症狀，還擅改醫療紀錄內容。

比這種偽善行為更令人好奇的，是**為何哈利要替精神醫學機構說話**，而不是加以批評呢？他在文章中用了「一流設備」跟「有益健康的環境」等說法。跟羅森漢恩與比爾這兩位我查出身份的假病患相比，他的經驗與感受可說是截然不同。

我在明尼蘇達大學（University of Minnesota）公共衛生學院（School of Public Health）的網站上找到哈利的照片，他的臉看起來更成熟，濃密的鬍鬚也已不存在。目前他在明尼蘇達大學擔任心理系教授，研究專長為抽菸行為的流行病學。我寫了一封電郵給哈利。三天後，我就與第二位神祕的羅森漢恩假病患通到電話，親耳聽他描述當年經歷。坦白說，本來就很容易感到激動、興奮的我，在此時此刻更是無比激昂，熱情指數爆表。光聽我那漫無邊際的說話方式和劈哩啪啦的語速，就能想像我有多麼眉開眼笑。我們聊到比爾，哈利聽起來似乎很開心我已經跟比爾碰過面了，我的自體免疫腦炎也是話題之一，哈利對此似乎頗感興趣。接著我們就切入正題。

哈利在精神病院內的體驗跟比爾天差地別，他們倆的性格跟經歷也截然不同。大家通常會認為哈利是個具有頂尖學術能力，但在其他方面相當糊塗健忘的教授。他說自己最遺憾的，是小時候太過乖乖牌、個性不夠叛逆。

哈利之所以走上研究心智這條路，背後的原動力一點都不稀奇：他在喬治華盛頓大學唸書時，他私心暗戀的一位年輕教授建議他選修研究所課程。其中一堂高階課程的教授是泰爾瑪・洪特（Thelma Hunt）。不論年紀，當時獲頒博士學位的女性相當罕見，但洪特卻是大學裡最年輕就拿到博士學位的女性學者。在長達五十九年的學術生涯中，她締造許多成就（例如建立治療計畫，以及招攬更多女性進入科學界），不過她最常被引用的論文，是一篇與沃爾特・費里曼合寫的文章。沃爾特・費里曼就是羅絲瑪麗・甘迺迪的醫生，進行「冰錐療法」眼眶額葉切除術的先鋒。他們合作完成《精神病外科治療：精神病患接受前額葉白質切除術後之智力、情緒與社會行為》（*Psychosurgery: Intelligence, Emotion and Social Behavior Following Prefrontal Lobotomy for Mental Disorders*）。在這份三百頁的論文中，他們列出許多個案研究，也附上患者接受腦白質切除術後的照片。洪特提出一些補充資料，內容是針對術後認知能力與智力的研究。她測量在術前與術後患者的「與己相關時長」，也就是患者談論自己的時間長度。手術前，患者平均會花九分鐘談論自己，經過標準腦白質切除術後，患者談論自己的時間縮減為四分鐘，經歷極端手術過程的患者只會花兩分鐘聊自己。這份研究想說什麼？我們到底能從中看出腦白質切除術對個人造成哪些影響？這點我想不透，但我敢說手術的影響絕對是有害無益。

哈利已經不記得洪特博士在課堂上說了些什麼，只記得內容很無聊，有幾位學生甚至上課上到睡著（不過也沒有無聊到讓哈利放棄繼續攻讀心理學博士）。後來，他申請到史丹佛大學念博士，跟在心理學家亞伯特・班度拉（Albert Bandura）身邊學習社會學習理論（social learning theory）。班度拉最有名的研究，是探討學齡前孩童攻擊行為的「波波玩偶實驗」（Bobo doll study）。（研究的其中一項發現，如果讓史丹佛賓格幼兒學校中的學前孩童，親眼目睹成人對著約一百公分高的充氣卡通玩偶進行肢體或言語攻擊，他們就會模仿這些攻擊行為。這就是行為模仿的例證，顯示施暴者通常都是在童年養成。某種程度上來看，這跟許多戰後社會心理學家關注的議題相同，米爾格拉姆的電擊裝置跟津巴多的監獄實驗也同樣在探討：惡行究竟是天性還是後天養成？）

雖然對研究有濃厚的興趣，哈利卻不像比爾那麼適應史丹佛的環境。當時他才剛結婚短短幾年，婚姻生活並不愉快，史丹佛大學對他來說是個不友善、令人窒息，而且過度競爭的所在。他跟比爾與瑪麗安一樣，參與過幾場關於柬埔寨戰役的靜坐抗議，也加入向肯特州立大學槍擊事件（Kent State shootings）罹難者致敬的大規模遊行，但他仍然感到迷失方向。「我覺得自己很沒安全感，懷疑自己根本不屬於史丹佛大學。」他對我說：「我覺得別人可能會發現我的無能。」我問他當時是否有憂鬱現象，他還花了一點時間思考，並以他那抽離的語氣說：「我絕對稱不上快樂，但鬱悶的程度應該還不到臨床憂鬱症標準。」

他甚至無法在研究工作中找到成就感。班度拉雖然是以波波玩偶實驗成名，不過哈利加入他的研究團隊時，他研究的目標卻是厭惡療法（aversion therapy）。厭惡療法實驗很有可能會令參與者飽受折磨，而哈利的工作是替實驗參與者進行前置準備，他很快就發現這完全無法燃起自己對研究的熱忱。有位受試者在抽菸厭惡研究中連續吸了幾十根香菸後，對著班杜拉研究室中的蛇籠瘋狂嘔吐。哈利在不得不清理這些嘔吐物的時候，差點決定退出研究團隊。清理嘔吐物絕對不是哈利夢想中的工作，他想要參與更意義非凡的團隊計畫。哈利會利用閒暇時間閱讀《飛越杜鵑窩》跟《未曾許諾的玫瑰園》（*I Never Promised You a Rose*

Garden），這兩本是當時校園中大家瘋傳翻看的書籍，而當年人手一本的高夫曼《精神病院》，以及連恩、薩斯與傅柯等人的作品，也都在哈利的閱讀清單中。

一九七〇年秋季，哈利選修精神病理學這門研究所課程。哈利已經不記得羅森漢恩在課堂中講述的特定細節，只記得當時羅森漢恩令他感到無比敬畏。有一次，羅森漢恩邀請課堂中的八位學生到家裡作客。那天晚上，莫莉端出拿手的希臘雞蛋湯，呈現淡黃色色澤的濃郁湯品飄散出檸檬香氣。學生大快朵頤的同時，羅森漢恩也開始推銷介紹自己的研究計畫。眼前的食物、房子的整體擺設、梅爾檸檬與紅石榴樹、後院的黑底泳池，還有羅森漢恩本人，都讓哈利驚艷不已，他說當時羅森漢恩要他做什麼，他都會點頭答應，「那種感覺就像，**天阿，這個計畫太酷了**。」羅森漢恩成功勾起哈利的熱忱，他覺得到精神病院臥底很有意思。哈利本來就不是個會想太多的人，不過他之所以會加入研究，顯然是因為羅森漢恩讓他有機會獲得歸屬感。不過因為其他學生時間上無法配合，以及對此不怎麼感興趣所以找藉口推託，除了比爾．安德伍德之外，其他學生並未實際付諸行動、入院安置。

哈利說自己靈光一閃，選了「哈利．雅各」（Harry Jacobs）作為假名，羅森漢恩跟他的研究助理也幫他選了一個離目標醫院不遠的假住址。他們計畫將哈利送進朗里波特醫院（Langley Porter），這是加州大學舊金山分校（University of California at San Francisco）的精神病院，也是加州地區歷史最悠久的精神病院。哈利跟比爾一樣，都不記得羅森漢恩有替他們進行全套訓練，只有教他們如何將藥丸藏在口中。「我有一點驚訝。我覺得他們提供的訓練跟指導少到不行。我在入院前一天跟羅森漢恩碰面。之前在課堂上，他曾經提到『砰、空洞、空虛』的人聲跟存在主義精神病，不過他面對面指導我的時間大概只有十五分鐘，這讓我非常緊張，因為……我之前根本不是唸臨床心理學的，從小到大我只知道精神病患不正常、怪怪的，妳懂我意思嗎？所以我覺得自己根本是羊入虎口，我那時很擔心，不曉得精神病患到底是什麼樣子？」

哈利記得小時候看過一則公益宣導廣告，廣告主旨是要大家善待罹患精神疾病的民眾，因為這種事**有可能發生在你身上**。這個廣告讓年幼的哈利嚇壞了，他開始害怕自己有一天會被關進瘋人院並「染上」精神疾病。過了將近二十年，他竟然自願進入精神病院。

十一月底，感恩節後，在那個完美的秋日清晨，人在舊金山的哈利動身前往醫院。他套上寬鬆的便褲跟正裝襯衫（他不走嬉皮風，沒有留鬍子跟長髮）。他只帶了一些鈔票，金額剛好夠他搭車到醫院，此外還有一些額外備用的零錢。考量到院方有可能會搜查他的個人物品，他沒有攜帶任何證件。

他搭公車到舊金山朗里波特的入院中心。護理師問他是否有預約，他說自己沒預約，不過他的心理師大衛．羅森漢恩博士將他轉診到這家醫院。哈利提供院方地址時，護理師說他應該要到舊金山綜合醫院（San Francisco General Hospital）求診，因為他的（假）地址不屬於朗里波特的服務區域。護理師告訴他搭車方式，並請他自己坐公車到綜合醫院求診。哈利離開醫院後到公共電話亭打電話給舊金山綜合醫院。接線員說院方得評估他的住址是否在醫院服務區域內，並跟他留了聯絡電話，表示之後會有人回電。哈利這時感到無比不安，他打電話給羅森漢恩的研究助理，也就是這份研究的聯絡窗口。他已經忘記那位年輕女助理的名字，只知道自己當時在電話中告訴她這個壞消息。她聽起來有些失望，但還是請哈利稍安勿躁，等待進一步通知。

過幾秒電話響了。電話那頭傳來陌生男子的聲音，說他是另一間醫院的精神科醫師，聽到這裡哈利一陣慌。這位精神科醫師怎麼會有電話亭的號碼？是誰跟他聯絡的？他是從哪一間醫院打來？這通電話究竟是怎麼一回事？哈利已經不記得細節，但他確定自己有照預先演練好的講稿對答——**砰**、**空洞**、**空虛**。或許是故事的內容或是哈利說話的方式，醫生認為哈利有自殺的風險。我一直要求哈利解釋為何醫生有這種感覺，但哈利就是想不出原因。

「我沒有別的選擇。」哈利記得醫生不斷重複這句話：「我沒別的選擇，你必須來醫院一趟。」

哈利搭上另一班巴士，試著壓抑愈發不安的情緒。那是一間完全未經調查的醫院，他根本不曉得這家醫院如何運作，也不曉得他們是怎麼對待患者的。

他就這樣一頭迎向全然的未知。

哈利不記得自己是怎麼走進醫院的。他只記得自己就這樣來到五樓的一個私人空間，這是一間辦公室，精神科醫師坐在偌大的桌子後方，桌上擺著一些頗具個人風格的物品，像是幾張全家福合照及一兩本書。精神科醫師請哈利在對面的位子坐下。哈利覺得自己流汗流到內衣都濕透了，但有趣的是他一點都不緊張。他彷彿是隔著一段距離在觀察焦躁的情緒。這種感覺像是在學校中參加棒球比賽，準備輪到他上場揮棒，卯足全力揮出全壘打。接著他說出以下字句：他叫哈利．雅各，加州大學柏克萊分校畢業（他把學校從史丹佛換成妻子的學校），幾個禮拜前開始聽到人聲在耳邊說：「這裡好空洞。砰。空空如也。」這都是研究團隊核可的講稿內容。

哈利承認自己確實沒有如實提供個人資料。他對精神科醫師說自己不住校，而且是一個人住，但事實上他跟妻子一起住在校外。羅森漢恩寫道，這就是孤立、與人隔離的證據，對一個具有嚴重精神疾病症狀的人來說這非同小可（不過比爾跟哈利一樣，沒有透露自己跟瑪麗安同住的事實）。接著哈利又撒了更大的謊。他說自己沒有親人，因為父母去年在車禍中喪生（其實他爸媽活得好好的）。為什麼要說謊呢？就連哈利自己也無法解釋，但他堅稱自己在入院安置前，這些生平資料的改動都有經過羅森漢恩同意。羅森漢恩的筆記卻不是這麼說（他在某些零星筆記中用「瓦特」這個假名來稱呼哈利，因為他沒有點出瓦特就是註腳提到的第九位假病患，我以為當時羅森漢恩以另一個假名，來稱呼之前那八位假病患中的其中一人）：「瓦特為何擅改他的說詞，這點我也不清楚，但我強烈懷疑那是因為他很想被院方安置。我認為他跟其他假病患一樣，認為光靠這些微不足道的症狀不會成功……基於說詞上的改動，我無法將他的數據納入研究，因為我不曉得這些改動對醫護人員的認知帶來哪些影響。」不過，我們也都曉得羅森漢恩對自己的講稿動了哪些手腳。

不管怎麼樣，入院安置後，哈利成了非常有趣的病例。入院初談進行十五分鐘後，精神科醫師詢問哈利是否同意讓另外兩位精神科醫師加入諮詢。醫生的關注讓哈利受寵若驚。醫生問哈利每天都是怎麼過的，哈利誠實回答：絕望地躲在公寓中看電視、永無止盡地讀書、置身於無比競爭的校園氣氛中，身邊沒有半個親近的友人。哈利還說他覺得自己很沒用，時常自我懷疑。直到坐在三位精神科醫師面前扮演哈利．雅各的這一刻，他才真正體會到自己有多淒慘、悲哀。「我不是非常快樂的研究生，當時又處在不愉快的婚姻中，情況可說是雪上加霜。除此之外……我也時常自我懷疑，跟學院中鼎鼎有名的學者共處，不由得有種孤立感，妳懂我意思嗎……」雖然他沒有痛失雙親也非獨居，但悲傷絕望的感受卻是真切存在，唯有成因是虛構的。跟羅森漢恩那番用銅製品來阻隔耳邊聲音的說法相比，這真的有比較糟嗎？

四十五分鐘過後，哈利被送進美國公共衛生服務醫院（U.S. Public Health Service Hospital）①安置。

「我覺得好像通過考試一樣。」

明亮，這兩個字最適合用來描述哈利對病房的第一印象。自然光從休息室的一整排窗戶流瀉而進，替病房營造出令人心神振奮的意象。聖誕裝飾、花環、手作裝飾，還有掛著燈泡的聖誕樹，傳達出歡騰喜悅的感受。這真的是他年少時想像的恐怖精神病院嗎？

男女患者共用未上鎖的樓面，能自由自在、隨心所欲走動。護理師帶他參觀院內環境（這個舉動很不尋常，比爾或羅森漢恩都沒碰過），表明患者只需配合院方規定的起床跟上床時間，其他時間都可自由運用。院內也沒有制服！醫護人員都穿著日常便服，哈利不止一次把他們跟患者搞混，這種狀況在入院初期更是常見。他待的醫院之所以如此與眾不同，或許是因為這是間急症精神照護機構。該機構的用意是提供短期照護，營運重點在於讓患者能

---

①就在本書準備送印、出版上市之前，哈利偶然發現自己在入院期間寫的筆記。經過許多討論，終於靠筆記確定他當時是到哪家醫院求診：舊金山西北部的美國公共衛生服務醫院。這是一家由聯邦政府補助的研究型醫院，原本是專門服務海軍官兵的醫療機構。

出院回家、接受醫療診所的照護，或是在必要情況下轉往州立醫院。這個地方並非治療的最後手段，不是讓人一待就長達數月或數年的監禁式照護中心。這家醫院希望患者入院後能在短時間出院，並盡可能讓患者在院內擁有愉快的體驗。

我們對話時，哈利已經記不得第一晚的詳細情形了。羅森漢恩則在筆記中指出哈利「沉默地吃完第一餐」，顯示剛進醫院時的不安與焦躁。不過哈利卻說自己之所以什麼話也沒說，可能是因為菲力牛好吃到讓他驚訝。他的病歷確實點出這份緊張的情緒，「他出現折手指的行為。」羅森漢恩在筆記中寫道。

哈利跟羅森漢恩一樣，入院的頭幾天都盡量避開其他病患。不過開始參加團體治療後，他就不得不與人互動。患者大多跟他同年，只有少數比他年輕，另外還有幾位患者的年紀跟他父母相仿，而他們也已是院內年紀最長的了。有些患者的行為跟模樣，完全符合大家對一九七〇左右灣區嬉皮人士的刻板印象。部分患者因為自殺未遂被送進這裡，當時報上常見有人到金門大橋（Golden Gate Bridge）自殺但被勸下來的新聞。裡頭有個年輕人之前是美國海岸防衛隊（Coast Guard）隊員，他在太平洋小島上待了八個月，整個人行為失常，最後來到這裡，手中握著一把吉他。哈利特別喜歡這個精神狀況不穩定的守衛隊員，他讓哈利想起自己的弟弟。融入樓面的氣氛後，他發現自己其實處在充滿愛、輕鬆愉快的環境中——大家團團圍坐，唱歌、落淚、大笑。這個社群中的每位成員，都各自經歷過一些艱辛的挑戰與磨難。

病房中幾乎所有人都反對戰爭，護理師也不例外。看到電視報導戰爭的死傷人數時，有位護理師說著：「我要搬到北極去。」大家聽了都笑個不停。好啦，幾乎所有人都笑了，只有約翰（John）這位曾參與韓戰的退伍軍人例外。他一開始就對哈利沒好感，更氣憤地譴責其他人的反戰思維，不斷重複：「反戰的人都該被槍殺。」

哈利並沒有被他嚇到。約翰看起來只是脾氣暴躁，不像電影裡那種大聲嚷嚷的精神病患。哈利記得病房中最「瘋狂」的，是有自殺之虞的雷（Ray）。他是唯一身穿病患袍的患者，目的是以防他逃跑。入院安置前，他曾從五樓的窗戶一躍而下，但還是沒有自殺成功。從他身上數個骨折處來看，就知道此事不假。儘管如此，哈利認為雖然雷情緒有點陰鬱，但整體來看還是相當理智。

對比雷的憂鬱，哈利整個人能量飽滿。哈利表示自己在入院頭幾天，渾身充滿正能量。他說體內彷彿燃起一把火，這種感受自從搬到史丹佛後就再也沒有過。他動筆寫個不停，將筆記本寫得滿滿的。（哈利在這本書送印的前幾天找到這些筆記，他先前以為早在我跟他聯絡的幾年前，就在某次大規模春季大掃除時將筆記丟了。哈利不記得自己是否有將筆記影本寄給羅森漢恩。）醫護人員注意到了，有些人還會上前問哈利他在寫什麼，問他是不是作家。

由於哈利展現顯著精神異常症狀，醫生決定讓他每天服用一定劑量的氯普麻。問題在於這些藥劑是液態糖漿而非固體錠劑。液態氯普麻在一九六〇年代問世，目的是為了解決病患普遍將藥丸藏在口中的現象。藥商在一九六〇年代推出的廣告中說：「小心！精神病患是惡名昭彰的**逃藥者！**」

哈利心想，**好啊，大衛，現在我該怎麼辦？**猶豫片刻後，他還是將難以下嚥的糖漿吞下肚了，糖漿通過喉嚨時他還皺起眉頭，做好心理準備等待藥效發作。過了幾個小時，他卻一點感覺也沒有。「我想這正好反映出我的精神狀況。」如今他這麼說。要不是糖漿的劑量太低，根本沒發揮作用，不然就是外在環境讓他心神焦躁，而抗精神病藥物正好舒緩了這些情緒。後來醫生將糖漿換成藥錠，他才能藥藏在口中，也無需繼續測試自己的推論。

入院初期，哈利主要將時間用來觀察與發問，鮮少開口交談。在病房中那群比較年輕、迷人的護理師中，有位護理師（後來哈利對她越來越著迷）注意到這個現象，要求哈利多談談自己、分享心情，表示將自身感受昇華②是一種受精神疾病所苦的徵兆。這個觀察十分敏銳。他**確實**情緒抽離，在家跟老婆相處時更是如此。「這很觸動我。」哈利說。

就哈利的觀察，院內醫護人員似乎都很投入、享受於工作之中，他們以對等的心態與病患交談，跟病患玩遊戲、聊八卦，甚至還會加入歡唱的行列。病房裡總播著彼得、保羅和瑪麗（Peter, Paul and Mary）樂團的歌曲，大夥也會跟著音樂哼哼唱唱。曾有個年輕女病患出院後無家可歸、身無分文，某位護理師甚至還收留她，直到她能獨立在社會上生存為止。「醫院似乎有種令人心神安寧的效果。有些人或許入院時情緒激動，但很快他們就會平靜下來。這是非常有益身心的環境。」哈利表示。

不過哈利仍是病患。有一次接受院內臨床心理師診療時，他就意識到這個身份上的區別。那位心理師要求他畫火柴人，哈利發現這是他在研究所學過的「畫人測驗」（Draw a Figure Test），這個熱門的心理測驗原本是替孩童設計，用來評估感知與認知力。畫畫並非哈利的強項，他覺得有些不自在。雖然病患身份是裝出來的，哈利還是想讓心理師對自己刮目相看，就像我在進行SCID晤談時，想讓菲斯特醫生覺得我是個特殊案例一樣。哈利努力隱藏自己在空間感上的不足，他說：「我想盡力畫好，拿出最佳表現，就像在『真實情況』中那樣。」

之後他問心理師：「我該繼續畫還是放棄？」

心理師回答：「由你決定。」哈利想起自己當初受訓時，學到患者如果提出這個問題就該這麼回答。他坦承：「結果這次換別人用這個答案來回應我，心裡很不是滋味。」

住院初期，有位護理師將哈利的病歷交給他，此舉在任何醫院中都相當罕見，更遑論精神病院了。護理師請他帶著病歷到別的樓層進行腦波檢查（EEG）。哈利一拿到這份**機密**檔案，就知道這是無比珍貴的研究資料。哈利邊走邊翻病歷。時間寶貴，如果他隔太久才現身，院方就會注意到他不見了。不過他還是得想辦法將資料傳給羅森漢恩。怎麼辦？打電話！他在走廊上來回尋找電話，接著迅速躲進一間空的辦公室，雙手顫抖地拿起話筒撥打羅森漢恩的號碼。他不記得自己有跟羅森漢恩說到話，接電話的應該是羅森漢恩的漂亮研究助理。

病歷中指出哈利正在服用抗精神病藥物，另一句話則寫：「不適合服兵役。」他不由得心想，「天啊，這應該派得上用場。」但接著他的目光又掃到「慢性、未分化型思覺失調症」（chronic, undifferentiated schizophrenia）這幾個字。理智上來說，他知道自己肯定是被診斷出罹患**某種疾病**才會被醫院安置，但看到病歷上白紙黑字寫著診斷名稱，還是令他目瞪口呆。

---

② 昇華（sublimation），心理學用語，指的是一種自我防衛機轉。

隔天，有位新來的女病患加入團體治療，但她背對房內的其他病患，拒絕開口說話。其他病患在團體治療時間不斷說服她加入互動。他們說：「我們希望妳也能加入我們。」最後，其他病患親切的態度讓她放下堅持，開始跟大家溝通交談，還說她覺得自己被上帝懲罰了。有位患者引述聖經中的某個段落，表示上帝是慈愛而且願意原諒的。「這個環境的存在帶給人的感受實在難以形容，還有患者彼此扶持、鼓勵的表現，也無法透過語言來表達。」哈利說：「光想到這點，我就又激動起來了……我想最讓我難忘且印象深刻的，是原來這些患者這麼有人性，而且如此脆弱。」

入院安置時，羅森漢恩努力展現自己是「正常人」的事實（「我是羅森漢恩教授！」），不過哈利之所以想坦承，完全是出於不同原因：「他們這麼用心、努力解決我的問題，這讓我覺得很罪惡。他們花在我身上的時間，根本可以拿去照顧其他病患。住在醫院中的我完全沒有占用資源的理由，這讓我很愧疚。而且他們都是善良的好人……我想坦承自己的罪過。」

入院快滿一週時，院方安排病患離開醫院到海邊一日遊。一群患者搭上接駁公車，搭四十分鐘的車前往海岸。一行人下車後往海灘走去，享受十二月初那暖洋洋的午後，海風聞起來肯定充滿魔力、滿載無限可能。「他們是瘋人院來的？」有遊客低聲這麼說嗎？就算有，哈利也沒注意到，他快樂到渾然忘我。他盡情享受日光浴，跟其他患者天南地北閒聊。這比在研究所裡改論文更有意思。這段回憶如今看來是如此遙遠。有位女病患抓住他的手，悄聲說：「我們待在這裡吧，不要回去了。」

「說真的，比起當個研究生，在醫院裡跟這些病患相處，我反而更覺得自己是個個體，像個真實存在的人。」他說。

在關於哈利入院安置的筆記中，羅森漢恩潦草地在紙張邊緣寫「他喜歡那裡」，彷彿無法想像天底下竟然會有這種事。

到了第二週，哈利就擺脫原本害羞、孤僻的性格了，成為病房中的領導者。其他患者似乎都很尊敬他。他們會徵求他的認同或意見。他欣然站上新獲得的權威地位，甚至透露一些蛛絲馬跡，暗示自己不像一開始口口聲聲說的那麼不懂心理學，表示願意替其他患者進行特別心理治療。羅森漢恩將這個行為解讀成是想將自己與病患區隔開來。哈利同意，不過他以宏大、更有企圖的角度來看待這個舉動。「我當然是把自己想成麥克墨菲。」哈利將《飛越杜鵑窩》裡的英雄帶入自己的理想中：「我開始有了那種其他病患都向我看齊的感覺，這對我來說真的很有意義……我覺得自己也能散發正面影響力，扶持其他患者。」

他也公開跟先前勸他敞開心胸的年輕護理師調情，對穿著迷你裙的她說：「妳穿這種裙子，實在很難讓人專心治療。」。

她一笑置之，彷彿兩個人是在酒吧而不是在精神病院中。有時候她會邀哈利到護理師辦公室裡放鬆。曾怒斥反戰者的退役軍人約翰，對哈利能獲得這種看似優待的待遇相當不滿。某天，約翰在白天出院放風時喝多了，晚上回到醫院後就開始宣洩心中的不快。酩酊大醉的他走到護理站，挑釁地向哈利示意。

「出來！」約翰命令地說。

「我拒絕。」哈利以前所未見的語氣回答，連自己也被語氣中的力量嚇到了。約翰並沒有使哈利退縮，約翰只是難過、惱怒跟嫉妒罷了。（後來哈利重述這段經歷時，羅森漢恩嚇壞了。「你爸難道沒有告訴你，不要跟醉漢正面衝突嗎？」不過哈利對當時情況的解讀是正確的。約翰只是情緒暴躁，並沒有任何暴力傾向。）約翰走掉之後，哈利欣然擁抱這股新生的自信。在這裡，他逐步蛻變，變得越來越正向、積極。

過了大約兩週，哈利決定稍作休息。雖然他已經適應院內環境，但精神與身體上的能量都被掏空了。就連在半夜，他仍然要假裝自己是熟睡的患者，這讓他的思緒亂七八糟的。他決定想辦法提前出院。如他預期，多數患者都同意讓哈利外出過夜放風。（在這個病院內，患者能協助決定誰能在白天或夜晚出院放風，這種策略營造出一種自治、相互扶持的環境。）唯一反對的人是誰？就是退休軍人約翰。他說：「他的問題比我們其他人還多。」護理師表示認同，拒絕哈利的出院請求，這讓哈利十分驚恐。

「我沒辦法說服他們自己有能力掌控一切，這是最超現實的感受。我人就在精神病院內，卻無法說服他們放心讓我離開。」

病房未上鎖，哈利使用的也不是真名，他隨時都能走出精神病院，永遠不再現身。不過，他覺得自己有必要向大家證明自己在真實世界中也能過得很好。他先申請較容易取得的日間外出證，不費吹灰之力就拿到了。出院後他沒做什麼特別的事，只到史丹佛校園內繞一繞。他不記得當時是否有跟羅森漢恩碰面，只記得自己感覺像個外星人，來到故鄉星球的平行時空。一切是如此熟悉，卻又有些不切實際。

回到病院後，醫護人員認為他的狀況還不錯，有資格拿到夜間外出通行證。取得外出過夜資格後，他就回家躺在自己的床上（單純的享受），在妻子身邊睡了一晚。當然，他可以選擇在這個時候離開醫院，再也不回去，不過他覺得必須有始有終。他說：「如果就這樣不告而別，我會覺得自己好像拋棄了那個地方。」

大家似乎都認為哈利相當適應病院外的生活。他停留的時間也快到病院患者的平均住院時長，也就是三個禮拜，是時候讓他重回外頭的世界了。這次並不是哈利主動提議出院。在他短暫外出過夜後過兩天，醫護人員同意讓他正式出院。就哈利的記憶來看，醫護人員並未在出院會診時提及病歷中的思覺失調症診斷。院方人員只詢問他出院後要住哪，是否會重返校園或職場，還請他列出聯絡人清單，寫下緊急情況再度發生時能求助的對象。他向院方一再保證自己有健全的支持系統。雖然院方建議哈利繼續接受治療，但並未提及用藥相關事項。醫院似乎不只想讓哈利順利出院，更希望確保他離開後還是能過得不錯。

向其他病患道別時，哈利心情相當激動。「這群人性格柔軟、脆弱。通常他們都很有愛、充滿關懷，而他們展現出的情感和情緒，也比我在學術圈中碰到的人還豐沛。在病院中，我體會到一種在病院外感受不到的親密感，我想這種情緒的展現就是原因之一。而且我這麼缺乏安全感，根本不曉得自己是不是能真的融入史丹佛這麼精英的環境，能夠待在這間精神病院中，好好體會讓心緒平緩下來、重拾力量是什麼感覺，這真的非常有意義。這對當時的我來說非常重要。」

根據羅森漢恩的筆記，哈利在日誌中寫下的最後一句話是：「我會懷念這裡，我會懷念這裡的。」

23 一切都源於心智 “It’s All in Your Mind”

我受邀到明尼阿波利斯向一群積極提倡精神健康的人士分享罹患自體免疫腦炎的經驗，也藉此機會跟哈利約在一間連鎖飯店碰面。在電話中，哈利的語調聽起來冷靜審慎，但本人其實相當熱絡。說話時他動來動去，完全坐不住，像是積蓄了豐沛的能量，等待在接下來的問答馬拉松（他本人酷愛慢跑）中一次釋放。

我們談到研究發表後引發的效應，以及他跟羅森漢恩之間急轉直下的關係。起初，羅森漢恩對哈利入院安置的計畫滿懷熱忱，至少就哈利看來是如此。「他給我的感覺是，他真的很希望我密切參與計畫，跟他合作之類的。」不過，羅森漢恩的反應日漸冷淡，慢慢失去熱情，整個人越來越抽離。他們不再討論這份研究。身為哈利的論文指導教授，羅森漢恩在指導方面採取相當疏離的態度。之後他倆之間只剩沉默。

「我一直等，我一直在等。他始終缺席。我一直等，我們半點互動也沒有。」哈利說。

哈利將這份研究拋在腦後，專心寫關於戒菸的文章和學位論文，將論文送審，終於在一九七二年八月完稿。這段期間，羅森漢恩始終保持令人不自在的距離。〈失常之地的正常人〉在一九七三發表時，哈利在愛荷華州立大學（Iowa State University）取得教授職，也已經一年多沒跟羅森漢恩說話了。直到讀了刊在《科學》上的論文後，他才發現自己被排除在研究數據之外。「我有一種被遺棄的感覺。」他說。

因此，哈利決定寫下自己的版本。激動之下，他在四個小時內完成文稿。內容原封不動刊登發表，一個字都沒改。一九七六年，哈利出面表示自己就是第九位假病患。除了羅森漢恩之外，他是研究中唯一撰文發聲的研究參與者。哈利在文章中表示自己並未被去個體化，跟醫護人員也建立相當深厚的情感連結。他還透露醫院的設備相當「完善」，醫病比將近一比一，營造出「有益身心健康的氣氛」與「真誠、充滿愛與關懷」的環境。

此舉有助於「澄清是非」，哈利認為自己已經清楚表明立場了，不過這篇文章的效應卻不如他預期。其中一部分原因，是因為刊登這篇文章的期刊知名度不比《科學》，而且在這篇文章出版的前兩年，羅森漢恩的研究受到熱烈歡迎與追捧，已成了不可撼動的真理。羅森漢恩無視哈利的文章（完全沒有紀錄顯示羅森漢恩承認這篇文章的存在，哈利說羅森漢恩甚至也沒有為此私下跟他聯絡）。

我將羅森漢恩對「瓦特．艾布拉姆斯」（Walter Abrams）所寫的筆記遞給哈利，準備聽聽看他會怎麼說。哈利一邊唸出筆記內容一邊皺眉：「好……來看看他寫了什麼……『他被醫院安置，被診斷出罹患妄想型思覺失調症。』不對，是慢性、未分化型思覺失調症。『他在二十六天後出院。』錯，是十九天。」

性情溫和的他也忍不住了。

「很有意思。」哈利讀著筆記，食指抵在下巴上，表示：「對我來說最不可思議的，是筆記裡有一些完全不符事實的資訊，而且這些錯誤資訊有任何意義嗎？根本沒必要這麼做。」哈利是在**專業醫療建議之下**出院，而非違背院方建議。出院時，醫生並沒有說哈利的「病情緩解中」。他並沒有「連續三天」被拒絕入院，病房也不像羅森漢恩在筆記中說的那樣「塞滿病患」。事實再次顯示，羅森漢恩不僅發表主觀評論，更捏造出全然虛構的資訊來填補空白。

我也向哈利點出統計數字上的差異。在檔案資料中，我發現一篇〈失常之地的正常人〉的早期初稿，這篇稿子當時送交發明棉花糖實驗的沃爾特．米歇爾審查。在這版初稿中，羅森漢恩列出九位假病患的數據，但並沒有在文章中附上註腳，顯然是早在決定移除哈利的數據前，就已經完成這篇論文了。即便納入哈利的數據，文章的大意與和風格都跟已出版論文相同，更令人驚訝的是，文章中的數字更是如出一轍。這代表羅森漢恩將哈利的數據從樣本取出時，**完全沒有影響任何統計結果**。平均安置時長、院方發放的藥劑量，還有護理師待在護理站內外的時間，各項統計資料都毫無改動。就算不是數學高手，我也曉得如果從九個人這麼小的樣本數中，將一位受試者的數據剔除，就算差異不大，合計下來的平均數據**肯定**會有所變動①。而且羅森漢恩列出的數字還這麼**精確**：舉個例，他在文章中寫道，患者每天平均與精神科醫師接觸的時間，落在三．九至二十五．一分鐘之間。哈利無法接受這個事實，我也無法。

同樣莫名其妙的，是我發現羅森漢恩在已發表論文中，幾乎一字不漏地抄錄描述哈利安置經歷的筆記：「另一位假病患試圖與護理師調情……這位假病患開始與其他病患進行心理治療——這些都是在沒有人情味的環境中展現人性的方式。」這些細節描述，都是來自羅森漢恩針對「瓦特．艾布拉姆斯」所寫的筆記，瓦特．艾布拉姆斯就是他用來稱呼哈利的假名。他怎麼能聲稱自己將哈利這位假病患的數據排除在研究結果外，卻又將這些描述寫進論文中？

假如《科學》的編輯意識到這些違反研究倫理的行為，八成不會刊登羅森漢恩的文章。就連在不像學術論文這麼嚴謹的新聞寫作中，數據至少也要是確實、可靠的。現在我可以百分之百確定羅森漢恩的數據不可信。

不過哈利仍認為這份研究讓他的人生變得更好。他曾考慮攻讀臨床相關學位，但最後決定靠說服大家戒菸來拯救世界。他甚至改變自己的外貌。

「我後來留了鬍子。」他這麼說，但卻不加以解釋，馬上又開新話題，這就是他的習慣。

「留鬍子對你來說代表什麼？」我問，試著將話題拉回來。

「我一直覺得自己很墨守成規，所以就想著我可以稍微打破慣例。」藉著臉上這一小撮鬍鬚，哈利蛻變成一位反叛領袖，他從沒想過自己會有這天。

「妳知道嗎？這份研究改變了我，這整段經驗對我帶來深刻的影響。」他說。他說自己曾與世界菸草或健康大會（World Conference on Tobacco or Health）籌劃委員會合作，成功說服委員會將大會舉辦地點，從赫爾辛基或芝加哥等地，移師到孟買或開普敦等開發中國家

---

① 除非每位假病患提供的數據完全相同，但我們已知每位假病患的情況都不同。

的城市舉辦，因為這些地區的抽菸率不減反增。他認為這些動力都是來自擔任假病患的經歷。「我這個人很安靜，又很內向。」他說。入院安置後，他發現，「如果我堅信某個理念，就要全力以赴、捍衛到底。」

哈利認為羅森漢恩的動機很明確（我也認同）：哈利的數據顯示他在院內的整體感受相當正面，這跟羅森漢恩的論點相互衝突。羅森漢恩認為精神病院缺乏關愛、毫無療效，甚至是會對患者造成傷害的場域。因為觀點相斥，哈利的數據才會被排除在外。

「羅森漢恩的興趣在於調查分析，這當然不是問題，但假如數據不支持他的預設立場，他還是得尊重跟接受啊。」哈利接著說，「雖然這麼說不一定公正，但我覺得如果我跟其他患者擁有類似經歷，他肯定會把我的數據納入研究中……他顯然有自己的想法跟假設，一心一意只想證實自己的假設。」

羅森漢恩在論文結尾寫了一句話，似乎想藉此隱約帶出哈利的經歷：「在更友善、良性的環境中……他們的行為與判斷或許會更有益、更能發揮效用。」不過這句話根本沒人記得，也未曾被引述。羅森漢恩拋棄違背自身論點的證據，正如許多醫生在面對錯綜複雜的情況時，對待患者的態度一樣。我們也因而陷入更惡劣的處境。

在一九七二年十二月十四日播出的《一切都源於心智》（*It's All in Your Mind*）節目開頭，羅森漢恩接受美國國家公共廣播電台（NPR）訪問，時間正好在論文出版不久前。跟哈利談過之後，我知道羅森漢恩曾置身龐大的灰色空間，但在錄音帶中，他受訪的語調卻展現一股盲目的自信，聽來實在令我火大。

播放這卷已有四十五年歷史的錄音帶，會先聽到鈴鐺尖銳的顫音。接著，一連串部落風格濃厚的鼓聲堆疊成高亢激昂的轟隆聲。鈴聲越來越響亮、越來越大聲，這時突然出現一名男子的聲音，說著：「心理學，探索人類精神世界。一切都源於心智。」

這根本是在模仿《陰陽魔界》（*Twilight Zone*）的主題曲，不過這倒是滿適合的，畢竟我準備收聽的這個節目有種隨興、神祕的風格。多年來我努力搞懂羅森漢恩的研究，卻幾乎完全沒聽過他說話（我曾對他充滿賞識，現在卻懷疑他嚴重犯規），一聽見這卷錄音帶，就像在沒戴眼鏡的狀況下，被困在堆滿書的房間裡。

在二十分鐘的訪問裡，羅森漢恩描述身為假病患的經歷，重述自己入院安置的過程，還額外加油添醋補充一些細節，正好被我聽出來他又在誇大。舉例來說，他在訪談過程中暗指自己在醫院裡待了好幾週而不是只有九天。他說：「醫院還開了五千多顆藥丸給我們。」（在研究論文中，他聲稱院方總共開立兩千顆藥丸。）

主持人：以美國目前的情況來看，你認為病患住進精神病院後能有所好轉嗎？

羅森漢恩：沒辦法，這些機構根本不具任何療養功效。如果院方醫護人員對患者抱持輕蔑的態度，如果患者無法與醫護人員建立情感連結，如果患者不能好好坐下跟他們聊天交談，如果患者的廁所，不好意思，跟醫護人員的廁所有所區隔，就連吃飯用餐的空間也彼此分離，活動的空間也毫無交集，就不要妄想只要每週跟患者相處一到兩次，每次只接觸半小時，就有辦法解決他們的病症、讓他們過得更好。整體來看，我認為精神病院不具療效，也期望它們能停止營運。

在漢視哈利的數據之下，羅森漢恩錯失機會，無法建構出看起來雖然較為雜亂，卻更貼近現況、更真實的敘事。在他的推波助瀾之下，危言聳聽的片面真理至今仍然存在。**我期望它們能停止營運**。要是他當初在評斷精神病院時更謹慎保守，要是他在研究中納入哈利的數據，或許這份研究能讓社會大眾與讀者以另一種方式進行對話，放下極端的武斷見解，或許，或許我們今日就能身處更良善的環境中。

24 影子精神健康照護系統
Shadow Mental Health Care System

研究發表後過數十年，哈利再度步入精神病院，但這次並非以患者身份，而是以家長身份。他的女兒伊莉莎白（Elizabeth）在十六歲時，就因重度憂鬱症、厭食症（anorexia）與暴食症（bulimia）首度入院安置（在這些症狀干擾下，醫護人員沒有注意到導致這些症狀的病源，過了整整十年才診斷出她罹患埃勒斯—丹洛斯症候群（Ehlers-Danlos syndrome），這是一種罕見結締組織疾病）。她說在入院安置期間，總覺得自己像個犯人而不是患者，好像自己做了什麼違法或不道德的壞事。她對我說：「現在回想起來，我還是能感受到被關起來那種陰森、毛骨悚然的感覺。」院方讓她服用大量藥物，她覺得自己「麻木到什麼都不在乎」。情況跟她父親在一九七〇年代入院安置時截然不同，她待的醫院沒有任何團體歌唱活動，患者不僅無法投票決定誰能獲得日間通行證，也沒有機會建立深厚的情感連結。照指令把藥吃了，安靜看電視，等到病況夠「穩定」就能離開。哈利探視女兒時，完全不敢相信自己親眼所見。自己幾十年前的住院經驗，怎麼會比現在更……更有條有理、更令人滿意？伊莉莎白出院後，經自己的醫生治療，她逐漸減少用藥量。她還是不曉得當初是怎麼一回事。

她只知道自己需要協助，但不確定醫院是否能給予正確的資源與照護。

同時，哈利待過的美國公共衛生服務醫院，跟娜麗．布萊臥底的布萊克維爾島精神病院一樣，都荒廢了數十年，近期才拆除整建，醫院原址上如今是奢華的公寓大樓。哈利差點就住進去的舊金山綜合醫院（Zuckerberg San Francisco General Hospital，醫院經過更名）目前仍繼續治療精神病患，不過你絕對不會在院內看見患者圍成一個圈，合唱〈魔法龍帕夫〉（Puff, the Magic Dragon）等歌曲。精神科病房患者太多，病床卻少得可憐。只有病況緊急的患者才會迅速獲得照護與治療，例如有名女子出現幻聽症狀，聽見聲音要她把自己的手指咬掉，她真的照做了。「這就是精神科的悲哀。患者嚴重精神錯亂，要是不對自己做出慘烈的舉動，甚至還擠不進醫院病房。」護理長珍．霍蘭（Jean Horan）在二〇〇六年向《舊金山紀事報》（*San Francisco Gate*）透露。這種現象不斷惡化，許多護理師、醫師跟其他醫療照護工作者在二〇一六年上街遊行，表示精神科正處「緊急狀態」。之前在灣區擔任急診室精神科醫師的保羅．林德（Paul Linde），在二〇一八年如此描述精神照護單位的旋轉門政策：「領到食物，洗過澡，拿到藥，也睡到覺，就該出院離開了。」

患者通常會搭救護車抵達急診室，進入缺乏精神科照護的綜合醫院。這些醫院根本無法將患者轉到精神照護機構，因為床位幾乎供不應求。這種現象讓醫療體系為之堵塞，無法讓每位患者從中受惠，每一步都動彈不得。美國精神健康聯盟（National Alliance on Mental Illness）刑事司法主席馬克．葛爾（Mark Gale）指出，患者只能流落街頭或被送進看守所與監獄中，這些正是所謂「永遠不會說不的床位」，他還說：「這就是整個社會做出的選擇，因為我們不願挹注資金，打造更完善健全的精神健康照護系統。」

美國目前至少急需九萬五千張病床。致力主張改善精神照護體系的D．J．傑飛（DJ Jaffe），在二〇一八年出版《瘋狂後果》（*Insane Consequences*）這本令人讀來震驚、痛心的著作。他在書中提到，要在紐約市貝爾維尤醫院（Bellevue Hospital）獲得床位，比考上哈佛大學還難。在美國所有不屬於都會區的郡中，有六五%沒有半名精神科醫師，而有將近半數都缺乏心理師。如果情況未有改善，到了二〇二五年，全美就會缺乏超過一萬五千名精神科醫師，因為醫學院畢業生大多投入報酬較高的專科，目前在精神科服務的醫師到時也會有六成退下崗位，導致社會迫切需要的精神科醫師嚴重短缺。

＊　＊　＊

如果是在現今的狀況下，比爾．安德伍德、哈利．藍多、大衛．羅森漢恩，想必還包含剩下幾位假病患，肯定都不會成功入院安置。雖然像樣的精神醫學照護在美國並不多見，不過如果你有機會獲得較妥善的相關照護，還得先經歷以下還算令人愉快的必要把關流程：「一到多位護理師會測量你的生命徵象，完成簡單的檢查，詢問患者的病史。至少有位急診科醫師會重複這個步驟……根據患者的病史，急診科醫師或許會進行腦部電腦斷層掃描或其他醫學成像檢查……接著會有一位精神科醫師評估患者的病歷跟手邊現有電子資料紀錄……從開始到結束，這整段評估流程大概要花好幾個鐘頭。」史丹佛精神科醫師納撒尼爾．莫里斯（Nathaniel Morris）在《華盛頓郵報》（*Washington Post*）中寫道。

但現實狀況並不如此樂觀：在絕大多數州立醫院的要求下，患者必須構成威脅或嚴重失能才會被入院安置。有位心理師說：「患者的精神狀態必須紊亂到茫然地站在精神病院前、漫無目的地在街上遊蕩，或是站在車流量大的道路中央，不曉得如何尋求食物或棲身之所，才有可能會被入院安置。」

有位精神科護理師也點出，若想獲得精神科照護必須採取哪些行為。諷刺的是，患者若想被入院安置，就得跟羅森漢恩和假病患一樣裝模作樣，只不過現在得遵照另一套劇本。患者在急診室中接受評估時，得說（不管是真是假）：「我有自殺傾向，我已經想好要怎麼自殺了，如果離開這裡我隨時都有可能出事。我的精神科醫師認為我對自己構成威脅，為了人身安全，他建議我到這裡入院安置。」這套說詞能讓院方將你送回精神科急診部。在那裡，精神科分診護理師會詢問患者的病況。這個時候再把剛剛那套說法重述一遍。通過層層把關來到精神科病房，獲得專屬床位後，患者才能如實描述自己到底出了什麼狀況。

事實上，如同恐怖秀的現行精神健康照護系統，使羅森漢恩的批評顯得老套過時。「相形之下，大家會發現那份研究相當荒謬，而且文章的觀點也錯得離譜……精神醫學曾被視為國家的左膀右臂，實際上卻是更大規模的權力關係的受害者。」精神科醫師與史學家喬爾・布拉斯洛（Joel Braslow）在一場訪談中表示。

「如今，精神醫學落在光譜的另一個端點上。有些患者真的迫切需要協助，卻無法獲得適切的資源與照護，因為他們根本無處可去。」前美國國家精神衛生研究院院長湯瑪斯・因塞爾醫師補充說道。

二〇一五年，有份發表在《精神醫學服務》（*Psychiatric Services*）上的研究，無意間模仿了羅森漢恩的實驗。那群研究人員假扮成患者，打電話到芝加哥、休士頓與波士頓的精神科診所，試著與精神科醫師約時間進行門診。在他們聯絡的三百六十位精神科醫師中，僅九十三位替他們安排門診，也就是總樣本數的四分之一。（這還未提及等候門診的時間，以及他們後續會接受哪些照護——也有可能根本不會獲得相關照護。）

托利醫師在維吉尼亞州成立治療宣導中心（Treatment Advocacy Center），致力於「破除障礙，使罹患嚴重精神疾病的患者能接受即時、有效的治療」。他直截了當地說：「跟現在的患者相比，在一九七〇年代罹患思覺失調症的民眾，反而能獲得較好的照護。現況之所以如此，每個美國人都得負責。」

甘迺迪總統率先提出的社區照護承諾未曾兌現，數千名患者被迫離開醫院（有些人已經在院內度過大半人生），根本無處可去。在羅森漢恩進行研究的年代，監獄中大約有五%的囚犯符合嚴重精神疾病的標準，現在這個比例少說有二〇%。將近有四〇%的囚犯曾一度被診斷出有精神健康疾患，其中最常見的診斷（有些人罹患一種以上的疾患）如下：重度憂鬱症（二四%）、躁鬱症（一八%）、創傷後壓力症候群（一三%），以及思覺失調症（九%）。在美國囚犯中人數成長最快的女性犯人，更有可能指出自己曾罹患精神疾病。

這些數據在有色人種族群中更是顯著。「一般來說，他們更容易成為精神健康治療不平等的受害者，也因此更容易被送進刑事司法體系中。」美國心理學會少數族裔事務辦公室（Office of Ethnic Minority Affairs）高階主任蒂芬尼·唐森（Tiffany Townsend）醫師表示。

根據二〇一四年的最近期統計數據，被關在監獄中的重症精神病患，數量將近是精神病院內重症患者的十倍。重症精神病患人數最多的地區包含洛杉磯郡、紐約里克斯島和芝加哥庫克郡。從各個角度來看，這些監獄根本等同於精神病院。對於體驗過精神錯亂的我來說，比監獄更慘的地方我想也只有棺材了吧。

「要是精神病院有足夠的床位，許多我們現在在監獄裡看到的重症精神病患，當時根本能直接入院安置。這個說法特別適用於那些罪刑較輕的患者。」南加州大學（University of Southern California）精神醫學家理查·蘭姆如此說道。在近半世紀的學術生涯中，他針對此議題進行深入研究、撰寫大量專文。

這就是美國精神健康照護的現況，可謂是去機構化後的餘震。有人將去機構化解讀為轉機構化（transinstitutionalization），意指將精神病患從精神病院轉到看守所或監獄中，其他人則將此現象稱為精神疾病的犯罪化。不管選擇哪一種說法，專家都一致認同此現象的後果相當不堪。

> 「在腦白質切除術與基因實驗之黑暗時期完全無法想見的危機。」——羅恩·鮑爾（Ron Powers），《瘋子沒人在乎》（*No One Cares About Crazy People*））
>
> 「當前最嚴重的社會災難。」——愛德華·肖特，《精神醫學史》
>
> 「殘酷的尷尬處境，錯得一場糊塗的改革。」——《紐約時報》

雖然有人說美國監獄中之所以會有這麼多精神病患，是因為美國的監禁率居世界之冠，再加上強制最低判刑與三振出局法等政策[1]所致。不管原因為何，後續效應顯然都相當慘烈。「在美國監獄與看守所的鐵欄內，存在著所謂的影子精神健康照護體系。」賓州大學醫學倫理學者多米尼克·西斯蒂（Dominic Sisti）表示。重症精神病患比較不容易獲得保釋，待在監獄裡的時間也比較長。在逐步關閉中的里克斯島監獄內，患有精神疾病的犯人在獄中的平均監禁時間為兩百一十五天，是其他囚犯平均監禁時間的五倍。目前監獄監管囚犯的方式，跟娜麗・布萊時期的精神病院沒什麼兩樣。美國公民自由聯盟（ACLU）代表數百位曾被法院宣判欠缺行為能力的犯人，向賓州公眾服務部（Department of Human Services，DHS）提出訴訟。不過問題在於精神病院沒有床位，所以這些患者全都被留在監獄裡。有一起訴訟案位於特拉華郡，這正是羅森漢恩熟悉的老地方。那位精神病患因為嚴重缺乏行為能力而無法受審，痛苦地被監禁在監獄中長達一千零一十七天。訴訟案的首席原告是J・H，無家可歸的他為了等諾利斯鎮州立醫院釋出床位，在賓州拘留中心（Philadelphia Detention Center）待了三百四十天。他的罪名只不過是偷了三個薄荷餡餅糖②。在看守所等待的這段期間，他很有可能會淪為毆打襲擊或性暴力的受害者——這一切都只因為他的精神疾病重到無法受審。二〇一九年三月，美國公民自由聯盟再次將賓州公眾服務部告上法院，因為「該部門無法按照憲法規定提出令人滿意的解決方案，導致部分患者在獄中待了數月之久。」

失自我感這個羅森漢恩花許多篇幅探討的概念，是監獄生活的關鍵特徵。監獄會發制服給患者，以編號來稱呼他們，囚犯連最基本的隱私也沒有，必須在沒有任何私人物品的情況下生活。在獄中，被視為權力強大是最有價值的貨幣，而精神病患會被當成天生的「弱者」看待。監獄和看守所是「降黜儀式」與「屈辱儀式」發生的場域。這些地方的目的是懲罰患者、令人一無所有，根本不具療癒功能。

---

① 三振出局法（Three-strike law），是美國聯邦層級與州層級的法規。面對犯第三次或以上重罪的累犯，州政府必須採用強制判刑準則，大幅延長犯人的監禁時間。

② 巧的是，大衛・羅森漢恩在一九七三年，在發表〈失常之地的正常人〉後，以假病患身份臥底進入諾利斯鎮州立醫院。

「在亞利桑那州，男性囚犯通常都光著身子，身上沾滿髒汙。牢房地面散落著發臭的牛奶盒跟食物容器。排泄物從堵塞的馬桶湧出。」美國公民自由聯盟的艾瑞克·巴拉班（Eric Balaban）說道，這是他在二〇一八年，到鳳凰城參訪馬里柯帕郡監獄（Maricopa County Jail）特殊管理單位時親眼所見的景象。二〇一七年，加州的奇諾女子監獄（Institution for Women in Chino）中，精神病患X雖被標注為「罹患精神疾病」，但獄方拒絕提供藥物。在牢房內嘶吼數小時無人聞問之後，她將自己的眼球從頭顱扯出來吞下肚。佛羅里達州的戴倫·萊尼（Darren Rainey）被獄警強迫進行「特殊」沖澡。洗澡水的溫度攀升至攝氏七十一度，讓他的皮膚像「水果軟糖捲」那樣脫落，最後更要了他的性命。在密西西比州一座令人厭惡抗拒的十九世紀監獄中，非精神病患的囚犯將老鼠賣給罹患精神疾病的犯人，讓他們將老鼠當成寵物。在同一座監獄中，有位男子因心臟病發身亡，但事後獄方卻連三天呈報他的狀態健康良好。而在矽谷附近，名叫麥可·泰瑞（Michael Tyree）的男子在監獄中等著療養治療中心空出床位，卻在獄中遭到獄警毆打致死，獄警動手時他還吼著「救命！救命！拜託不要打了」。

這些都讓我想起厄文·高夫曼的《精神病院》，這本書正是啟發羅森漢恩進行研究的其中一本關鍵著作。身為社會學家的高夫曼，臥底進入聖伊莉莎白醫院，指出自己親身所見的醫院是座「極權機構」，跟監獄或看守所別無二致。他還舉出例證：工作、玩樂與睡眠之間毫無區隔；醫護人員與「住院者」（inmate）[3]之間的位階差距；失去個人姓名以及物品。還記得因提倡道德療法而備受讚譽的菲利普·皮內爾嗎？一八一七年，他的指導學生吉恩·埃斯基羅爾（Jean-Étienne-Dominique Esquirol），針對讓他們有所覺悟的場景加以描述：

「我曾見過那些病患，身上光溜溜、只包著破布，只能將稻草鋪在自己躺臥的走道上，稍微阻隔地面那寒冷的濕氣。院方提供的食物粗糙不堪，空氣稀薄的牢房令人呼吸困難，口渴時也沒有水喝，維繫生命的基本要素樣樣缺乏。醫護人員根本是名符其實的獄警，患者淪為其殘暴監督的受害者。患者被囚禁在狹窄、骯髒、蟲害漫生的地牢，缺乏陽光與空氣，被緊緊鍊在洞穴中，即便是野獸也不會被鎖在這種地方。」

現在情況更差，大家甚至不再假裝這些收容精神病患的單位沒那麼糟了。

「絕大多數的**醫院**確實已不復存在。」艾麗薩·羅斯（Alisa Roth）在二〇一八年出版的《失常》（*Insane*）中寫道：「但是精神病院的殘忍、汙穢、腐敗的食物和暴虐的行徑等遺風，卻沒有隨之消失。更重要的是，罹患精神疾病的廣大群眾也依然存在，他們被隱匿在不為人知的角落，多數美國老百姓都不曉得他們受到多差的對待與治療。在克西所處的年代，精神病患在精神病院中遭到虐待，而今虐待的場域則轉移到監獄和看守所中。」

治療也不能不提。在許多監獄中，荒謬可笑的鬧劇被當成精神健康照護。相關照護與治療並不多見，通常也是以藥物管理的型態來進行。雖然在亞利桑那州和賓州的特定監獄中，患者確實有機會進行精神治療，不過場景大多都是醫生或社工在上鎖的牢房中，隔著金屬柵欄跟患者交談。艾麗薩·羅斯還提到另一個無比惡劣的案例，指出他們甚至僅提供患者著色畫冊。

「囚犯得承受無比龐大的壓力、內心非常痛苦，但大家都不鼓勵他們去想這些事。事實

---

③ 譯注：inmate 一詞有監獄的囚犯或精神病院的住院者兩種意思。

上大家都盡可能不去想或談論這種處境，因為沒人對這種事感興趣。」克雷格．漢尼表示。身為心理學家的漢尼專門研究監禁的效應與影響，我曾在前面篇幅提過，他就是那位婉拒羅森漢恩邀請，不願擔任假病患的史丹佛研究生。

猜忌、不信任的文化其實是雙向的。身為醫療服務提供者的安琪拉．費雪（Angela Fischer）以舉報者之姿出面告發，她說自己在亞利桑那州立監獄受訓的第一天，輾轉聽到一位懲教署（Department of Corrections）職員說的笑話。

「妳知道要怎麼判斷患者是不是在說謊嗎？」對方問她。還沒等她開口，那人就說：「他們一開口就在扯謊。」

許多獄警卯足全力識破囚犯的詭計（無論囚犯是真的另有所圖，或那只是獄警的想像），他們認為囚犯為了擺脫一般囚犯所處的惡劣環境，或覺得自己有機會被轉派到更輕鬆自在的拘留單位，所以會努力裝病或演戲。雖然裝病的現象確實存在，但美國公民自由聯盟國家監獄計畫（National Prison Project）的主任大衛．法提（David Fathi）指出，此現象並不像外界描繪的這麼普遍。其實囚犯的病情遭到低估或處置失當的現象更常見：「有些囚犯明明有精神疾病紀錄，行為能力退化到跟九歲孩童沒什麼兩樣，結果一進監獄就突然沒病了，變成徹徹底底的惡人。」

克雷格．漢尼認同這個說法，表示病患沒有道理說謊、玩弄這套體制：「這樣做有什麼附加好處？附加好處就是被帶出悲慘的監獄，被放進情況通常更慘不忍睹的機構。假如被關進自殺觀察室，就只能待在徹底空無一物的牢房裡，房內什麼東西也沒有，有時還會被套上防自殺服，有時獄方甚至會把所有衣物沒收，讓你徹底光著身子。」這讓我想起羅森漢恩研究的第二部，當時他告訴醫院自己會派假病患去臥底，但事實上半個假病患也沒有。在醫生眼中，每位患者都是假病患，而如今在獄警眼裡，每位囚犯都是騙子。

精神醫學家托利醫師曾對我說，目前的精神健康照護比羅森漢恩那時還差，但他確實有解決方法。他創辦的治療宣導中心呼籲全面增設病床，精神病院與司法機構皆然，這樣就能縮短等待時間，讓病患離開監獄、更快接受妥善治療。同樣提倡此理念的作家D・J・傑飛是托利的學生，他自稱是「人體觸發警告」，同時也是精神疾病政策組織（Mental Illness Policy Organization）的執行長。傑飛致力呼籲增設更多精神衛生專業法庭（mental health court），讓法官將罹患精神疾病的犯人送進適當的安置或治療機構，不要一下子就被送進監禁體系。同時，他也支持執法人員組成的危機處置小組介入審查，並由精神醫學專業從業人員從旁協助，這群受過訓練的專家知道如何分辨囚犯是否患有精神疾病，也知道該如何與他們應對。另外，他還倡導另一項更具爭議的理念，也就是利用法律效力使患者服藥的必要性〔大概就是所謂的輔助門診治療（Assisted Outpatient Treatment）〕。他針對這個議題寫了許多文章，指出許多患有嚴重精神疾病的民眾，根本不曉得自己生病了（這個症狀稱為病覺缺失）。此外他也主張推動民事安置改革，意即在違反個人意願下，強制讓更多人入院安置，藉此預防悲劇發生。他跟托利都指出雖然許多罹患嚴重精神疾病的患者，並沒有比未罹病的民眾還暴力，但研究顯示確實有一小群患者比常人更凶暴，通常他們都未曾接受治療。有些人認為這些政策違反公民自由，傑夫則說：「精神錯亂並非自由意志的展現，反而會使患者無能行使自由意志。」（當年受精神疾病所苦時，我確實不具任何自由意志，這點我認同。但就自身體會與被誤診的經歷來看，坦白說我還是無法全然接受這種觀點。想到有些精神科醫師根本不配擁有實施這些政策所需的權力，我就更無法接受這種論述。）

有些曾屈服於殘酷現實的監獄和看守所，已經開始推動改革，顯示自己確實是社會上的精神健康照護提供者。芝加哥庫克郡監獄中有七千五百名囚犯，其中有三分之一罹患精神疾病。當地治安官湯姆·達特（Tom Dart）可說是相關改革的旗手，在如此艱難的現況下擬定最佳策略。「好吧，如果精神病患不得不被送進監獄，那我就要讓監獄成為規模最大的精神健康提供者，我們要成為最佳榜樣。」他在二〇一七年接受《60分鐘》（*60 Minutes*）採訪時表示：「這些囚犯待在監獄時，我們會將他們當成病患對待。」庫克郡監獄提供藥物管理、團體治療，更讓患者與精神科醫師一對一會診。監獄中有六成工作人員都受過進階精神健康訓練，典獄長更是一位心理師。

不過我們需要資金來推動真正的變革。如果未能妥善配置資金，那根本是讓民眾三度接受折磨：第一，投資金額短缺導致資源不足，無法適度提供協助；再來，民眾行為出現問題時將他們逮捕；最後，這些人重回社群時只能獨自面對困難。整套體制依舊破碎不堪，病況最嚴重的民眾仍然遭到忽視與背棄。

「如果我說今天這種事是發生在癌症或心臟病患身上，你會說不行，不能因為接受治療時沒地方去，就將剛被診斷出罹患胰腺癌的人送進監獄。」美國國家精神衛生研究院前院長湯瑪斯·因塞爾博士說：「但這確實就是我們現在面臨的處境。」

25 The Hammer 關鍵論斷

有人建議我打電話給斯沃斯莫爾學院的心理系教授與社會建構論者肯尼斯・格根（Kenneth Gergen）。當年羅森漢恩在斯沃斯莫爾學院任教時，他們來往相當密切。我告訴格根自己對羅森漢恩的研究和他的參與有哪些了解，也提到自己無法釐清研究的實情與全貌。

他開口打斷我漫無邊際的閒談。

「跟羅森漢恩親自碰面談話，會發現他非常有魅力。講話的語調很低沉、悅耳，擅長與人拉近關係、建立連結。他滿會建立人脈的。他認識一些人脈很廣的朋友，也知道如何運用這些人際關係。他也是個很厲害的講師，我的意思是他的談吐方式有種戲劇張力。不過……心理系有幾個教職員會說：『他這個人很愛胡說八道。』這當然不包括我，因為我算是他的朋友。」

接著他又斬釘截鐵地下了這個論斷：「如果妳手上只有一到兩例與論文描述相符的真實個案，那大可假設其他個案都是捏造出來的。」

掛上電話後，我呆坐了好一陣子，反覆咀嚼他說的話。肯尼斯・格根不假思索說出的論斷可信嗎？誇大研究結果，為了讓資料吻合自己的結論而修改數據，這就已經夠惱人的了，他有可能憑空捏造出假病患嗎？這實在難以想像。

還是說這真的有可能？

我訪問過的人不斷提到一名年輕女子，提起她時大家都異口同聲說她有一頭美麗的秀髮。她在斯沃斯莫爾學院念大學時，擔任羅森漢恩的研究助理，後來到史丹佛大學又繼續接任這份工作。受訪者都說如果有人手上握有解答，那肯定就是這名女學生。幸好比爾記得她叫南茜（Nancy）。根據經驗猜測她畢業的年份，我找到一個斯沃斯莫爾學院畢業校友的 **Flickr** 網路相簿。相簿裡滿是中年人開派對作樂的照片，不過我發現一張相貌突出的女子的照片，她留著一頭灰色調長髮。她雙眼直視相機，雖然雙唇緊閉，但眼神透出笑意，彷彿是在跟相機調情說著：「**你逮到我了**。」頁面上列了她的名字：南茜．霍恩（Nancy Horn）。

接下來幾個月內，我跟南茜．霍恩通了四次電話。我們聊到她的治療師工作，她的工作內容相當多元，結合各種不同治療手法。我們也談到她的兒子。她兒子罹患嚴重精神疾病，曾經入院安置過，也有段時間無家可歸。她講了許多在斯沃斯莫爾學院念大學時的精彩事蹟。她在大學時主修心理學，還打了排球，更認識一位「迷人、機智，而且無比聰明」的教授，他就是大衛．羅森漢恩。她擔任兒童利他行為研究的助理，將孩童領進測試用的拖車，並暗中操控保齡球遊戲，控制每位孩童遊戲結果的輸贏。她在羅森漢恩的人生中擔任過各種角色：行政助理、老師（有時候她會幫忙帶羅森漢恩的學生）、研究員，以及朋友。

「我覺得他總是能讓每個人覺得自己很特別。」南茜說。

在羅森漢恩生命中的最後幾年他們斷了聯絡。她已經不記得自己到底是在報紙上，還是在學術期刊中得知羅森漢恩的死訊，但她始終惦記著羅森漢恩。「我常常想起他……在我心中，他就是偉大的心理學家楷模，帶給我非常深遠的影響。他真的是一位非常、非常偉大的心理學家。他之所以這麼優秀，是因為他博學多聞、相當有智慧，也不會目光狹小地將焦點擺在自己身上。他很樂於接納不同思維，而且很聰明，也非常關心別人，這就是我修心理學的原因。」

接著是我主動聯絡的真正原因：假病患。

她記得在史丹佛時曾跟兩位研究生共事，負責擔任他們的聯絡人，這兩名學生就是比爾・安德伍德跟哈利・藍多。當時就是她跟在公共電話亭的哈利通話，也是她聽著哈利在電話另一頭唸著自己的病歷。她還說自己曾到醫院探訪這兩位學生。

「羅森漢恩有事先提醒妳要留意哪些事嗎？他有說要觀察特定……」

「沒有。」

「他完全信任妳會……」我的音量越來越小，腦中一邊想像自己是大學剛畢業的研究生。我絕對沒辦法擔起觀察他人精神狀況的全責（即便是現在也辦不到）。不過南茜比同年學生懂得更多，她發展出一套方法來觀察兩位學生是否出現任何痛苦或憂傷的徵兆。她會注意他們的說話模式，了解他們平常都怎麼打發時間，還會詢問用藥狀況，確保他們沒有情緒不穩的現象。

「我會同時觀察五十項細節。」她說：「妳知道嗎，如果處在瘋狂的情境中，最後也有可能整個人被搞瘋。所以我必須確認對方不會因為身處這種情況而精神失常。」

雖然南茜的應對方式相當成熟，但這也無法否定羅森漢恩將重責大任拋給助理的事實。這種做法相當不專業。先不考慮文章的違規行為：就算研究數據完美無瑕，專門監督學術研究、旨在保護「人體實驗對象之權利與福祉」的人體試驗倫理委員會（Institutional Review Board，IRB），現在也不可能會允准這種研究手法。這對研究參與者和醫院病患構成極大的危害，某種程度上來說連研究助理也會遭到波及。

不過其他六名假病患又是怎麼一回是？貝斯里夫婦、瑪莎・寇蒂斯、卡爾・溫德跟馬汀夫婦到底是誰？

她什麼都不曉得。儘管合作密切，但除了這兩位研究生，羅森漢恩完全沒向研究助理透露其他假病患的身份。我把自己從筆記和手稿中整理出來的資訊告訴南茜，像是三號莎拉・貝斯里，為了安撫焦躁的情緒，她差點就將院方開的藥吞下肚，還有實為小兒科醫師的六號假病患鮑伯・馬汀，他在入院安置時妄想自己的食物有毒。

「他以為自己的食物被下毒？這很不妙。」

「沒錯。如果妳聽到這種情況，應該會說要立刻把他弄出醫院，對吧？」

「當然啊，妳在開玩笑嗎！拜託，我保證下一秒就讓他離開醫院。太扯了，如果聽到這種事我一定會很擔心。」她說。

描述真實身份為藝術家的五號假病患蘿拉・馬汀時，她問：「是那位住進栗樹會所（Chestnut Lodge）的假病患嗎？」

「栗樹會所？」回放訪談錄音檔時，我發現自己的語調上揚。終於找到確切的線索，有機會推翻肯尼斯・格根認為其他假病患都是捏造的說法。栗樹會所是臨近華盛頓的私人精神病院，許多來自華盛頓的「古怪」精英在會所中以風格別具的方式度過精神紊亂的時期。兩本以此會所為題的知名小說不僅熱賣暢銷，後來更翻拍成電影。《未曾許諾的玫瑰園》的作者瓊安・葛林柏（Joanne Greenberg）以自己在會所內安置的經歷為題，描述院內知名精神治療師芙芮達・佛洛姆－賴赫曼（Frieda Fromm-Reichmann）替她治療的過程。《莉莉斯》（*Lilith*）則是描述患者與其護理助理之間的關係，作者是會所前員工。後來我發現，栗樹會所是大腦與心智之爭的分水嶺，更是精神分析療法的終點站。

栗樹會所的創辦理念，是讓有錢人能有尊嚴地在院內安心生活。會所的終極目標並不是「治癒」患者，而是讓患者能花幾年時間（有些人在這裡待了一輩子），在修剪整齊的庭園與草坪上散散步、過生活，或是打網球、參加藝術治療，當然還得參加每日進行的談話療法。這家醫院不像其他久負盛名的精神病院，並未採用各種令人反感的療法和手術，像是腦白質切除術、胰島素休克治療法或電擊療法，他們甚至拒絕替患者開立藥物。然而，也有患者無法適應這套模式，當時會所有一位名叫雷・歐謝洛夫（Ray Osheroff）的醫生，四十一歲的他患有憂鬱症，原本是一位腎臟科權威。他在一九七九年進入栗樹會所安置，被診斷為「患有自戀型人格疾患，起因為與母親間之關係」。會所利用「攻擊療法」與「回溯療法」來治療歐謝洛夫長達一年，卻讓他的病況越來越嚴重。他整個人掉了二十公斤，每天不停四處踱步，最高紀錄達一天連走十八個小時。直到歐謝洛夫的父母插手介入，將他轉到另一所傳統精神病院。另一間醫院的醫師判斷他患有憂鬱症，讓他服用抗憂鬱藥物，九週後他就順利出院。歐謝洛夫控告栗樹會所治療不當（據傳他們以美金六位數的和解金庭外和解），這起訴訟案後來比歐謝洛夫本人更具歷史意義。二〇一三年，在獻給歐謝洛夫的遲來的訃聞中，精神科醫師莎朗・帕克（Sharon Packer）寫道：「此案證明精神醫學嚴重分歧。精神分析的神聖高牆儼然崩毀。」

了解這整段歷史後，實在難以相信栗樹會所的痕跡如今幾乎被抹除得一乾二淨。這座名副其實的精神病院在二〇〇一年宣告破產，會所的光輝歲月就這樣黯然畫下句點，會所的土地也被轉賣給豪華公寓大樓建商。後來，在二〇〇九年七月十三日，會所附近居民聽見一條狗氣急敗壞地吠叫，才發現那棟歷史悠久的建築已被烈火吞噬。一切都消失殆盡，任何足跡也沒留下。

不過在栗樹會所的前員工中，有些人至今仍鮮活地保存會所的記憶。一位在美國國家精神衛生研究院任職的心理師，在與我初次進行訪談時帶了一本剪貼簿，裡頭全是她在栗樹會所服務時的照片。（就連一般人都不太會保留前一份工作的照片，這位曾在精神病院服務的心理師竟然將照片保存得好好的。）

「這張照片是夏天拍的。妳看，草坪跟庭園很漂亮。」她指著照片中的栗子樹說。她展示體育館跟游泳池的照片，還提到當年有一群參加婚宴派對的賓客在栗子樹間遊蕩，想找出最適合拍團體照的背景，不曉得自己早已踏進精神病院的範圍。這位心理師把這群不速之客噓走，內心不由得感到光榮，發現原來外人跟自己一樣，都認為這片庭園既美麗又祥和。

「請不要對栗樹會所太嚴苛，」她接著對我說：「我真的很愛這個地方。」

我向她表明自己的任務，並描述羅森漢恩的實驗，指出自己正在追查假病患，而其中一位臥底患者很有可能當年就在栗樹會所中。她從沒聽說這份研究曾在會所中進行，但她也坦承自己是在研究發表多年後才到會所就職。幸運如我，她在這棟建築被大火吞噬之前，趁著會所宣布破產後動工拆除時，把一個裝有檔案資料的金屬櫃藏了起來，裡頭全是醫院患者的紀錄。那些三吋乘五吋的病歷卡上，印了會所成立以來接收的所有患者的姓名與資料，還包含他們的住院時長、診斷、入院和出院日期。要是她沒有插手，這些資料早就被丟棄了。我激動不已：靠這些資料絕對能找出我要的假病患。她答應幫我查一查是否有任何病患的資料，符合那位藝術家的描述與住院時長。不過她拒絕讓我幫忙翻找資料，表示這違反病患隱私法。

她回頭檢查檔案資料，我繼續進行自己的調查。

假如栗樹會所的事情為真，有辦法找到五號假病患蘿拉．馬汀，我覺得自己對這整件事的感受或許會好一些。還是有希望的：羅森漢恩曾在一九七一年造訪華盛頓六天，正好就在研究進行期間，而唯一臥底進入私立醫院的假病患蘿拉．馬汀，當時有可能剛好就在院中安置。這麼看來，羅森漢恩確實有可能曾在那時造訪栗樹會所。

我重拾羅森漢恩的手稿，研究專門描述蘿拉的段落。蘿拉是位知名抽象藝術家，在精神病院內安置了五十二天，也是唯一被診斷為罹患躁鬱症的假病患。我重新讀了他未出版著作的其中一章，內容描述羅森漢恩當時曾被找去蘿拉安置的醫院，因為院方想諮詢他對一名「有趣個案」的意見，而他到現場才發現是自己的假病患。

羅森漢恩仔細紀錄這名假病患的個案會議，引述蘿拉的精神科醫師說法。蘿拉的醫生以她的畫作為依據，用花俏的術語來下診斷。「她的自我很脆弱。」醫生一邊觀察蘿拉在院內創作的六幅畫中的其中一幅，一邊下此評論。雖然醫生的判斷相當拙劣，但蘿拉確實利用此機會畫了一些自畫像。在羅森漢恩的描述之下，一名女子和一位畫家的輪廓在這段創作過程中慢慢浮現。羅森漢恩還提到蘿拉很擔心身為小兒科醫師的丈夫，怕他把自己逼入絕境，最後未老先衰（她先生就是鮑伯，在擔任假病患期間對院內伙食產生恐懼）。她也很掛心自己兩個兒子當中的老二傑佛瑞（Jeffrey），他當時剛開始嘗試抽大麻。身為畫家的她，也在鍛鍊和維持創造力上碰到瓶頸，為此深感困擾。

接著我問了數十位認識羅森漢恩的人，詢問羅森漢恩這輩子是否結識任何知名女性藝術家，但沒有人能提供確切線索。我列出所有當年知名的女性抽象藝術家，並打電話詢問藝術史學家。他們給了幾個名字：安妮・特魯伊特（Anne Truitt）、瓊・米切爾（Joan Mitchell）、瑪莉・阿伯特（Mary Abbott）與海倫・佛蘭肯瑟勒（Helen Frankenthaler），但她們都不是我要找的對象。華盛頓的國際女性藝術博物館（National Museum of Women in the Arts）寄給我一份書單，裡頭列出的女性藝術家看起來雖然機會很大，卻也都不是我要找的人。羅森漢恩在斯沃斯莫爾學院曾教過一名學生，那名學生的母親算是小有名氣的雕刻家。但這仍是死路一條。我寫了一封電郵給茱蒂絲・W・哥德溫（Judith W. Godwin），她是一位紐約抽象藝術家，作品在大都會藝術博物館（Metropolitan Museum of Art）展出。回信時她的筆調親切堅定：「我並未參與實驗。祝研究順利。」

這時，出現一個很有可能的目標。

葛莉絲・哈蒂根（Grace Hartigan），一九二二年生於紐華克（Newark），二〇〇八年離世，最初她是在飛機製造廠擔任製圖師。在未受正規訓練之下，她開始模仿古典大師的畫作。在一九六〇年代，她在色彩濃烈的作品中結合流行文化影像，算是普普藝術的雛形。「我沒有選擇繪畫，是繪畫選擇我。我沒什麼天份，我有的是創造力。」她說。

她結過四次婚。第一任丈夫的名字叫鮑伯（Bob）。叮叮叮！唯一問題在於，他們在一九四〇年就離婚了。可能性瞬間降低。不過獲得以下資訊時我又重燃希望：她跟第四任丈夫溫斯頓．普萊斯（Winston Price）博士在一九六〇年結婚，他除了是藝術收藏家，同時也是約翰．霍普金斯大學（Johns Hopkins University）的知名流行病學家，非常執著於找出治療普通感冒的方法。為了研究他什麼都願意做，他甚至將治療病毒性腦炎的實驗疫苗注射進自己體內，因此引發脊髓膜炎（spinal meningitis）。在他於一九八一年逝世的前十年間，健康狀況因脊髓膜炎而日漸衰弱。

這對夫婦有可能是馬汀夫妻嗎？溫斯頓．普萊斯將研究看得比性命更重要，到精神醫院臥底安置對他來說想必沒什麼大不了。對於努力抵抗酗酒等惡習的葛莉絲而言，參與研究瘋狂的實驗不僅對個人生活有所助益，或許還能藉由瘋狂激發創造力。對我來說這聽起來很合理，葛莉絲的傳記作家凱茜．柯提斯（Cathy Curtis）也表示認同，還說：葛莉絲的兒子傑佛瑞（從羅森漢恩的筆記看來，他跟蘿拉的兒子同名）始終有濫用藥物的問題，跟蘿拉擔心兒子吸食大麻的資訊相符。不過我的信心又稍微被凱茜壓了下來。「不過葛莉絲在傑佛瑞年僅十二歲時，就把他送到加州跟他的父親同住。葛莉絲幾乎沒有參與他的成年生活。」凱茜說：「她會跟別人說自己很不喜歡兒子。」

「不過樂觀來看，」凱茜在電郵中補充，「如果要我判斷哈蒂根有多大機率就是蘿拉，我看大概有八〇％。」

八〇%。我要賭一把。沒錯，葛莉絲只有一個兒子而不是兩個，而且她似乎也沒有在意兒子到會替他擔心的程度。不過這有可能是羅森漢恩在接收訊息時出了差錯，或是他在轉述時誇大描繪所致。為了提高可能性，凱茜建議我聯絡葛莉絲長年合作的助理雷克斯・史蒂芬（Rex Stevens），他擔任葛莉絲的助理長達二十五年。

「不可能是葛莉絲。」雷克斯・史蒂芬這麼說。他如此決斷地下定論，彷彿是想徹底否決所有可能性。他說時間軸根本對不上，對於她的畫作描述也不對，她跟自己的創作、跟丈夫和兒子的關係也不是如此。不過，他最言之鑿鑿的論點則是：她肯定會對我說。

「她發生的每件事我都一清二楚。」他說。

我認為雷克斯是因為憤慨才下此定論，所以決定不考慮他的說法。如果我哪天聽說認識已久的友人藏了這麼大一個祕密，我肯定也會全盤否認。接著，我聯絡一位在雪城大學（Syracuse University）葛莉絲檔案資料庫任職的研究員，檔案庫中收有她那精彩藝術家生涯中的所有信件、筆記本跟日記，資料量整整有七・五公尺高。不過研究員找不到半封寫給羅森漢恩或來自羅森漢恩的信。葛莉絲是蘿拉的機率陡然跌到谷底。

五號與六號假病患仍身份未明。

先前因為研究造訪傑克的公寓時，我偶然發現羅森漢恩那本未出版著作的大綱，裡頭還挾帶他手寫的筆記。我就是憑這些筆記找到比爾・安德伍德的。資料中另外兩項尚未深入研究的線索，也讓我很感興趣。以下這張紙條上以美麗但難以辨識的字跡寫著（靠弗洛倫斯和傑克的幫忙才成功解碼）：「萊伊博維奇（Leibovitch）的來信」，以及上面那一行字：

「心理治療——用來自辛辛那堤（Cincinnati）的那封信」。

我一直將這些資訊放在心上，當成可能的線索，但始終不曉得如何將它們串連起來。後來，我無意間在未出版著作的第六章初稿中，發現好幾封瑪麗·彼得森（Mary Peterson）這名女子的來信。瑪麗·彼得森在信中，詳細描述自己在辛辛那堤猶太紀念醫院（Jewish Memorial Hospital）裡的經歷。

辛辛那堤。

在其中一封寄給羅森漢恩的信裡，瑪麗·彼得森紀錄自己在猶太紀念醫院精神病房中度過的那十二天。瑪麗用錄音機將口頭敘述錄成錄音帶寄給羅森漢恩，羅森漢恩再請祕書將內容謄寫成逐字稿。逐字稿僅抄錄錄音帶的部分內容，其中鉅細靡遺描述多位人物。比對羅森漢恩針對三號假病患莎拉·貝斯里寫下的筆記，筆記中關於患者的描述，正好符合逐字稿中的人物名稱。從筆記描述來看，瑪麗跟莎拉在住院第一晚都很緊張焦慮，當晚莎拉還差點把藥吞了。

「找到其中一個人了！」我草草在筆記旁寫下。

羅森漢恩有保留瑪麗的信封，所以我靠信封上的地址追查到俄亥俄州的克里夫蘭，卻發現她不久前剛離世，而她丈夫（名叫約翰，跟二號假病患，也就是莎拉的丈夫同名）逝世的時間更早。回顧她的生

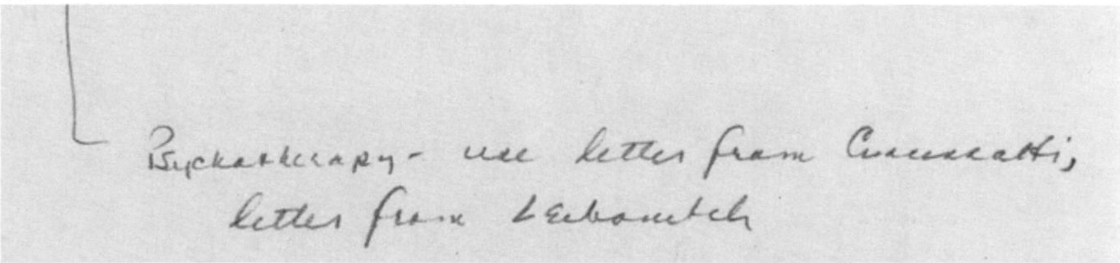

活軌跡，就能清楚感受到這個女人的活力。我讀了她替當地報紙寫的烹飪專欄，也訂了她自費出版的短篇故事集，這些討喜的故事紀錄當地的生活風貌。有位當地作家用「車輪上的天使」來形容瑪麗·彼得森，因為她時常騎著一台粉色自行車在當地穿梭。「看著她騎車，有時我都覺得她背上彷彿伸出一對天使之翼！」這時我又更加失望了——不僅無法當面詢問研究相關細節，更沒有機會認識這名了不起的女子。

興奮歸興奮，其中卻還是有些問題。首先，瑪麗·彼得森在一九六九年還相當年輕，根本不符合羅森漢恩筆記中「白髮」與「像祖母那樣慈祥」的描述。再來，瑪麗的職業是經濟學教授，而不是教育心理師。另一個問題在於，瑪麗·彼得森的住院時間比莎拉·貝斯里還長。雖然瑪麗的丈夫也叫約翰，但他是建築師而非精神科醫師。不過這或許是羅森漢為了隱匿真實身份而做的改動，畢竟他對自己跟比爾的資料也做了些許微調（雖然年齡、職業和外型描述沒有變動）。如果她不是假病患，這些信又怎麼會跟未出版著作的初稿整理在一起？

另一個比較屬於檯面下的問題，是瑪麗·彼得森曾向羅森漢恩透露自己長期罹患憂鬱症和焦慮症。她在信中一五一十表露病況，告訴羅森漢恩自己過去十年來都有服用鎮靜劑，也會定期去看精神科醫師。羅森漢恩會讓有精神病史的女子擔任假病患嗎？

不過其中跟整份研究最格格不入的是時間點：如果她的筆記內容無誤，瑪麗是在一九七二年進入猶太紀念醫院安置，當時羅森漢恩正好將〈失常之地的正常人〉初版交給《科學》期刊，這麼看來她根本不可能是莎拉·貝斯里。三號假病患莎拉·貝斯里是在一九六九年進行實驗。

接著，我聯絡瑪麗的妹妹跟童年摯友。他們都不記得瑪麗曾提過任何跟研究相關的話題，也從沒聽過大衛．羅森漢恩這個人。

最後，我跟弗洛倫斯分享這幾封信，讓負責保管羅森漢恩檔案資料的她做個判斷。在緊急照護單位擔任多年心理師的她具有豐富臨床經驗，在私人診所中也碰到許多「認為自己有病但實則健康的民眾」，所以我相信她的結論：「瑪麗不可能是假病患。她是真正的患者。」

那為什麼羅森漢恩將這些信件收在講述假病患經歷的未出版著作中？如果他是在完成研究後才收到這些信，那「用來自辛辛那提的那封信」這句話，指的會不會是他想在書中引用瑪麗的經驗，藉此豐富自己的論述？這確實有可能，不過在那本書的現有初稿中，除了假病患的住院經歷，他沒有提及其他人的住院安置經驗。

除了瑪麗的信，羅森漢恩還將兩份日誌跟筆記整理在一起：第一份有一百多頁，作者是斯沃斯莫爾學院的大學生，他在一九六九年夏天花了一個月的時間，在麻省總醫院觀察精神病房的狀況；第二份則是兩位賓州大學學生的未完成日記，他們在羅森漢恩的研究出版後，到賓州精神病院臥底。羅森漢恩為何會保留這些資料，卻沒有留下任何假病患的筆記呢？

問題越來越多，答案仍舊為零。

雖然有一線希望，但身為二、三號假病患的貝斯里夫婦，以及四號假病患瑪莎．寇蒂斯仍然身份未明。

由於在我著手研究之前，就已經有人進行相關報導，我還天真地以為能輕鬆查出卡爾．溫德的身份。卡爾就是那位剛取得學位的心理師，當時羅森漢恩還擔心他對假病患戲碼沉迷到不可自拔。有些人認為馬汀・塞利格曼（Martin Seligman）是其中一位假病患，他被譽為「正向心理學運動之父」，同時也是提出「習得性失助」（learned helplessness）理論的學者。他的生平只跟一位假病患吻合，就是編號七號的卡爾。我與他聯繫，後來更取得採訪機會，但他卻帶來壞消息：他並非羅森漢恩的假病患，但他確實曾在一九七三年，在〈失常之地的正常人〉發表後，跟羅森漢恩到諾利斯鎮州立醫院臥底兩天，協助他搜集更多資料，替羅森漢恩打算出版的書增色。我查到的就醫紀錄也證實此事。

就這樣，一切再度回到原點。假如羅森漢恩的筆記可信，卡爾的年齡應該是一大特徵。他似乎介於三十八到四十八歲間，對於剛取得臨床博士學位的新手心理師來說年紀並不小。我知道他並不是史丹佛的學生，因為史丹佛並未設立臨床心理學的高等學位，這代表卡爾可能是從其他學校畢業的。坦白說，東岸或西岸的學校都有可能，就連美國中部地區也不是沒機會。雖然現在我認為羅森漢恩充其量就是個不可靠的敘事者，但他卻是我唯一能依靠的嚮導。為了挖出確實、可靠的線索，我跟所有與羅森漢恩相關的人通過數百封電郵、耗費好幾個小時打電話聯絡，更花上數天時間翻找他的論文跟聯絡信件，最後我放棄希望。沒有半個是我要找的假病患——後來終於出現一個新目標。

我一直聽到佩里・倫敦（Perry London）這個名字。大家不斷對我說，「**可惜佩里不在這裡，他什麼都知道**。」羅森漢恩跟佩里一起工作，玩樂時也形影不離，他們還合寫十多篇論文，其中大多是關於催眠，此外他們還合出兩本變態心理學教科書。他們都是眾所矚目的焦點人物（佩里高大的身材同樣令人印象深刻，這點跟羅森漢恩不同）。他們都有宏亮的笑聲，性格也相當受歡迎。假如要說有誰對這份研究瞭若指掌，佩里肯定是首選，只可惜他在一九九二年去世。多數往事已被塵封、飄零消逝，不過我仍然闖進倫敦一家人的生命，揭開舊時傷痕，只為了讓這名素未謀面的男子再次甦醒。

他女兒米芙（Miv）是佛蒙特州的心理治療師，她回了我的電郵，再將我介紹給她的母親維維安（Vivian），也就是佩里的前妻。經過充分、確實的檢查和確認後，維維安才願意從以色列的住家跟我視訊。她讓我想起我媽，原因除了她們都是在布朗克斯的大廣場區域出生外，也都展現一種剛毅、不會隨便接受別人欺辱的氣勢。她描述佩里當初跟羅森漢相識並結為多年好友的來由。某年夏天，羅森漢恩在維維安家族所有的夏令營擔任隊輔，她就是在當時介紹羅森漢恩給佩里認識的。

「大家都愛大衛。」她說。羅森漢恩是那種有辦法讓想家的孩子靜下來的隊輔，他還會特別在心情不好的孩子身邊彎下腰來哄他入睡。有一年夏天羅森漢恩無法參加，就找了一個朋友來接替隊輔的職位。隔年這個朋友也無法幫忙，又找了另一位朋友來替補，這個活潑好動的年輕人就是佩里·倫敦。維維安跟佩里在那年夏天擦出火花，後來兩人舉辦婚禮，維維安也藉此介紹羅森漢恩給佩里認識。

我提到第七位假病患「卡爾·溫德」，轉述羅森漢恩在筆記中對他的形容時，維維安打了個岔，問道：「他有在洛杉磯當過會計師嗎？」

「可能有。」

「這個描述跟佩里在洛杉磯的一個好朋友很像。」

「他叫什麼名字？」

她有所遲疑，我極力勸說，她則再度拒絕我的詢問。在接下來的五分鐘內我們激烈辯論。**如果他不想被找到呢？**她問。**如果他這麼多年來都守著這個祕密，大概是不想洩露身份吧？**我則提出自己的論點，解釋這種事沒什麼好羞於啟齒的，如果他的家人希望他隱姓埋名，我也會尊重他們的意願。最後她讓步了。

「莫瑞・萊伊博維茲（Maury Leibovitz）。」她說。

這個名字聽起來好耳熟。維維安又多跟我描述這名男子的生平與性格：莫瑞跟卡爾一樣，在中年初期放下薪資優渥的會計師工作，重返校園取得心理學博士學位。他申請上南加州大學，而佩里・倫敦成為他的指導教授、顧問與密友。羅森漢恩超級有可能請佩里幫忙找假病患，或是在週五傍晚的安息日派對上（當時這種聚會可是相當頻繁），認識佩里的學生。羅森漢恩跟莫瑞之間只有一度分隔，而且莫瑞跟卡爾的各種特徵都完美吻合。根據維維安的說法，莫瑞甚至是一位網球迷，這跟羅森漢恩在未出版著作初稿中的描述相符，他在初稿中說莫瑞「很像運動員」。

結束視訊後，維維安又寫了一封電郵給我。她激動的程度跟我幾乎不相上下。「莫瑞顯然就是妳要找的人，真搞不懂我剛才在懷疑什麼。」

我煮了一壺咖啡，打開檔案資料櫃，裡頭塞滿弗洛倫斯手上的資料影本，重新翻找我要的線索。我確定曾在某個時間點看過莫瑞・萊伊博維茲這個名字，但現在就是想不起來。不過我很快就找到讓我聯想到這個名字的資料。在同一份書稿大綱中，羅森漢恩用鉛筆寫著「萊伊博維奇」（Leibovitch），位置就在將我（誤）導向瑪麗的辛辛那提筆記旁。

他指的是萊伊博維茲（Leibovitz）嗎？

這完全說得通。他們不僅有共同友人，我還發現羅森漢恩曾在一九七〇年十一月，替萊伊博維茲寫過推薦信，這代表他們其實也有工作上的往來。這不可能是巧合吧？

莫里斯（莫瑞）．萊伊博維茲的身份不難查出。用 Google 搜尋一查，能找到刊登在《紐約時報》上的訃聞，內容充滿對他的讚揚，刊出那年正好也是佩里過世那年。身為紐約諾德勒藝廊（Knoedler Gallery，萊伊博維茲死後多年，藝廊捲入偽造訴訟案，如今已不復存在）董事長跟總裁的他，在紐約藝術圈中是舉足輕重的大人物。在布萊恩特公園（Bryant Park）中，紐約客時常會行經一座葛楚．史坦的雕像，這座出自喬．戴維森（Jo Davidson）之手的雕像就是莫瑞捐給紐約市的。

莫瑞．萊伊博維茲的存在，也順便解釋為何有知名畫家參與羅森漢恩的研究，為何五號假病患會以「蘿拉．馬汀」的假名住進栗樹會所。莫瑞．萊伊博維茲是藝術圈的核心人物，他大有可能是替羅森漢恩與蘿拉牽線的關鍵人。

萊伊博維茲身後留下三個兒子、一名前妻跟一位女朋友。其中，住在波特蘭的兒子喬許．萊伊博維茲（Josh Leibovitz）醫生是成癮醫學專家，他遺傳父親對心智的興趣。他是最容易聯絡的對象。我在他辦公室留了訊息，等待回覆。

隔天我就接到電話，電話那頭的男子以慵懶的南加州語調跟我打招呼。

「就我獲得的資訊來看，我認為你父親是羅森漢恩研究中的一位假病患，是自願進醫院臥底的實驗參與者。你覺得這個說法成立嗎？」我詢問萊伊博維茲醫生。

「真的嗎？」他問。

「沒錯。」我緊張到心臟都快跳出來了。他過了幾秒才開口。

「我不覺得。」他冷靜地回答：「我不認為有這個可能。」

我嘆了口氣。接下來二十分鐘，我努力證明自己的論點，不過萊伊博維茲醫生卻逐一反駁：莫瑞的年紀比卡爾大多了。莫瑞當年已經五十二歲，不過在羅森漢恩的各項資料與筆記中，他的年齡卻落在三十八到四十八之間，但此時我們到底還能對羅森漢恩的描述抱持多少信任？此外，大家都曉得莫瑞有幽閉恐懼症，不可能答應被關進精神病院的。最後，在研究進行期間，他們一家都在蘇黎世，根本不在國內。

「很抱歉讓妳失望，」他說，「但我爸不是假病患。」

但他**就是**假病患，他**非得是假病患不可**。我繼續追問，提出有點棘手的假設：有沒有可能，他其實不像自己以為的那麼了解父親？

「我必須說，我爸不是那種會保守祕密的人。我們非常非常親近，我不覺得他會把這種事藏在心裡。他人生中發生的大小事我都知道。」他說：「假如我爸真的是假病患，他八成會把這段經驗寫成書出版。他不會就這樣什麼都不說的。」

我繼續追問，表示雖然拼法錯誤，但羅森漢恩在筆記中寫下萊伊博維茲總是有原因的吧？我就像一條憑著獵物遺留的氣味四處追查的獵犬，不管他說什麼、做什麼都沒辦法讓我打退堂鼓。我請他跟他母親談一談，她肯定會注意到丈夫消失至少六十天（在卡爾的案例中，天數也是另一個問題：有些資料顯示他總共入院三次，安置天數為六十天，其他筆記則說他進了四次醫院，總共待了七十六天），所以對我來說她的判斷最為關鍵。他答應會代我詢問並回報她的答覆，但拒絕我的要求，不讓我直接跟她母親對談，實際上是請我不要打擾他年邁的母親，讓她安享晚年。

此時此刻，我還抱持一絲希望，堅信最後一定會有好的結果，就像末日論信徒那樣，就算隔天太陽依舊升起，仍然堅信末日將至。

同一週我又接獲另一項打擊。栗樹會所的心理師捎來一封簡訊，表示她已經翻過所有院內患者資料了。

「在六〇年代末或七〇年代初，沒有任何叫蘿拉．馬汀或姓名首字母縮寫為L. M.的患者入院安置。」更絕望的是，在一九六八至一九七三年間，沒有任何病患只在會所中待五十二天。會所平均安置時長為十五個月，就連在八〇年代也是如此。她寫道：「在這五十二天內，院方不可能對該患者召開個案會議，也不會瀏覽她的畫作。」她得在會所中多待**更長**一段時間，院方才會替她召開患者會議。醫生不認為自己能在短短五個禮拜內深入了解患者，沒辦法就這樣提出完整個案研究。但南西．霍恩記得**某人**曾在會所中待過。是她搞錯了，還是羅森漢恩又扯謊？

這個消息令我天旋地轉，同時我又收到萊伊博維茲醫生的電郵：「我跟我媽談過了，她很確定我爸從來沒參加過這類研究。她已經八十六歲，是個很低調的人，不想再多談這件事。祝研究順利，如果妳查出那位假病患的真實身份，也歡迎讓我知道。」

為何每個線索最後都是死路？為何羅森漢恩將假病患的身份遮掩得這麼徹底？他到底在防什麼？我覺得自己被這位從沒見過面的男子背叛了。難道我根本是在浪費時間追尋虛構世界中的幻影嗎？

我抱著懷疑、憤怒的心態，再度回頭閱讀蘿拉．馬汀的檔案資料。我重新檢視羅森漢恩在未出版著作中對個案會議的描述。會議中，蘿拉的精神科醫師利用她的畫作，來揭露精神疾病的潛在症狀。羅森漢恩直接引述醫師的診斷：「畫作上半部代表病患的願望。因為無法掌控從內心深處湧出的衝動，她渴望能達到柔和、穩定的境界。或許在狀況好的時候她能讓自己平穩下來，但多數時間這對她來說是一大挑戰，一方面因為她缺乏自我控制，另一方面則是這些衝動太過強烈。她渴望能在這種柔和狀態中展現寧靜平和的氣質，更希望能全然掌控自身衝動，但她就是無法達到這種境界。她頂多只能展現片刻沉靜，但終究還是會被憂鬱或失控所干擾。」

醫師繼續滔滔不絕地講出一大串心理學術語，接著評論其他四幅畫作，最後來到第六幅畫。「畫作下半部的情感比較沒那麼激昂……色調的組合較為和諧……馬汀夫人的內在衝動已有所調節。」畫作中央有條粗線將上下半部截然劃分，這證明在醫生細心照護下蘿拉的情況已有所好轉。

知道羅森漢恩有多愛誇大事實之後，這整段描述的問題似乎變得昭然若揭。這整段場景描述實在太精細準確了。就連針對畫作的精神分析詮釋聽起來也非常老掉牙，太像《紐約客》雜誌漫畫中抽著菸斗的分析師會說的話。而且不管怎麼看，羅森漢恩也不可能這麼巧被請去擔任蘿拉的個案顧問。一來他既不是臨床心理師，而且取得博士學位後他也只短暫與病患接觸過，怎麼可能會有人遠從華盛頓打電話，請他來**評估他的某位患者呢？**另一個問題是，他哪來的錢支付這些入院安置費？他在私人信件中提到，假病患的入院安置費都由他負擔（藉此避免保險詐欺跟其他可能的不法行為）。就算是當年，在國內最高檔的醫院住上五十二天肯定也所費不貲。他哪來這些錢？

肯尼斯．格根搞不好是對的。究竟有**哪件事**是事實？

26
An Epidemic
傳染病

現在，問題在於：羅森漢恩是否為了讓研究結果更站得住腳，憑空捏造假病患，增加研究對象的樣本數？難道誇大自己的病症未被識破，就讓他膽子更大、得寸進尺捏造出假病患了嗎？還是他在出書合約壓力之下，不得不發揮想像力填補空白呢？這些精心設計的花招看起來似乎已不無可能：羅森漢恩的資料夾中收了瑪麗．彼得森的信跟大學生的日誌，這些檔案還被安插在奇怪的位置；栗樹會所跟「知名藝術家」假病患蘿拉．馬汀，這位假病患的個案會議內容讀來有點**太完美無瑕**；還有卡爾，他跟羅森漢恩的朋友如此相似，但那位朋友卻未曾加入研究。

我根本不想相信自己曾經欣賞的男人竟是**這個樣子**，不管**這個樣子**到底是什麼樣子。我的目標已經不只是找出假病患，更想找出證據證明他們根本不存在。所以接下來我又花了幾個月時間追尋幻影。我替《刺胳針—精神醫學》（*Lancet Psychiatry*）寫了一篇評論尋求協助，也到美國精神醫學學會演講，請所有跟羅森漢恩碰過面的人跟我聯繫。我緊追流言與謠傳，花了一整個月的時間調查華盛頓的聖伊莉莎白醫院，確認這到底是不是羅森漢恩研究的醫院之一。我之所以費這番工夫，全是因為這份研究的維基百科頁面，將這座醫院的照片當成主視覺。我甚至請了一位私家偵探協助調查，不過他也沒有任何新發現。我跟所有曾與羅森漢恩有過交集的人聯絡。這才驚訝地發現，原來越往他的核心交友圈外層移動，就有越多人不願意再次談到或提起他這個人，就連某位前任祕書也不例外。那位祕書在羅森漢恩撰寫〈失常之地的正常人〉期間，或許曾接觸過部分研究素材。與她聯繫時，她只說：「這個嘛，他有時確實是會發揮『創意思維』。」她先是笑了笑，接著語調轉為陰沉：「我沒什麼好話可說，最好還是就此打住。」

所有有跡可循的線索最後還是跟比爾與哈利相關。學生、教授同事跟友人要不是對研究一概不知，就是直接帶我繞回兩位已知的假病患身上。

接著，我開始對說謊進行研究，發現《每日郵報》（*Daily Mail*）上有篇頗受好評的文章，指稱目前已有「經科學證實」的方法，能藉由文本分析來判斷作者是否在說謊。這種分析法能挖出文章中「細微的自我參照與扭曲的措辭」，以及「簡單的解釋與負面語言」。我請真正的專家詹姆斯·佩內貝克（Jamie Pennebaker）進行分析，他是德州大學的社會心理學家，研究主題為說謊。遺憾的是，他表示光靠文章來判斷作者是否在說謊是不可能的任務。如果有人說這個方法可行，那他大概是在說謊。

我向弗洛倫斯描述自己經過研究後得出的疑點。她時常將羅森漢恩稱為「說故事家」，還說對羅森漢恩而言，當小說家或許比當研究者更快樂。但他有可能將想像力發揮到這種程度嗎？起初，弗洛倫斯不這麼認為。但幾經思量，她寫了一封電郵給我：「我一直在想會不會有幾位假病患是捏造的……這就有辦法解釋大衛為什麼沒把書寫完。」

這個論點很有力。他的出版社道布爾戴在一九八〇年將他告上紐約最高法院，要求取回預付給《監禁》（*Locked Up*，當時他已經換掉原本的書名《瘋狂的史詩旅程》）這本書的頭期稿酬。訴諸法律時，出版社已經苦等七年，而且他們後來也沒拿到書稿。難道是編輯振奮人心的評語嚇到羅森漢恩了嗎？當時編輯在鼓勵之餘，還建議他針對「模糊」的假病患提供更多細節。幾乎對每個我訪問過的人來說，拋下讓自己揚名學術界的研究，就是最令人擔憂，甚至是最罪證確鑿的證明，顯示一定有哪個環節嚴重出錯了。

發表〈失常之地的正常人〉之後，羅森漢恩回頭研究利他主義，發表一篇論文，探討成功與失敗對童年慷慨程度的影響。一九七三年後，他不斷變換主題，從心情與自我滿足換成助人的喜悅，再從品德轉往偽經驗論，後來則研究經歷地震後做的惡夢。所有研究看起來似乎缺乏核心主軸。事實上，有位同事對我說，自從那篇知名論文大受好評並取得史丹佛大學教職之後，「大衛就對學術工作沒那麼積極……基本上，他也比較少把重心放在研究上。」

發表完那份研究後，他最成功的著作是變態心理學的教科書，這本他與馬汀．塞利格曼合撰的參考書，在我寫下這段話的同時已經出了第四版，目前美國大專院校仍使用這本書做為教材。他還研究陪審團成員的行為，有篇論文就探討做筆記能如何協助陪審員回想真相，另一篇則是評估陪審員的能力（或是無能），分析他們是否能無視被法官裁定為不可採信的事實。另外，他也加入李．羅斯和弗洛倫斯．凱勒的行列擔任審訊顧問，換言之就是以心理學家的專業身份，在審訊過程中提供協助，像是挑選陪審團、負責開場與結案陳述。這可說是在法律分析中運用社會科學的先驅。

而他關於「強烈宗教性」的研究，則被友人稱為最討喜的作品，只是這篇論文未曾公開發表。研究指出史丹佛學生中有七五%相信神的存在，更有五九%是創世論的支持者，比例之高令人震驚。羅森漢恩在結論中指出，雖然「在本世紀多數時期，宗教性被視為與智力和社會階級呈負相關，但有越來越多證據顯示此關聯的方向出現劇烈扭轉。」

好，雖然聽起來很有趣，但在一九九〇年代，史丹佛學生中有五九%相信創世論，比例有可能這麼高嗎？

或許是我的觀點不公正，但我現在對任何欺騙的跡象都超級敏感。說了這麼多，只是想表示羅森漢恩在發表那篇經典論文，間接使他所認知的精神健康照護系統崩解垮台後，只發表一篇精簡的後續追蹤報告，就再也沒有出版任何與嚴重精神疾病或與精神病院安置相關的研究。

同時頂著法律系和心理系教授頭銜的羅森漢恩，薪水不僅比心理系教授同仁還高，還能同時占有兩間辦公室，他彷彿得以披上隱形斗篷，有些學生跟同事都認為這種行為不光明正大。「任何時候到心理系找他，他人都剛好在法律系辦公室，」有位當年的研究生對我說：「但是到法律系找他，他人又會跑回心理系。」羅森漢恩似乎無所不在，卻又無影無蹤。

伊蓮娜·麥考比在她專精的發展心理學界中，可說是最受敬重的心理學家，她曾與羅森漢恩共事長達四十年。羅森漢恩榮獲教授頭銜時，她甚至是教職決定委員會的主持人。即將迎接百歲生日的她，在養老院受訪時態度一點也不委婉。「我很懷疑他，」她說：「很多教授都是。」她還記得當初審理羅森漢恩的終身教職時，委員的意見有所分歧。她說關於那份知名研究，「有些人認為研究內容不可信。但我們無法確定他在研究中動了什麼手腳，也不曉得他到底有沒有搞鬼。」雖然委員會最後因為他的授課能力出眾，而決定授與終身教授職位，但他在任教期間始終被懷疑的陰影所籠罩。她說：「他的名聲越來越黯淡。」

發明棉花糖實驗的沃爾特·米歇爾在二〇一八年逝世前，曾對我說他跟羅森漢恩沒什麼交集，只有校訂過他的一篇研究初稿。不過在私人信件中他則透露更多：「我跟他一直都處不來。我當系主任的時候就覺得他很難搞，感覺他把學術工作當成瘟疫一樣躲得遠遠的。我對他的研究也沒什麼興趣，總之跟他的研究和他本人保持距離。」

我還聯絡上一位多年前愛過羅森漢恩的女子，雖然這份感情早就變質，但她始終將與羅森漢恩相關的回憶放在心上。她答應跟我聊一聊，前提是我不能問起他們之間的感情。這項協議實在不容易遵守。她拿出一整箱已保存幾十年的錄音帶，裡頭錄了羅森漢恩當年的講課實況，不免讓人更好奇他們之間的一切。

「光靠跟你說話的方式，他就有辦法讓你覺得自己是世上最重要的人。」她這麼說。曾跟許多心理學家共事的她，認為這群人有一大共通點。「他們專攻的研究領域，八九不離十就是他們人生中面臨的難題。這就是他們研究那個主題的原因。」

「是嗎？很有意思。那羅森漢恩的問題是什麼？」我好奇提問。

「我想是品德、利他主義，跟當個正直的好人吧。」她說。她的笑容帶著諷刺意味。「其實啊，我以前常說：『他又在擦亮頭上的光環了。』他鍛鍊人格特質的能力實在是不尋常，自我呈現的方式也很不可思議。他就是有辦法以自己希望的方式被看見。」

有些人堅持不信羅森漢恩會做出這種欺騙的舉動，研究助理南茜·霍恩就是其中之一。我稍微提及羅森漢恩有可能捏造多數研究數據時，南茜一口咬定這「絕對不可能」。羅森漢恩在假病患資料夾中收了兩份大學生寫的日誌，其中一份日誌的作者，是他在斯沃斯莫爾學院教過的學生漢克．歐卡瑪（Hank O'Karma），歐卡瑪也確信羅森漢恩不會做這種事。在帕羅奧圖和弗洛倫斯與傑克共進晚餐時，我跟弗洛倫斯也提及假病患有可能是羅森漢恩虛構的，但傑克也否定這個說法，他表示：「我爸是很擅長說故事沒錯，但我不覺得他會做出任何會把研究搞砸的事。」

我向比爾描述自己查出來的事實時，他看起來拿不定主意。「我不曉得，」他說，「我是覺得不太可能，有點難想像。」

哈利則不這麼認為。「讀大學時，我從來沒把他想成是吹牛大王或騙子。念研究所的時候我雖然覺得自己不受重視，但這是另一回事。不過，這……這完全是虛構的。」哈利這麼說，他指的是羅森漢恩針對他的入院經驗的描述。

假髮、關於入院安置日期的謊言、病歷中的誇大說詞、在數據上動手腳、排除哈利提供的資訊、未完成的著作，以及徹底停止研究相關議題，在這些小事的堆疊累積之下，羅森漢恩似乎已經不是我當初相信的那個人。

刊登在《科學》等權威學術期刊上的文章遭到嚴重質疑，甚至被拆穿是徹徹底底的謊言，案例早就不勝枚舉，社會心理學家德里克．斯塔佩爾（Diederik Stapel）的研究可說是最令人不齒的實例。斯塔佩爾曾以一篇發表在《科學》上的文章而聲名大噪，他在文章中以烏特勒支（Utrecht）車站為研究地點，指出月台環境越混亂骯髒，種族歧視的現象就越顯著。媒體熱烈擁戴這份研究。後來他又趁勝追擊，指出肉食習慣與自私程度也有某種程度的關聯。後來他的騙局被揭穿。《紐約時報》指出他「或許是學術界最大的騙子」。多年來，他在五十多篇論文中使用偽造數據。雖然德里克．斯塔佩爾的案例相當極端，但這不僅顯示出這種程度的詐騙**確實有可能**發生，更點出對斯塔佩爾這種想剝削體制的人來說，大環境就像鼓勵學術詐欺的溫床。期刊偏好挑選能引起轟動的文章，研究人員不得不將矛盾的數據排除（也稱為「數據操控」），而那些沒什麼爆點，或是實驗結果與最初假設背道而馳的研究，則無法獲得表揚或發表機會。而且在學術圈中，研究補助跟生計全仰賴發表論文（也就是「不發表就完蛋」的兩難）。

心理學界目前正處於「重製危機」[1]中，社會心理學更是如此。幾位評論家也將焦點放在學界最常被引用的研究上，像是「權力姿勢」（power posing）、「臉部回饋假說」（the facial feedback hypothesis），以及「自我耗損」（ego depletion）等。維吉尼亞大學（University of Virginia）的布萊恩．諾賽克（Brian Nosek）就發動「可重複性計畫」（Reproducibility Project），重複進行一百份已發表的心理學實驗，然而，最後能得出相同結果的實驗不到半數。

學界意識到這個問題後，沃爾特．米歇爾針對學齡前孩童進行的棉花糖研究也受到質疑。比爾的女兒當時也在史丹佛參與這份實驗，實驗指出能忍住不吃軟綿綿的甜食的孩童，往後人生的成就也比較高。二〇一八年，《心理科學》（*Psychological Science*）期刊中有份研究複製此實驗，發現童年時延遲滿足感的能力，與往後人生成就的關聯程度，只有米歇爾在研究中聲稱的「一半」而已。此外，如果控制教育、家庭生活與早期認知能力等變數，拒

① 重製危機（replication crisis），指研究者複製前人研究後無法取得相同的結果或數據，顯示前人研究有可能是錯的。

吃棉花糖跟成年行為的關聯性就會跌到零。儘管如此，棉花糖實驗與後續跟進研究，還是間接影響公立學校的教育政策（雖然這誠然不是研究的本意）。

斯坦利．米爾格拉姆跟他的電擊實驗同樣受到質疑，他在研究中使用的機器，羅森漢恩進入史丹佛之前也曾在早期實驗中用過。身為心理學家與作家的吉娜．佩里（Gina Perry），在《電擊器祕辛》（*Behind the Shock Machine*）中揭露事實，指出米爾格拉姆與研究團隊強迫實驗參與者發動電擊。研究原本斬釘截鐵地聲稱我們很容易盲目遵從權威，現在看來這個論點也不是這麼站得住腳。不過後來有不少研究複製這份實驗，有份二〇一七年發表的波蘭研究就發現，在八十位實驗參與者中，有七十二位願意用最強電力來電擊無辜的受試者。

遭受最大打擊的大概是發明知名監獄實驗的菲利普．津巴多。一九七一年，羅森漢恩在撰寫〈失常之地的正常人〉的同時，監獄實驗就在史丹佛大學地下室舉行。津巴多跟研究團隊透過報紙廣告招募學生來參與實驗，並指派他們擔任「囚犯」和「獄警」的角色。獄警虐待囚犯，囚犯的反應也跟監獄中的犯人沒什麼兩樣。研究最著名的一幕，就是某位扮演囚犯的參與者大喊：「我快不行了……讓我出去！我沒辦法再多待一晚！我受不了了！」實驗清楚顯示在掌握力量和機會的情況下，大家都會展現內心根深柢固的虐待傾向。津巴多搖身一變成為專家，二〇〇四年召開的阿布格萊布（Abu Ghraib）監獄虐囚事件國會聽證會，甚至也參考津巴多的研究發現。津巴多初次瀏覽被虐者的照片時，對《紐約時報》表示：「我很震驚，但不意外……我最不能接受的，是國防部將這起事件歸咎於『幾顆爛蘋果』，但從我的實驗就能發現，如果將好蘋果放進惡劣的環境中，好蘋果也會變成爛蘋果。」有些人認為這種觀點讓施暴者免負責任。如果大家心中都住了一頭野獸，伺機在對的情境中脫籠而出，那他們依循天性對他人施暴時，我們又怎麼能加以譴責或懲罰？

有些人說這份研究甚至讓人不再考慮進行監獄改革，因為監獄被視為「無法改變」，這某種程度上都是拜津巴多的論述所賜。這份研究的批評者為數眾多，他們近年來提出幾項更具體的抨擊。二〇一八年，新聞工作者班．布倫姆（Ben Blum）在部落格平台 *Medium* 上寫了一篇文章，在網路上（的特定讀者群中）投下震撼彈。布倫姆找到當年在實驗中扮演囚犯的某位參與者，他就是那位喊著「我快不行了」的男子，而布倫姆發現他的痛苦原來只是在演戲。「那只是一份工作。如果聽錄音帶，就能從我的聲音聽出來。這份工作真棒，能讓我大吼大叫，還能裝出歇斯底里的樣子，扮演囚犯的角色。我很盡職，那份工作真的很愉快。」布倫姆還發現津巴多曾對獄警下指導棋，甚至向行徑較暴力的其中一人致謝。人格心理學家西敏．瓦齊爾（Simine Vazire）在推特上寫：「我們不能再繼續歌頌這份研究了。這根本違反科學，請將這份研究從教科書中刪除。」

早在布倫姆在 *Medium* 上爆出真相之前，心理學家彼得．格雷（Peter Gray）就在一九九一年將津巴多的研究從自己的《心理學》（*Psychology*）教科書中移除。接受我訪問時，他說：「有些研究的結論符合我們的偏見，這份研究就是最佳例證……研究人員渴望揭露社會問題，卻在研究過程中抄近路甚至是捏造數據。」他表示這種現象如今更普遍，因為博士後研究員人數增加，大家都在競爭稀少的補助資源和教職缺。「現在流行起詐欺這種傳染病了。」

這個傳染病不僅限於社會心理學界，更出現在各大學科領域中，像是相當倚重數據的癌症研究和遺傳學，還有牙醫醫學跟靈長類學。二〇一六年，澳洲研究員卡洛琳・巴伍德（Caroline Barwood）跟同事布魯斯・默多克（Bruce Murdoch），因為捏造出一篇替帕金森氏症學界帶來「重大進展」的研究，被判詐騙罪，還差點入獄服刑。韓國幹細胞學者黃禹錫（Hwang Woo Suk）和哈佛演化生物學家馬爾克・豪澤爾（Marc Hauser）也曾是備受擁戴的學者，後來同樣被指控捏造研究內容、進行學術詐騙。當然，假如某學科在學術界外具有極大商業潛力，造假事件同樣也會發生。伊莉莎白・霍姆斯（Elizabeth Holmes）創辦的血液檢測公司瑟拉諾斯（Theranos），成功向投資人募集高達七億美金，後來被《華爾街日報》（*Wall Street Journal*）的約翰・卡雷魯（John Carreyrou）揭穿這家公司是「天大的騙局」。二〇一五年，《刺胳針》編輯李查・荷頓（Richard Horton）在社論中寫：「許多科學文獻有可能是假造的，詐騙比例或許高達半數……科學的前景陷入一片晦暗。」許多人積極帶頭揭穿學術詐騙，史丹佛的約翰・奧尼迪斯（John Ioannidis）便是其中一人。他在二〇〇五年發表論文〈為何多數已發表研究之結果與事實不符〉（Why Most Published Research Findings Are False），並在文中提出猛烈批評。他發現在數千篇早期基因組學論文中，只有一小部分禁得起時間考驗。後來他複製其中被引用至少一千次的四十九份研究，發現其中七篇遭後續研究「徹底推翻」。

如今，我發現詐騙無所不在。二〇一八年秋季，康乃爾大學（Cornell University）教授布萊恩・萬辛克（Brian Wansink）辭去教職，因為他有十三篇論文遭到撤回，更被校方發現「他在研究與著作中進行學術欺詐，包含誤報研究數據」。被撤銷的論文中，有一篇是探討用餐碗盤的大小會如何影響食物攝取量。同期，發表過三十一篇論文的前哈佛醫學院教授與幹細胞學者皮耶羅．安韋薩（Piero Anversa），也被識破在研究中使用「經過竄改與／或捏造之數據」，導致研究遭撤回。如果想即時追蹤目前在學術圈中層出不窮的造假事件，不妨瀏覽「撤稿觀察」（Retraction Watch）這個部落格。這個網站努力更新學術圈的撤稿消息，同時列出在所有被撤稿的文章中，引用次數最高的前十篇。

學術期刊跟新聞報紙天天都有造假事件，社群媒體動態中的假消息更是不勝枚舉，這種現象讓民眾心生懷疑，因而出現反科學的心態。最危險的例證就是近期因反疫苗運動而引發的大規模麻疹感染現象（反疫苗者的論點是源自韋克菲爾德（Wakefield）的一篇詐騙研究，這篇研究最初是發表在全球歷史最悠久、最受敬重的學術期刊《刺胳針》上，被拆穿後遭到撤稿）。今天聽說這個或那個說法獲得研究「證實」，隔天又有人出面警告真相並非如此。大家都很納悶自己在對各方資訊徹底失去信任前，究竟還能忍耐幾次這種真相被反覆推翻的情形。

如我們所見，精神醫學特別受這種懷疑心態的侵蝕。

我們還不曉得大量精神藥物的機轉為何，也不知道為何有相當比例的患者對藥物毫無反應。所有針對精神疾病的現行療法都是「緩和療護，沒有任何療法被認定為能夠治癒精神疾病。」目前仍缺乏明確的預防措施，我們也還不清楚該如何提升每位患者的臨床結果，不知道該如何延長預期壽命。雖然思覺失調症等嚴重精神疾病顯然具有遺傳因素，不過遺傳學研究至今也只能提出有趣但無定論的發現。

大藥廠跟精神醫學界關係密切，這點大家都心知肚明。在第三版《精神疾病診斷與統計手冊》成稿期間，學界與藥廠之間的關係變得相當穩固，此後更是不斷擴展。難怪藥廠廣告直接向消費者宣傳藥物的各種進展與療效時，就引發負面效應與爭議。新推出的抗精神病藥物被稱為「非典型」或「第二代」藥物，因為藥廠聲稱這些藥物引發的副作用更少，但這些新藥根本無法實現藥商當初立下的多數承諾。第二代藥物具有其他新的副作用，像是體重劇烈增加和新陳代謝失調等。二〇一〇年，《紐約時報》指出這些藥物是虛假申報法（False Claims Act）整治的「單一最大目標」，使許多藥廠花了數十億美元，來支付詐欺指控的罰款、賠償金與和解費（二〇一三年，嬌生（Johnson & Johnson）因為隱瞞理思必妥（Risperdal）的多種副作用，例如引發中風和糖尿病等病症，最後同意支付二十二億美元的罰金與和解費）。

作家與新聞工作者羅伯・惠特克在二〇〇一年出版《瘋狂美國》（*Mad in America*），後來他建立同名部落格，以此作為挑戰傳統精神醫學的強大競技場。他精闢點出這種憤慨的心態：「過去二十五年來，精神醫學界的大人物都在宣揚錯誤論述。他們說思覺失調症、憂鬱症跟躁鬱症是確知的大腦病症……還說精神醫學藥物能調整大腦化學物質不平衡的現象，但數十年來的研究都無法證實此說法。精神醫學界指出，氟西汀（Prozac）跟其他第二代藥物比第一代藥物更安全、有效，但臨床研究也未能提供相關證據。更令人氣憤的是，他們沒說這些藥物會使長期結果惡化。」

面對如此普遍的不信任感，有些「最優秀的精英」仍痴心妄想地對藥物充滿信心。有位知名精神科醫師（這位醫師目前已不看診，因此就不公開他姓名了——沒錯，他的地位就是如此崇高；顯然成就越高，接觸患者的時間就越少）向我說教，提出改善這套支離破碎的體系的辦法：「患者就是得把藥吃了。」他一邊說，一邊啜飲杯中的葡萄酒，「我們現有的療法，就跟把妳治好的藥物一樣有效。」這股盲目的傲慢讓我笑出聲。雖然有些人特別鼓吹使用精神醫學藥物，但多數通情達理的醫生都曉得這些藥物有其限制。根據一位患有嚴重精神疾病的受訪者表示，與嚴重精神疾病共處時最痛苦的，是那些較不顯著的負性症狀，也就是認知功能受損。認知功能受損會使日常生活變得更艱難，而且無法靠任何現有藥物來改善。這讓人有種「人生被剝奪的感覺，過去曾享受的一切彷彿離你遠去」，有位近期被診斷罹患思覺失調症的二十歲病患這麼形容。

不過我的目的並不是要責難這些藥物。批評抗精神病藥物的文章隨處可見。我知道這些藥確實成功讓許多人獲得更圓滿、更有意義的人生，斷然否定藥物的價值並非明智之舉。同時，我們也不能否認情況其實相當複雜。如果我跟你都知道藥物的侷限，那位身為精神醫學界領袖、態度傲慢的醫師肯定也曉得。但他卻坐在那裡啜飲美酒，喋喋不休地拋出荒謬言論。

破敗的名聲、不信任感以及原地踏步的現象，導致世界各地精神健康照護人員短缺。有人說這是薪水所致，多年來精神科醫生是所有醫學專科中收入第三低的族群（不過我們發現這點已開始改變）。精神醫學曾被視為人文醫學學科。截至二〇〇六年，全美僅三%的民眾曾接受任一型態的心理治療，例如「問題導向」的認知行為療法，還有開放式心理動力治療。佛洛伊德已被正式「宣判死亡」。經過重新檢視，他的學說和理論被視為「歧視女性、虛假、不具科學根據，或甚至是全然錯誤的觀點……精神分析跟水蛭吸血法一樣，都是遭到屏棄的醫學操作。」同時，精神醫學已從軟科學轉型成硬科學，也因此變得相當制式、貧乏無趣。

某個程度來看，這也說明為何我向羅森漢恩交友圈外的人分享調查結果時，精神健康照護從業人員的反應，不像我預料中那麼得意洋洋。少數幾人表示震驚，但許多人都不覺得這有什麼好訝異的。精神科醫師艾倫．法蘭西斯先是聽我描述，中途插話說：「討論這件事之前，可以麻煩妳下一步先調查科克兄弟（Koch brothers）嗎？」接著繼續聽我描述手上的最新情報。那份研究是斯皮策推動計畫的關鍵。沒有那份研究，「斯皮策根本沒辦法編寫、出版第三版手冊。」他這麼說。就算不是整份研究都是謊言，但發現其中至少有部份資訊不足採信，這不僅徹底毀了研究的名聲，更令人沮喪萬分。

有位精神科醫師友人怒斥這份研究實在荒謬，而且認為羅森漢恩對「貼標籤」的長篇大論「根本是在胡扯」。羅森漢恩的主要論述指出，患者會因為標籤而遭受不同待遇，但她拒絕相信此說法具有任何效度。後來她講到滿臉漲紅，我只好答應不會再提起這件事。

我曾受邀到歐洲參加研討會分享罹病經驗，也答應在講座結束後，跟幾位專做研究的心理師和精神科醫師共進晚餐。大家約在一家飯店酒吧碰面，酒吧的調性瀰漫著曼哈頓中城的氣息。我們跟已入座的另外四人會合，碰面時他們正喝著馬丁尼。雖然點酒時我想到，在充滿陌生人的專業場合喝波本雞尾酒或許不是好主意，但還是忽略內心的警告，點了一杯曼哈頓。精神科醫師開玩笑說他們準備要「過紐約時間」，這樣就能在會議舉辦期間通宵派對。他們聊到我的演講內容、提了幾個問題，不過他們顯然已經進入度假模式，問問題的方向也越來越偏。

其中有人問：「思覺失調症患者對妳的書有什麼感覺？」

我不曉得思覺失調症患者會對任何事物有感覺，更別說對我的著作了。我眼神空洞地看著對方，這時有位心理師跳出來替我解圍，他說：「思覺失調症患者不會看書。」大家毫無反應。他是在開玩笑嗎？還是臨床醫護人員都是這樣看待患者的？

後來我們移到一家高朋滿座的餐廳，喝了幾杯酒，聊天的氣氛也越來越熱絡。在某個時間點，大家突然聊起羅森漢恩，我也稍微提到自己的研究。

剛才說思覺失調症患者不閱讀的心理師開口插話，語調渾濁不清：「我不懂妳幹嘛鑽研這份研究，我不曉得妳幹嘛要做這麼反精神醫學的事。」

當我說到自己對羅森漢恩的研究越來越起疑時，他的情緒更激動。

「這種事對我們都沒好處。」他在桌面上揮動手臂，語調越發激昂，這時餐廳幾乎已無其他客人。剛剛還樂於將羅森漢恩的研究貼上「反精神醫學」標籤的他，一聽到我提出證據指出研究疑點重重時，卻立刻張牙舞爪地怒氣相對。難不成維護那份研究的可信度，是為了讓學界內外的民眾認同「現況穩定進步中」的說法，相信最黑暗的時期已經離我們遠去了嗎？

「妳有機會做好事，卻把精神拿來研究**這種事情**。」他拍桌子說：「不管願不願意，妳都是一個象徵，應該用這股力量來做些好事。」

或許是因為時差，或許是因為追查不出假病患的下落而挫折累累，或許是因為越來越篤定這份研究是捏造而成、內心對那個在背後虛構數據的男子感到失望，又或者是紅酒混著曼哈頓調酒所致。或許，是因為他說我是象徵（什麼的象徵？）。不管是什麼原因，我的情緒徹底崩潰。我躲到餐廳中如衣櫃般大小的洗手間，望著鏡中那對朦朧的雙眼，嘴巴無聲地說——**給我振作起來**。這時我憶起自己的鏡像，想到那位不像我有機會再次站起來的女子。

情緒平復之後，我帶著泛紅的雙眼走回桌邊，睫毛膏早就糊掉了，但我還是忍不住接續剛才的話題：「我的目的並不是要攻擊精神醫學。只要你能給我一個正面的故事，我就會動筆寫。」站在桌前的我以過大的聲量說著。

他抬頭看我，無奈地放下酒杯，他說：「給我十年。」

我們等不了十年。

27 Moons of Jupiter 木星的衛星

遭死亡譏笑、對未知感到恐懼，面對模糊地帶則倍感羞愧，身為醫生的我們揮舞手邊現有事實，迎戰混沌和黑暗。體液學說、經絡、煉丹術或分子生物學，科學信念能令人暫時感到寬慰心安。儘管慰藉稍縱即逝，卻比信念本身更不可或缺。

——瑞塔．夏倫（Rita Charon）與彼得．懷爾（Peter Wyer），〈醫學的藝術〉（The Art of Medicine），《刺胳針》（*Lancet*）

我不曉得自己的鏡像後來過得如何。那名年輕女子多年來被誤判為思覺失調症患者，後來終於得到恰當診斷。她離開精神病院後，醫生就沒了她的消息，她終究成了另一位預後不良的患者。雖然曾經是很有意思的個案，如今不過是病歷檔案中的另一個名字。她有在醫生不看好的情況下，跟我一樣奇蹟似地好轉，讓所有人大吃一驚嗎？或者她只是另一位治療時機被耽誤的受害者？

在每一位像我這樣等到奇蹟降臨的患者身後，有一百個如同那名年輕女子的鏡像，有一千名因背負精神疾病的罪過，而被丟在監獄裡自生自滅，或是遭棄置街頭的民眾，甚至有數百萬名被告知「都是你在幻想」的患者。講得好像我們的腦不是長在頭裡似的，彷彿這樣就有理由把患者打發走，不用進一步檢查。面對大腦這棘手的謎團，他們似乎認為能用其他方式來回應挑戰，而非抱持謙卑的態度。

「我覺得我們應該坦然面對，承認自己所知有限。」牛津精神醫學家貝琳達·雷諾斯（Belinda Lennox）對我說：「唯有如此才能進步。」

雷諾斯醫生認為大家應該承認自己對精神疾病的了解並不全面，這也代表我們必須嚴格審視過往歷史以及一直以來接受的表面「事實」。若解方或療法看似好到令人難以置信、太精確絕對、太具體實在，那真相通常都不是這般美好。細緻入微的差異遭到抹除，醫學的效用就會大打折扣。

大衛·羅森漢恩跟他的研究就是在這方面發揮影響力。雖然他的研究只能說是冰山一角，卻壯大了我們最惡劣的本能：對精神醫學而言，這份研究令學者羞愧尷尬，令嚴陣以待的學界使勁提升壓根不存在的確切性，使研究、治療與照護多年來遭到誤導。對其餘的我們來說，確切性與準確度聽起來還不賴，卻對嚴重精神病患的日常生活構成深切影響。

這些局面並非羅森漢恩親手促成，但他的研究卻讓這波趨勢有發展的可能。而今，精神醫學早該重新檢視學界使用的術語、即將問世的新科技，以及治療重症病患的方式。

精神醫學界和整體社會，終於開始重新思索精神疾病的相關專用術語，進而帶動各項社會與健康政策。有些像D·J·傑飛這樣的行動倡議者，認為精神疾病的範圍太過廣泛，應該只將重點擺在那四％的重症患者身上，將大量資金挹注在這群患者的治療上，而不是讓

「明明沒事，卻擔心自己有病」的群眾瓜分醫療資源。在羅森漢恩的年代，精神分析師接洽的就是這群自以爲有病的民眾。

二〇一七年，荷蘭精神醫學家吉姆・範・奧斯（Jim van Os）發表一篇論文，名為〈思覺失調概念之凋零與精神病症譜系艱困的崛起之路〉（The Slow Death of the Concept of Schizophrenia and the Painful Birth of the Psychosis Spectrum）。包含他在內的另一派人士認為，我們應該將精神疾病擺在漸進光譜上。範・奧斯對我說，我們應該將肥厚笨重的《精神疾病診斷與統計手冊》濃縮精簡，診斷數最多不超過十種。手冊只需列入精神病症候群（psychosis syndrome）與焦慮症候群（anxiety syndrome）等統稱術語，並列出程度高低不一的徵候與症狀。他認為這是最誠實的做法，開誠布公地表明：**嘿，我們其實也不懂**。

研究領域中的學者也面臨同樣交叉口。「思覺失調症正逐漸消失嗎？」有篇學術論文拋出這個問題。同時也有人問：「我們該拋下思覺失調症這個標籤嗎？」

這些考量其實已在真實世界發揮效應。湯瑪斯・因塞爾曾任美國國家精神衛生研究院院長，任期是研究院史上第二長。他在任內制定研究領域準則（Research Domain Criteria）這套新系統，盼能藉此取代《精神疾病診斷與統計手冊》的標準。這套簡稱為 *RDoC* 的系統，將思覺失調等笨重的標籤拆解成細部要件，像是精神病、幻覺、記憶受損等症狀，使思覺失調這種廣泛的概念，在研究設定中失去科學意義。（因塞爾後來離開研究院，到矽谷那片更綠意盎然的牧地耕耘，他設計的 **RDoC** 也尚未成為全球研究圈的準則。在所有美國國家精神衛生研究院補助的研究中，有半數仍仰賴《精神疾病診斷與統計手冊》的診斷標準。時至今日，《精神疾病診斷與統計手冊》似乎已在精神醫學界根深柢固，以至其他系統難以全盤取代。）

與其將思覺失調症視為龐大的單一實體，範圍廣泛到難以研究，現在大家希望以研究癌症的方式來看待此精神病症，將每個個案與病例的特點納入考量。假如不認識任何思覺失調症患者，可能會對此病症的多樣性大感驚訝。有些患者的精神異常現象特別劇烈，同時還帶有妄想與錯覺，有些人則有幻聽的症狀，有些人的認知功能受損程度較嚴重，社會孤立的情形也更顯著，有些人是大學教授，有的患者再也不管衛生習慣，有些變得超級虔誠，有些失去大半記憶，有些人舉止看似正常、未展現任何症狀，有些則完全不講話、肢體僵直緊繃地呆坐。有些患者對藥物反應良好，在藥物的輔助下擁有圓滿美好的生活。一到三成的患者能順利痊癒，有些人則一輩子與精神疾病為伍。但是，我們從來沒聽說過思覺失調症原來有這麼多面向。很多人反而像倫敦的那位精神科醫師一樣，問我思覺失調症患者對我的書有什麼想法。此外，我們也知道某些患者的處境相當極端，他們最後淪落街頭，與未經治療的慢性精神病症共存。所以大家都說：一旦精神疾病找上門，就會永遠失去自我。

目前大家幾乎都認定思覺失調症等概括性診斷的成因繁多，因此我們應該改用「思覺失調類病症」（the schizophrenias），或「思覺失調譜系疾患」（psychosis spectrum disorders）等說法，藉此顯示學界對病因仍未達成充分共識。某種程度上來說，此觀點是源自精神疾病的遺傳學研究，這些研究目前仍未能提出確切定論。遺傳學是個棘手的領域，因為影響每項疾患的基因都不只一種（例如囊狀纖維化（cystic fibrosis）就牽涉到特定基因的突變），而是高達數百種。不過目前已有幾份研究顯示，精神疾患之間具有「基因重疊」的現象，尤其是躁鬱症、思覺失調、重度憂鬱症和注意力不足過動症（attention-deficit/

hyperactivity disorders）。麻省總醫院分析與轉譯單位（Analytic and Translational Unit）副教授班・內勒（Ben Neale）指出：「診斷患者時清楚劃分病症的傳統，或許根本不符合實際狀況，畢竟大腦機制可能會產生症狀重疊的現象。」學界內外向來有許多人認為，在我們使用的診斷術語之間劃下清楚區隔，這種做法不具科學效度。內勒代表的觀點，或許正能替此說法提供科學證據。

越是坦然面對未知的事物，研究圈的氣氛就越活躍激昂，這個現象相當明顯。部分新興研究專注探討大腦與免疫系統之間的關聯，例如自體免疫腦炎等病症。這些研究激起學界的好奇，讓大家想進一步了解身體究竟會對行為帶來何種程度的影響與改變，有些研究因而著手測試免疫抑制劑對重症精神病患的效用。研究人員估計在患有思覺失調的患者中，有約莫三分之一具有免疫功能異常的現象，不過免疫系統與精神疾病成因之間的關聯仍有待釐清。

有些學者對大腦與腸胃的關係很感興趣，也做了相當有趣的益生菌實驗，發現益生菌確實能降低患者躁狂的程度，也能減緩部分較為顯著的思覺失調症狀。另外，精神醫學界的流行病學家也發現，在冬季月份（也就是流感與病毒感染高峰期）出生的民眾，更有可能發展出嚴重精神病症（不過病況較劇烈的患者更有可能是在夏季出生，所以也不曉得哪個說法才是正確的）。有些患者因為麩質不耐症而精神異常，或是接受骨髓移植而痊癒，有些患萊姆病（Lyme disease）或狼瘡（lupus）的民眾，則被誤診為罹患嚴重精神疾病。對身體與身體和大腦的互動了解越深，謎團更糾葛難解。

同時，新科技持續突破侷限，讓學界得以更深入探究大腦的構造和運作。「我總是先問學生：『伽利略是如何證實以太陽為中心的哥白尼宇宙觀？』接著再告訴學生，其中最主要的進展，在於科學家將玻璃精修成透鏡的能力越來越精進。過程雖然不是特別迷人，但他們能利用透鏡打造出自己的望遠鏡，看見木星周邊的衛星。」博勞德研究所（Broad Institute）的史蒂文・海曼（Steven Hyman）博士對我說。海曼的研究所在二〇一六年於《自然》（*Nature*）發表一篇論文，文章受到各界讚譽，他不否認自己確實對此感到「飄飄然」。那篇文章指出思覺失調症與名為補體成分四（complement component 4，C4）的蛋白質相關，此蛋白質的其一作用是替成人早期大腦進行「裁剪」，在大腦逐漸成熟的過程中，替那些該被移除的不必要突觸做記號。雖然這個研究方向尚在發展初期，但確實也提出一套或許與「過度裁減」相關的思覺失調症模型。

更先進、精良的工具即將登場（有些已經問世），讓我們得以一窺大腦的神祕陰謀。透過 Drop-Seq 這套工具，學者有朝一日能針對大腦各個細胞進行統計和紀錄；光遺傳學（optogenetics）能利用光線，控制活體動物的腦內迴圈；CLARITY 這項技術能溶解大腦上部結構的脂質，使內部組織清晰可見，研究人員就能仔細觀察立體的細胞構造；另一項最新技術（出現在《科學》二〇一九年一月號）運用３D科技和高解析度，可在極短時間內追蹤鎖定每個神經元。全美各地實驗室也利用精神病患的皮膚細胞製作幹細胞，藉由控制這些幹細胞來了解大腦如何運作，以及大腦功能異常的成因和機制為何。基本上，他們就是在創造「迷你大腦」（就在此時此刻！），未來將能即時觀察藥物對不同大腦會產生何種影響。

ＩＢＭ公司的華生[1]團隊告訴我，他們計畫打造「盒中佛洛伊德」（Freud in a box），希望能讓華生成為夠格的精神科醫師。他們表示華生並不會取代精神科醫師，反而能靠電腦演算法，讓精神科醫師有更多時間實際與病患交談，進行人與人之間的互動。有些精神科醫師很熱衷於穿戴式科技，因為這些配件能讓他們取得海量數據，而這些資料先前都得靠病患自主提供。「數位表現型」（digital phenotyping）能將各式資料繪製成圖表，例如某個人的活躍程度、他有多常打開冰箱，以及一天登入社群媒體帳號的次數等。被動式聆聽裝置則能監控說話者的談話內容和語調。市面上還有穿戴式「電流」皮膚感測器，能提供生物反饋數據，顯示穿戴者的焦慮程度。此外，目前還有可吞嚥的感測器，醫生能透過感測數據得知患者是否有按時服藥，現行研究也利用虛擬實境軟體來治療各種恐懼症。雖然最新科技令人振奮（沒錯，這就是無所不在的老大哥），但這並不是提升診斷效度的解決辦法。光靠數據，我們還是無法回答這個問題：**「假如正常與失常真的存在，那該如何分辨？」**不過這或許能幫上一點忙。

這股新生的熱情也逐漸催生全新的信念，至少表面上看來如此（面對看似輕鬆有力的解決方案，我已經學會抱持謹慎的態度）。保守派人士表示，他們發現大家的心態越來越樂觀，這種氛圍已經許久未見。投入精神醫學的醫學院學生人數漸增，這或許是因為多年來精神科醫師的薪資穩定成長所致。二〇一八年，精神科醫師平均薪資的成長幅度高於其他專科，實得工資甚至比免疫科與神經科醫師還高。「回顧過去三十年歷史，精神科醫師從沒這麼搶手過。」某間醫師招募企業在二〇一八年表示：「民眾對精神健康服務的需求暴增。」

多年來，精神醫學界與大型藥廠過從甚密，因而引發嚴重質疑，不過此風氣如今已開始自我修正，這也是前景光明的指標。精神醫學界對於自己和藥廠間的連結越來越坦率，藥廠

①華生（Watson），IBM開發的人工智慧系統。

同時也減少投注在精神醫學研究方面的資金。由於許多藥物的效用不比安慰劑，或是因為有利可圖的專利已過期〔奧氮平（Zyprexa）、千憂解（Cymbalta）、百憂解（Prozac）就是近期的幾個例子〕，各藥廠在過去十年來，將投入在精神醫學研究的資金縮減為三成。雖然研究資金縮水聽起來不算好事（挹注在尋找全新解方或療法方面的投資額有所縮減，這絕對不是什麼好消息），不過少數幾家規模較小的利基公司已經跨足精神醫學，投入相關領域研究，希望能找出全新的藥物途徑，結合遺傳學與藥物治療〔就是所謂的藥物基因學（pharmacogenetics）〕。「期盼年輕一輩的研究人員，能夠突破傳統理論建構的侷限，不要只是著手推動研究，卻沒有清楚勾勒通往結論的路徑。」資深精神醫學研究者埃芙・約翰斯頓（Eve Johnstone）醫師與大衛・康寧漢・歐文斯（David Cunningham Owens）醫師，在二〇一八年出版的《大腦與神經科學大躍進》（*Brain and Neuroscience Advances*）中寫道。換言之，新世代研究人員或許能另闢蹊徑，開拓截然不同的視野。

如我們所見，藥理學方面的進步其實不一定得是前所未見的新發現。另一條令人振奮的道路，其實多年前就鋪好了。由於多年來的毒品戰爭，學界動彈不得，無法針對一級管制藥物進行研究，但如今迷幻藥物正在復甦中。臨床醫師目前使用麥角二乙胺和賽洛西賓（psilocybin），來治療各種精神疾病，包含憂鬱症和創傷後壓力症候群。就連始於一九五〇年代，原用來「治療」同性戀和思覺失調症的腦部電刺激術也重返舞台。在某些手術中，醫師會將電極植入患者腦中，直接將電脈衝送往特定腦部組織，其他非侵入式操作則是將電極固定在頭皮上。這些療法已逐漸成為頂尖醫院中的常規操作，用以治療強迫症、憂鬱症和帕金森氏症等疾病。同時，氯胺酮（K他命）〔於一九六二年問世，在八〇和九〇年代被愛跑趴的年輕人戲稱為「特別K」（Special K）」麻醉劑的變異型態，近期通過美國食品藥品監督管理局（FDA）核准，可用來治療難治型憂鬱症，影響二〇%以上的憂鬱症患者。早在羅森漢恩那個年代就已問世的藥物，如今被各大晨間新聞譽為五十年來精神醫學界最重大的進展，這番轉折的衝擊力實在非同小可。

多年來被貶為軟科學的談話療法，其效用如今也再次被評估。許多研究發現對某些患者來說，談話治療能對大腦帶來顯著改變。在某些病例身上，效用甚至堪比精神科藥物。二〇一三年，曾獲諾貝爾獎的精神科醫師與神經科學家埃里克．坎德爾（Eric Kandel）表示：「心理治療屬於生物療法，是一種大腦療法，能使大腦產生永久、顯著的具體改變。」

「不同時期的科技發展，決定當時的視野廣度。」《刺胳針－精神醫學》編輯奈爾．博伊斯（Niall Boyce）表示：「打個比方，精神醫學現階段的處境，如同顯微鏡剛問世時傳染病學界的狀況，故事才剛開始，好戲才要上演。」在加州大學舊金山分校擔任兒童精神醫學家與遺傳學家的馬修．史泰特（Matthew State），也使用類似比喻，更補充說：「沒錯，這就像初次拿到顯微鏡那樣。而且眼前還不只單一顯微鏡，我們現在彷彿擁有三款前所未有、各有所長的顯微鏡。」

有些人說精神醫學的前景充滿期待。

曾說學界自一九七三年來就未曾進步的托利醫師，態度也相當樂觀。他說：「未來肯定會有一番顛覆現況的新氣象。」

我問：「你這麼認為嗎？」

「當然。記住我的話。三十或四十年後，妳筆下的故事肯定與現在截然不同。」

* * *

但我們不能被動等待，老神在在地等未來幫忙解決所有問題。就算我們達成目標，對精神疾病的成因與機制有更深入的見解，在照護與治療等基本面向上仍有懸而未解的困境。在五花八門的醫學成像技術進入學術界的象牙塔時，還有許多病患在街頭凋零枯萎，隱身在一般大眾之間，或是被囚禁在牢籠裡，被全體社會所忽視。

面對這種慘況，在加州大學洛杉磯分校（UCLA）擔任精神醫學教授，同時也是執業精神科醫師與史學家的喬爾·布拉斯洛認為：「雖然州立精神病院人滿為患，也常被視為監禁患者的處所……但至少當時他們有在照顧需要的民眾。如今，我們根本沒有提供任何照護。」有些人跟布拉斯洛秉持相同看法。

已故神經學家奧利佛·薩克斯（Oliver Sacks）認同此說法，他在〈精神病院失去的美德〉（The Lost Virtues of the Asylum）這篇文章中表示，「我們把精神病院的優點與好處拋諸腦後，或認為自己再也負擔不起相關費用。寬敞的空間與社群意識、工作與玩耍的場域，逐步學習社會與職業技能的處所——精神病院設備精良齊全，有能力成為患者的安全避風港。」

聽到這些說法，發現學界開始針對精神病院進行反思時，我想起娜麗·布萊。**我們早就嘗試過，也親眼見證精神病院的腐敗和無用，不是嗎？**過往的瘋人院是醫學史中荒唐的一頁，絕對沒有人希望那些瘋人院重出江湖。不過精神醫學的現階段操作也絕對稱不上是進步。

多米尼克．西斯蒂（Dominic Sisti）、安德莉亞．賽格爾（Andrea Segal）和伊澤克爾．伊曼紐（Ezekiel Emanuel）三位賓州大學的倫理學家，在二〇一五年合寫一篇副標為「讓精神病院重回舞台」（Bring Back the Asylum）的論文，發表後文章卻受到不合理的訕笑與批判。作者在文章中提出極具說服力的觀點，建議可採用過往精神病院的優點，經過修改、調整後套用在現代醫療體系中，建構出全新的照護模型。缺乏棲身之地、衣服或食物等基本要素，患者的病況不可能有所改善。他們同時也需要照護：明智的醫療介入、人際往來、社群和意義。在完美的理想世界中（資金大量流入醫療照護體系中），作者想像出一套能提供所有上述要素的全面照護系統，像是接待急症病患的全日制住院治療、針對慢性精神病患設置的長期病床，以及替復原中患者設計的家庭扶持型社區門診治療。這套系統層級分明，其中包含加護病房、後期照護單位以及康復中心，就像其他治療非精神疾病患者的系統那樣。

不過，文章出版後作者遭受猛烈抨擊，賓州政府社區行為健康部（Division of Community Behavioral Health）甚至跟多米尼克．西斯蒂解約。某位決定取消西斯蒂的補助款的人士，認為他的研究工作「很丟人」。

「這場爭論主要還是源自一大難題：究竟何謂精神疾患？」多米尼克表示：「關於非自願性治療與長期照護的論戰，其實只要深入探究，會發現是因為大家對『精神疾患』的基本概念未有共識。這才是問題所在。」

這些棘手的問題已經困擾我們已久，精神與肉體、大腦與心智的分界至今仍未有定論，而這些謎團卻具有深遠、可決定生死的影響力。時間不斷向前邁進，我們的目標與定義也會隨之改變，但同樣的故事仍不斷上演——我們總認為罹患某些疾病的患者，比其他病患更值得同情。這種心態必須有所改變。

但所謂的改變並不是在某處新增床位讓患者自生自滅，而是以更宏大的視角來看待每個生命的本質和基礎、審視患者的過去與現在，並考量外在環境影響疾病與健康的數種方式。

「大腦的可塑性非常高，」史坦利醫學研究院大腦研究室（Stanley Medical Research Institute's Brain Research Laboratory）主任瑪瑞．韋伯斯特（Maree Webster）醫生指出：「每段人生經驗都會對大腦造成特定改變。雖然拜精神分析所賜，這些說法聽起來滿老套的，但除了早年生命經歷、教養、童年遭虐等因素之外，各種人生經驗都會增加罹患精神疾患的機率。」環境因素可能提高罹患嚴重精神疾病的機率，像是產科併發症、住在都會區、童年創傷、移民到陌生的國家、吸食大麻，甚至是養貓②等。例如在英國，加勒比人口罹患思覺失調症的比例之所以較高，與移民、社會孤立和歧視等社會因素有一定程度的關聯。

都會區人口罹患思覺失調症的比例也比較高，為什麼？原因目前尚待釐清，不過許多學者認為跟關係緊密的小地區相比，都會環境少了支持與社群這項要素，這在哈利．藍多的住院經驗和十一號病房中都是關鍵療癒要素。

其他研究也認同這項說法。《美國精神醫學雜誌》（*American Journal of Psychiatry*）中有份歷時兩年的政府補助研究，研究發現在患者「初次發病」後，或是說嚴重精神疾病的顯著症狀首次出現後，只要及早介入治療，例如進行抗精神病藥物治療管理，搭配「全面的多要素手法」，像是加上家庭扶持與心理治療，就能帶來最佳成效。

新的研究與治療模型接續問世，目的是訓練受幻聽所苦的患者，讓他們找出與幻聽和諧共存的生活方式。目標不是徹底將聲音關掉，而是直接與耳邊的聲音互動。耶魯研究人員發現，通靈者與思覺失調症患者在幻聽感受上的主要差異，在於通靈者將幻聽理解為超自然或宗教性體驗，也比較不會對那些聲音感到困擾。這種治療幻聽的新方式受到史丹佛研究人員的支持，他們將美國與開發中國家思覺失調症患者的幻聽經歷相互比較。在美國，患者比較認同精神疾病的生物模型，他們在描述病況時會說自己與幻覺處於敵對關係，而幻聽的內容也較暴力、激進或負面。而在印度的清奈和迦納的阿克拉，患者認為自己與幻聽的關係較正向融洽，長期看來治療的成效也較佳。

「這些文化判斷是精神疾病的成因嗎？」史丹佛人類學家譚亞・瑪莉・魯爾曼問：「當然不是。但這些文化判斷是否讓病況惡化？有可能。」

一種將文化判斷納入考量的熱門療法，是所謂的開放式對話治療。這套療法的目的，是打造沉浸式社群扶持系統，實踐者認為此療法能降低藥物的使用，同時深入了解患者的精神病感受與經歷（聽起來好像會跟索緹莉亞之家，或連恩在金斯里廳採取的療法一拍即合）。開放式對話療法源自芬蘭，如今遠渡重洋來到麻薩諸塞州的麥克萊恩醫院，這家私立醫院是美國排名第一的精神病院。我曾親眼見過麥克萊恩醫院版的開放式對話療法，過程簡單到令人不敢相信：他們將患者當成人對待。

精神醫學界最優秀的人才正是採取這種方式的高手，理解、感受患者的處境，來找出那些難以捉摸、無法靠其他較客觀的醫療標準來診斷的症狀。要達到此境界，治療師必須長期

② 有些人指出，思覺失調症患者更有可能帶有某常見貓科動物寄生蟲（Toxoplasmosis gondii）的抗體，人類也有可能會感染這種寄生蟲。某些研究表示，在國民有養貓的國家中，思覺失調症也較普遍。

與患者會診、徹底了解患者的病史，雙方之間還得建立信任才行。在最理想的情況下，精神醫學就是人性、藝術、傾聽與同理心的展現，這都是整個醫學界仍有待補強的面相。不過在最糟的狀況之中，精神醫學卻被恐懼、批判和傲慢所驅動。言歸於此，反覆出現在我的訪談中的重點就是：醫學縱然精準確切，同時也神祕難解、情感豐沛，精神醫學尤其如此。

大家都聽過安慰劑效應，安慰劑的名聲幾乎要跟精神醫學一樣差了。安慰劑（Placebo）源自宗教背景，指的是為逝者所唱的晚頌聖歌（Placebo Domine，意指我將撫慰上帝）。不過來到十四世紀，這個詞彙開始跟教會產生負面連結，用來形容那些收錢參加葬禮，替死者唱晚頌的冒牌送葬者。五世紀後Placebo成為醫學用語，這都是因為蘇格蘭外科醫師與化學家威廉·庫倫（William Cullen）在一七七二年將黃芥末粉當成藥開給患者，用來治療各種小病，他自己也很清楚這是一場騙局：「這就是我所謂的安慰劑。」二次世界大戰後，研究人員開始在實驗對照組中使用糖錠，藉此判斷藥劑的真實效用。到了一九六〇年代，美國食品藥品監督管理局將雙盲安慰劑對照組研究設為黃金標準。隨時間演進，研究人員發現這些看似不會與其他化學物質起作用的糖錠，確實會對身體帶來**顯著的具體**效應，只不過當時這些效應常被視為不規律的異數，只不過是妨礙藥物通過核准的實驗雜訊。現在我們都曉得安慰劑能促發一系列複雜的神經傳遞物，像是腦內啡、多巴胺、內源性大麻素等。假如醫生替你注射生理食鹽水，你卻以為自己接收的是嗎啡，身體的反應就等同於六到八毫克藥劑產生的作用，差不多就是能緩解疼痛的劑量。在相信自己獲得真正的L-多巴藥物治療之下，帕金森氏症患者的身體會釋放多巴胺，份量有時還高到足以控制不由自主的肢體動作。

如果能讓患者身處充滿關愛與扶持的環境，讓患者對藥物與醫師懷抱信念，就能增強安慰劑的效應。擔任哈佛大學安慰劑療效研究計畫（Program in Placebo Studies & Therapeutic Encounter）主持人的泰德．卡普托丘克（Ted Kaptchuck）醫生，督促醫生以更清楚、直接的方式來發揮安慰劑的力量。「重點是讓患者知道在自己身處的世界中，照護者會用心關照他們，這是最基本的。」卡普托丘克告訴我：「說出口的每個字、每個眼神跟每次接觸都很重要。五毫克的良藥固然不可或缺，但如果能意識到照護者、醫生、護理師與物理治療師也會對患者帶來影響，就能讓藥物發揮更大效用。」

只要多花時間跟患者相處，就能提升療效、改善病況。在一份胃食道逆流患者的研究中，一群接受醫師問診長達四十二分鐘的患者，病況改善的比例是另一群只諮詢十八分鐘的患者的兩倍。為了反應自己在治療方面的**真實**角色，有些醫生努力將安慰劑效應重新塑造成「情境療癒」（contextual healing）、「期望效應」（expectation effects），或甚至是「同理心反應」（empathy responses）。

這讓我想起我的醫生舒豪．納加。有辦法動用最先進、最尖端的檢測的他，願意坐在我床邊，直視著我的雙眼說：「我會盡全力幫妳。」這一刻，他便替我的療程帶來重大突破。我跟家人都相信他，我也堅決認為自己能夠痊癒，他的溫暖和樂觀絕對功不可沒。

對醫學、對照護者、對診斷，以及對機構的信念，正是羅森漢恩間接摧毀的一切。縱然斯皮策試圖修正，但第五版《精神疾病診斷與統計手冊》手冊的爭議，與駭人聽聞的監獄和看守所系統，卻進一步使民眾的信心瓦解。信念是精神醫學丟失的要素，也是決定其存亡的關鍵。

本書開頭提到有位父親寫信給我，跟我分享他兒子罹患思覺失調症的經歷，這位父親就是受到正向信念驅使才動筆與我聯繫。「每次有人告訴我思覺失調症是患者得一輩子面對的挑戰，我都會反問：『那蘇珊娜・卡哈蘭怎麼有辦法擺脫這項診斷？』」他在後來的一封信中寫道。即便兒子的病況惡化，他仍然堅信改變遲早會來臨。我非常欣賞這種態度。

這股希望不可或缺。有位母親向我訴說自己是如何跟兒子一起探索、體驗精神健康產業的各種可能。她兒子被診斷罹患思覺失調症，自青少年時期開始出現幻聽症狀後，醫生只開了好長一串藥單，因為主流醫學堅稱**目前沒有治癒思覺失調症的方法**，但那些藥帶來的傷害似乎遠大於幫助，「假如我屈服於普遍主流觀點，接受兒子永遠無法痊癒的說法，我就放棄所有希望了。」她說。與其放棄希望，她選擇嘗試其他療法，像是補充高劑量維他命B的分子矯正療法（orthomolecular treatment）、能量醫學、磁療法，以及透過脈衝將能量灌進體內的「寶石帽」。另外，她也尋求巫師和整合精神科醫師的協助，召喚祖先的靈魂，讓兒子服用植物精華，試著將銅質排出兒子的身體，還替他買了一套能阻隔電子煙霧（也就是電磁輻射）的設備。聽到這裡，有些人可能會認為她已經失去判斷力了，但我不這麼認為。我認為她不希望兒子只是拖著肉體活在這個世界上，她在尋找其他可能、尋找能讓兒子更健康快樂的解藥。至今她仍持續追尋解答。難道有人能責備她嗎？

我拒絕充耳不聞，不想繼續相信在這個世界上大家都能找到自己的納加醫生。我已經碰過太多像她這樣身陷困境、與精神疾病共處的個案，也跟無數個為生病的至親挺身而出的家庭有所交流，以至於無法忽視未來的美夢與眼下現況之間的鴻溝。

我清楚知道自己是幸運的那個。我的經歷是光明璀璨的案例，顯示在最適切的時機和情況下碰到仔細謹慎的醫師，再加上尖端先進的神經科學，能帶來何等成效。比起成堆的數據或多年嚴謹研究的成果，故事更能讓我們懷抱信念，而信念正是偉大醫學立足的基石。

雖然我曉得信念是許多人負擔不起的奢侈品，但我仍然選擇相信。我們曾追隨糟糕的榜樣，壞科學和盲目的傲慢更讓錯誤的過往承諾延續至今，這些我都心知肚明，但我的心態仍然樂觀。

沒錯，聽到又有新的療法問世，或聽說有研究「證實」學界在某方面又有所突破，我還是會採取懷疑的態度，但我堅信自己經歷的一切也會發生在所有人身上，也就是替看似「源於心智」的病症找到解方。多年來在全美各地舉辦相關主題講座時，我看過成功找到療法的案例，但也聽了各種被醫學辜負的悲痛故事。

我對神經科學界中，所有令人振奮的新突破抱持信念。我相信我們終能解開心智之謎。我相信經過苦思後，看似無解的難題也能迎刃而解。同時，我也相信這道謎題太過複雜，人類心智無法徹底理解掌握。

我知道傲慢、無能和失敗是不爭的事實，但我還是相信總有一天，精神醫學和整個醫學界會值得我抱以這番信念。

我相信，我相信，我相信。

結語

Epilogue

對世界擺一道的搗蛋鬼

「當已知資訊微乎其微，未知的必要資訊又多到不像話時，」羅森漢恩寫道：「我們就會傾向發明『知識』，假設自己懂的比實際上還多。我們似乎無法承認自己什麼都不懂。」

我跟羅森漢恩不同，不想無中生有地「發明知識」。坦白說，我懂的就是這麼少。我知道羅森漢恩誇大研究成果並憑空捏造部分敘事，那篇論文甚至被刊登在地位最崇高的學術期刊中。我知道羅森漢恩漏洞百出的文章，確實對羅伯．斯皮策和《精神疾病診斷與統計手冊》的改版帶來影響。我知道那份研究的效應無遠弗屆，促使精神病院紛紛關閉。我知道至少有一位假病患的經驗支持羅森漢恩的論述，但其中一位的感受則與論文觀點背道而馳。我不曉得他為何未曾完成著作、為何再也不針對此議題發表論文，也不知道他會怎麼看待這本書。我只能猜想，但永遠無法知曉。

我不知道另外六位假病患經歷了些什麼。他們真的存在嗎？我必須承認自己至今仍持續幻想，幻想假病患會以各式各樣的方式揭露真面目（搞不好哪天我走在街上，忽然感覺有人輕拍我的肩，一回頭，假病患就站在身後）。說到底，我相信他確實**揭露某些事實**。縱然誇大不實，但羅森漢恩的論文在圍著真相繞圈打轉時，確實也點出其中某些面向，像是背景脈絡在醫學中扮演的角色；認為生理疾病比精神疾病更正規、更合理的偏見；罹患精神疾病之「他者」的失自我感；還有診斷語言的侷限。這些訊息頗具價值，只可惜傳遞訊息的使者並不可敬。

盡可能挖掘出所有情報後，我跟帶領我進入羅森漢恩研究的史丹佛心理學家李．羅斯，還有猶如羅森漢恩靈媒的弗洛倫斯碰面，向他們分享我的發現。他們兩位是所有在世的人當中，與羅森漢恩有最密切的精神與知識交流的人，也是讓我對羅森漢恩著迷不已的「罪魁禍首」。聽到羅森漢恩可能捏造研究內容的消息時，李努力斟酌自己該做何反應。我們坐在他家客廳，討論、分析各項論點。弗洛倫斯表達她的看法：「起先聽到蘇珊娜這麼說的時候我很驚訝，但我不覺得這有什麼好加以指責的。」她說：「我知道應該要加以批判，而且這還是科學研究。但認識大衛的人就曉得，他個性本來就愛惡作劇、愛開玩笑。」

弗洛倫斯跟我一樣，差不多將羅森漢恩的檔案資料讀遍了，她也很確定論文中絕大多數的數據和資料是捏造的，但她對羅森漢恩的恣意妄為更包容。她將羅森漢恩比喻為營造事件與場景的小說家。對羅森漢恩充滿愛的她不覺得羅森漢恩是罪人，反而像是成功擺整個世界一道的搗蛋鬼。引用她的比喻，羅森漢恩如同現代版的提爾（Till Eulenspiegel），也就是出現在眾多德國童話故事裡的搗蛋鬼，提爾「常對當時的民眾惡作劇，動不動就揭露各種黑暗面，舉凡貪婪和愚行，到偽善和蠢笨」。

「仔細考量大衛的性格跟這整件事之後，我不禁想起他那戲謔的表情。」弗洛倫斯說：「你完全可以想像他會說：『哎呀，要是我真的有完成這份研究，研究結果也會跟我當初的描述一模一樣。』」

弗洛倫斯認同羅森漢恩的論文可能不完全站得住腳，這讓李說出他的心裡話。「仔細探究大衛的研究工作跟人生，會發現他其實有難以捉摸的陰暗面。」李．羅斯說：「有種無法摸透全貌與真相的感覺，有些事情聽起來也不太合理。而且我覺得他……我希望這不會被過度解讀或引申出其他言外之意，不過羅森漢恩確實以某種方式過著多面向的生活。我想說的只是，我覺得他在不同環境中是不同的人。」我的嘴角禁不住微微上揚，因為這還真是羅森漢恩在論文中提出的一大重點：我們永遠都不只有一種面向，精神異常者不一定永遠瘋狂，正常人也絕非永遠理性。李接著說：「聽妳們說他說謊，這點我不會懷疑，但我會很驚訝，我會非常震驚跟難過。這更讓我覺得大衛在奮力爭取曝光和肯定。」

但我不禁思索：與其說是爭取曝光與肯定，他應該是在與自己的名聲奮鬥吧？

性格難以捉摸、戲謔調皮的羅森漢恩成功揭露事實，只不過這些事實中包含疑點重重的虛構成分。過了將近半世紀，他創造的一切仍持續引發爭論、遭到嚴厲抨擊、受人頌揚喝采，並繼續受到外界探討與研究。那份研究或許「證明」民眾相信的某些事是事實，而且無論好壞，這都足以改變一切。或許這就是布隆登酋長在《飛越杜鵑窩》中說的：「就算未曾發生，這依舊是事實。」

羅森漢恩的葬禮並沒有引來大批親友前來悼念致意，也沒有任何一份全國報紙報導他的死訊。出席葬禮的人之所以寥寥無幾，原因之一是羅森漢恩的親友已逐漸對悲痛習以為常。一連串悲劇打擊著這年邁的教授，迫使他面對無情的殘酷局面，大家都不禁將他的遭遇比喻為聖經中的約伯。女兒妮娜在一九九六年死於車禍，這就是一連串打擊的開端，接著莫莉被診斷出患有致命的肺癌，之後是羅森漢恩初次中風發作。當時他暫時性腦缺血發作（TIA）的跡象相當細微，要不是他堅持接受檢查，這個症狀很有可能會徹底遭到忽略。初次受到驚嚇後，弗洛倫斯發現她的朋友稍稍與以往不同了。羅森漢恩心思敏銳，擅於隱藏自己的改變，但他的行為舉止中還是多了過去不曾存在的猶豫，以及那短暫幾秒的延遲。二〇〇〇年，莫莉在自家床上離世，羅森漢恩也差不多在那個時候再次中風，只是這次嚴重到他再也未曾康復。中風跟其他疾病使他的聲帶受損，當年聽來耳熟的男中音後來陷入一陣沉默。那位每天在史丹佛大耳朵步道（Stanford Dish）附近散步長達好幾公里的男子，那位讓你覺得自己真的被看見的教授，那位溫暖、平易近人，而且擅於說故事的羅森漢恩，開始將自己封閉起來。失去行動能力後羅森漢恩搬進療養院。忠心守護羅森漢恩的親友時常來探訪他，其中包含他的朋友和照護者琳達・寇茲（Linda Kurtz）、兒子傑克和弗洛倫斯。其他人則將他淡忘。我聯絡過許多曾經與他交好的友人或同事，其中不少人還連續多年參加他在家舉辦的派對，但這些人都不曉得他的死訊，還問我他過得好不好。

羅森漢恩的密友李・舒爾曼（Lee Shulman），曾花好幾個小時跟羅森漢恩在讀經小組中研讀《塔木德》，他在葬禮上發表一番精準描繪羅森漢恩的演說：

> 大衛的名聲來自許多成就，但其中一項成就是最強而有力的招牌。發表在《科學》上的〈失常之地的正常人〉，開頭第一句話說：「假如……正常與失常真的存在……那該如何分辨？」羅森漢恩永遠是猶太學院的學生，因此朗讀這句話時，也該展現正統猶太學院學生的

吟詠聲調……

如果你們還沒讀過這篇文章，或是很久之前讀過，或許已經忘記這篇文章的修辭力道……那是他的公開聲明，是道德疾呼、是痛苦的吶喊，更是對全世界的要求，要求大家親眼見證。

儘管多年來賣力爬梳他的過往個人生活和工作軌跡，但是跟初次從黛博拉．利維醫生那裡聽到他的研究那時相比，他的輪廓和樣貌至今卻未變得更加清晰。正如李．羅斯所說，他是個「在不同背景環境下會展現不同樣貌的人」。他究竟是英雄還是惡人，是壞蛋還是搗蛋鬼，是騙子還是預言家，是無私的領導人還是自私的投機取巧者，全取決於你是用什麼角度來理解他。

不過對我來說，有個故事替羅森漢恩這個人下了完美注解，點出他不僅是一位思想家、是位父親，更是一位有血有肉的人。

傑克十三歲時，羅森漢恩邀他一起到紐約跟編輯碰面，討論那本未曾出版、關於假病患的著作。走在曼哈頓鬧區熙來攘往的街上，他們注意到人行道上有個開放的鐵格柵。透過鐵格柵的孔洞往下看，地下竟然還藏了另一個世界。看到底下有台巨大的傾卸車駛過時，他們還差點驚訝地倒抽一口氣。

「不要說話，跟著我。」羅森漢恩這麼說，帶著他走到通往地底工地的電梯旁，走到其中一位操控電梯的建築工人面前。

他告訴建築工人自己叫大衛．羅森漢恩，是史丹佛大學的工程學系教授。轉眼間，羅森漢恩跟傑克就戴上工地帽跟工地靴。下一秒，他們已經站在通往地底的電梯中，得以搶先目睹紐約市地鐵系統基礎建設的施工。他們的嚮導似乎對羅森漢恩跟他的背景資歷很刮目相看，為他們進行非常詳細的完整導覽。傑克途中一直擔心他們會被揭穿。他想，「只要對方拋出複雜的工程問題，我們就完了。」不過羅森漢恩看起來就跟往常一樣有自信、怡然自得，表現出一副自己本來就是屬於這裡似的，彷彿他是地底世界之王，好似他稱霸這個不為上方成群人潮所知的隱形世界。光是這點就讓傑克驚訝不已：他爸能輕鬆**變成另一個人**。

他就是大偽裝者。

致謝
Acknowledgments

五年前，我為了寫這本書開始研究資料時，E・福樂・托利醫師在我們初次碰面後寫了封電郵給我：「對於像妳這樣的門外漢來說，這是個很不錯的計畫，妳能用最新鮮的視角看待一切，不被專業人士的權威觀點影響。業內專家的看法偶爾還算有條理，但他們通常都不曉得自己到底在說什麼。」我喜歡這番見解（我還把這封信貼在桌前牆上）。雖然我碰過不少根本不曉得自己在講什麼的專業人士，但也遇過更多言談條理分明、有憑有據的專家。以下名單中列出的，是多位願意在百忙之中撥空協助我寫書的慷慨人士，但我要感謝的人絕對不僅限於這份名單中。

首先是弗洛倫斯・凱勒和拉多里斯・科德爾，我要向這兩位維奇路上的絕妙女子誠心道謝，謝謝她們這些年來牽著我的手，伴我進行研究和寫作，給予源源不絕的扶持、智慧和建議。妳們讓我的人生獲益良多，我永遠都會感謝大衛讓我們得以相遇。沒有妳們，這本書根本寫不成。

這本書的成品跟我起初的打算和計畫有所出入。不過在研究資料的過程中，我得以花時間和大衛・羅森漢恩的兒子傑克和媳婦雪莉相處，他們超級親切，也非常慷慨大方。非常感謝你們願意付出時間，能認識你們真的很開心。

和比爾與瑪麗安・安德伍德共度的那幾個小時相當愉快，一起爬梳過往回憶實在是過癮。還有哈利・藍多，偉大的註腳，謝謝你如此開誠布公。我希望自己在書中有如實陳述你的故事。

書稿從筆電中的電子檔變成可供銷售的成品，這需要集結眾人之力才得以完成。感謝經紀雙人組賴瑞（Larry Alper）和莎夏・艾爾帕（Sascha Alper），謝謝他們帶領我理出這份計畫的方向，替這本書找到完美的家。感謝強大的米麗森特・班奈特（Millicent Bennett）：妳是從作家天堂降落人間的禮物，我很珍惜我們偶然相識的那天。感謝妳永不厭倦地給予支持，以及妳對這份計畫堅定不搖的信念。謝謝卡莫・夏卡（Carmel Shaka），謝謝妳讓我們在棘手的時間壓力下還能走在預定進度上。感謝華納圖書（Grand Central Publishing）的夢幻團隊替這本書撐腰，特別感謝麥可・皮奇（Michael Pietsch）、班・賽維爾（Ben Sevier），還有一起達成目標的夥伴布萊恩・麥克蘭頓（Brian McLendon）、凱倫・柯斯托里尼克（Karen Kosztolnyik）和貝斯・德古茲曼（Beth deGuzman）。感謝由馬修・巴拉斯特（Matthew Ballast）率領的強大行銷宣傳團隊，感謝坎隆・奈薩（Kamrun Nesa）和吉米・法蘭柯（Jimmy Franco）的相關協助，以及社群媒體達人艾拉納・司布蘭德利（Alana Spendley）的幫忙。感謝銷售團隊的阿里・卡特隆（Ali Cutrone）、艾莉森・拉薩勒斯（Alison Lazarus）、克里斯・墨菲（Chris Murphy）、凱倫・托爾斯（Karen Torres）、梅麗莎・尼可拉斯（Melissa Nicholas）和瑞秋・哈爾斯頓（Rachel Hairston），感謝他們一開始就對這本書抱持極大熱忱（儘管當時剛產下雙胞胎的我，大腦思維還處在「媽咪狀態」，一直對他們嘮叨、說廢話）。感謝才華洋溢的藝術與製作團隊：亞伯．唐（Albert Tang）、克莉絲鄧．勒邁爾（Kristen Lemire）、艾琳．凱恩（Erin Cain）、卡若琳．庫瑞克（Carolyn Kurek）跟蘿拉．喬斯塔（Laura Jorstad）。特別感謝，塔瑞思．米契（Tareth Mitch），某個禮拜五晚到的她救了大家。

感謝幾位早期的讀者：謝謝米尼克．西斯蒂博士對診斷和機構角色的審慎評估（以及寫作過程中的支持與協助）；謝謝安德魯．史考爾博士協助我了解羅森漢恩的歷史意義，也謝謝他那感染力十足的研究熱忱；感謝威爾．卡本特（Will Carpenter）醫師提供對精神醫學生物層面的見解；感謝萊恩．葛林（Len Green）博士分享他對心理學史和重製危機的看法；感謝麥可．米德醫師提供極具智慧的洞見；感謝克雷格．漢尼博士願意花時間，帶領我深入了解監獄和看守所中的慘況；感謝貝琳達．雷諾斯博士讀了早期初稿，謝謝妳勸我放輕對精神醫學界的批判；感謝無與倫比的莫琳．卡拉漢（Maureen Callahan），謝謝妳督促我以更嚴格謹慎的觀點來書寫。艾達．卡爾胡恩（Ada Calhoun）和凱倫．艾波特（Karen Abbott），我親愛的女記者好姐妹，她們在我最需要的時候給予支持和動力。帕尼歐．吉安諾普羅斯（Panio Gianopoulos），正直、善良的超人，有了他的協助，前幾份初稿的雜亂狀態才不至於失控，凱倫．芮納迪（Karen Rinald）則讓我的腦袋保持清醒。感謝奈爾．博伊斯博士讓我知道何謂微觀歷史，感謝艾倫．高德曼（Allen Goldman）在成書後期給予可靠的協助和精闢的見解。感謝漢娜．葛林（Hannah Green）分享自己對複雜的刑事司法系統的觀點，感謝海瑟．克洛伊（Heather Croy）醫師在照顧雙胞胎上的協助，讓我得以完成這本書。另外，我還要感謝夏儂・隆（Shannon Long）和艾麥特・伯格（Emmett Berg）協助資料研究，還要特別謝謝了不起的葛林・彼得森（Glyn Peterson）運用那銳利的鷹眼，展現超乎預料的事實查核能力。

我要特別向黛博拉・利維醫師和約瑟夫・柯爾醫師致敬，當初就是他們激勵我接下這項任務。誰曉得他們當時在人聲鼎沸的餐廳中，隨意拋出的個人見解，會讓我投入整整接下來五年的光陰呢？我也要感謝李・羅斯博士，謝謝你一開始就讓我對羅森漢恩和他的知名研究燃起興趣。

感謝史丹佛大學特藏中心和斯沃斯莫爾學院的工作人員，謝謝你們同意讓我紮營，好全心全意投入研究。哈維佛德醫院的首席研究員瑪格麗特・蕭斯（Margaret Schaus），提供我大量珍貴的第一手文獻，賓夕法尼亞州歷史學會（Historical Society of Pennsylvania）也同樣功不可沒。感謝治療宣導中心，尤其是E・福樂・托利和瑪瑞・韋伯斯特，謝謝你們帶我參觀史坦利醫學研究院大腦研究室。感謝教育查詢中心（Center for Inquiry）舉辦一系列有趣、特別的研究之旅。感謝《科學》的艾蜜莉・大衛（Emilie David），謝謝妳協助追蹤檔案資料，感謝D・J・傑飛，謝謝你花時間讓我更熟悉各項事實。

感謝以下醫院的工作人員和患者，感謝你們的款待：麥克萊恩醫院〔特別是布魯斯・柯恩（Bruce Cohen〕醫師、多斯特・奧格（Dost Ongur）醫師和約瑟夫・斯托洛薩（Joseph Stoklosa）醫師〕、聖塔克拉拉谷醫學中心（Santa Clara Valley Medical Center）、札克爾山坡醫院（Zucker Hillside Hospital）和早期治療計畫（Early Treatment Program）的工作人員，以及賓州大學 PEACE 計畫〔特別是艾琳・霍福德（Irene Hurford）博士〕。

全美各地其實有許多令人眼界大開的精神醫學史博物館，但不為普羅大眾所知。感謝社工與史學家安東尼·奧特嘉（Anthony Ortega）博士，謝謝他替我進行巴頓州立醫院博物館導覽，實在令我印象深刻。感謝貝特萊姆皇家醫院和生活機構讓我參觀他們的館藏。

謝謝邁克爾·菲斯特醫師展現願賭服輸的精神；感謝南茜·霍恩熱情地分享她的見解；感謝珍妮特·威廉斯博士如此生動詳實地描述羅伯特·斯皮策醫生；感謝瑪莉·巴特雷特和克勞蒂亞·布謝（Claudia Bushee）願意接受訪問，回答那些挖掘家族歷史的敏感問題。感謝艾倫·法蘭西斯醫師分享他對《精神疾病診斷與統計手冊》手冊的觀點；感謝格里·格林伯格醫師和伊恩·康明斯（Ian Cummins）醫師協助我釐清這篇故事的全貌；感謝肯尼斯·格根博士和瑪莉·格根博士讓我靈光乍現；感謝凱倫·巴特洛莫（Karen Bartholomew）博士提供超乎預期的協助；感謝傑弗里·利伯曼幫我上的四部曲歷史課；感謝馬修·史泰特醫師和史蒂文·海曼醫師讓我對精神醫學的未來感到振奮；感謝克里斯·佛斯（Chris Frith）醫師和湯瑪斯·因塞爾耐心回答我的一堆蠢問題。謝謝ＩＢＭ的華生團隊，特別是葛勒莫·瑟齊（Guillermo Cecchi）邀請我到研究總部。羅恩·鮑爾的《瘋子沒人在乎》與寫有完美題贈的《月亮，晚安》（*Goodnight Moon*），都令我受益良多，真的很謝謝他。感謝賈斯鄧·艾亨（Justen Ahren）跟諾伊普社群（Noepe community）讓我能在世上最美的角落寫作。

感謝以下受訪者，分享他們對羅森漢恩這個人的看法：伊迪絲·吉爾斯（Edith Gelles）博士、海琳納·葛斯格洛斯卡－卡拉科沃斯卡（Helena Grzegolowska-Klarkowska）博士、艾比·柯尼斯基（Abbie Kurinsky）、琳達·寇茲、米芙·倫敦醫師、維維安·倫敦、潘蜜拉・羅德（Pamela Lord）、哈維・矢普利・米勒、肯尼斯・P・蒙泰羅（Kenneth P. Monteiro）博士、漢克・歐卡馬和李・舒爾曼博士。

感謝以下受訪者，分享他們對羅森漢恩這位心理學家的看法：羅伯・巴特斯、達里爾・貝姆博士、戈登・鮑爾（Gordon Bower）博士、布魯諾・布萊特梅爾（Bruno Breitmeyer）博士、艾倫・凱爾文（Allen Calvin）博士、傑哈德・戴維森博士（Gerald Davison）、湯瑪斯・埃爾利希（Thomas Ehrlich）博士、菲比・埃爾斯沃思（Phoebe Ellsworth）博士、拉寇爾・固爾（Raquel Gur）與魯本・固爾（Ruben Gur）博士、伊蓮娜・麥考比博士、大衛・曼特爾（David Mantell）博士、碧・派特森、亨利・O・派特森（Henry O. Patterson）博士、羅伯特・羅森塔爾（Robert Rosenthal）博士、彼得・薩洛維（Peter Salovey）博士、貝瑞・史瓦茲（Barry Schwartz）博士、馬汀・塞利格曼博士、艾文・史陶博士和菲利普・津巴多博士。

感謝以下受訪者分享他們對這份研究的看法：馬修・甘比諾（Matthew Gambino）博士、彼得・葛雷博士、班雅明・哈里斯（Benjamin Harris）博士、沃伊斯・罕醉克斯博士、馬克・凱斯勒（Marc Kessler）博士、艾瑪・孟恩博士、約翰・蒙娜（John Monahan）博士、吉娜・佩里博士、克里斯多弗・史葛卜萊納（Christopher Scribner）博士。

感謝以下受訪者分享他們對精神醫學的過去、現在與未來的看法：理查・亞當斯（Richard Adams）、賈斯汀・貝克（Justin Baker）博士、格里・貝爾金（Gary Belkin）醫師、理查・班塔爾（Richard Bentall）博士、卡洛・伯恩斯坦（Carol Bernstein）博士、克萊爾・畢恩（Claire Bien）、喬爾・布拉斯洛博士、謝瑞爾・柯可朗（Cheryl Corcoran）博士、菲利普・柯雷特（Philip Corlett）博士、安東尼・大衛（Anthony David）博士、麗莎・狄克森（Lisa Dixon）博士、馬克・蓋爾、史帝文・哈奇（Steven Hatch）博士、羅伯・海恩森（Robert Heinssen）博士、約翰・凱恩（John Kane）博士、肯・卡德勒博士、理查・蘭姆博士、羅伯・麥可科隆史密斯（Robert McCullumsmith）博士、凱瑞・莫里森（Kerry Morrison）、舒豪・納加醫師、史蒂芬・奧克斯萊（Stephen Oxley）博士、羅傑・皮爾（Roger Peele）醫師、托瑪斯・波拉克（Thomas Pollack）博士、史帝文・沙弗斯坦（Steven Sharfstein）醫師、凱特・特米尼（Kate Termini）醫師、吉姆・範・奧斯博士、馬克・馮內果醫師和博特妮・耶塞（Bethany Yeiser）。

其中最感謝的則是史蒂芬・格雷瓦斯基（Stephen Grywalski）。過去四年來變化劇烈：步入婚姻、跟巫毒女王瑪莉・拉馮（Marie Laveau）起衝突、腸絞痛、搬家。你無時無刻都站在我身後，永遠不喊累，更替我帶來世界上最美好的禮物：我們的雙胞胎，吉納維芙（Genevieve）跟賽謬爾（Samuel）。沒有你，就沒有這一切。

by Florence Keller and Jack Rosenhan.

Page 130: Excerpt from Haverford State Hospital medical records. David Rosenhan's private files. Permission granted by Florence Keller and Jack Rosenhan.

Page 145: Excerpt of questionnaire. David Rosenhan's private files. Permission granted by Florence Keller and Jack Rosenhan.

Page 154: Handwritten excerpt of John Fryer's speech. John Fryer, "Speech for the American Psychiatric Association 125th Annual Meeting,"undated, John Fryer Papers, Collection 3465, 1950–2000, Historical Society of Pennsylvania (Philadelphia). Permission granted by Historical Society of Pennsylvania.

Page 160: Excerpt of David Rosenhan's outline. Reprinted with permission from Jack Rosenhan.

Page 161: Excerpt from yearbook. Stanford University, *Stanford Quad*, 1973. Print, Stanford University Archives. Reprinted with permission from Stanford University.

Page 193: "William Dickson" medical record. Permission granted by Bill Underwood to publish.

Page 218: Excerpt from Haverford State Hospital medical records. David Rosenhan's private files. Reprinted with permission from Florence Keller and Jack Rosenhan.

Page 220: Excerpt from Haverford State Hospital medical records. David Rosenhan's private files. Reprinted with permission from Florence Keller and Jack Rosenhan.

Page 225: Excerpt from Haverford State Hospital medical records. David Rosenhan's private files. Reprinted with permission from Florence Keller and Jack Rosenhan.

Page 226, 227: Excerpt from Haverford State Hospital medical records. David Rosenhan's private files. Reprinted with permission from Florence Keller and Jack Rosenhan.

Page 253: Excerpt from Harry Lando, "On Being Sane in Insane Places: A Supplemental Report," *Professional Psychology*, February 1976: 47-52. Reprinted with permission from Harry Lando.

Page 299: Excerpt of David Rosenhan's outline. Reprinted with permission rom Jack Rosenhan

Journey into the Science of Mind Over Body (New York: Crown, 2016); Melanie Warner, *The Magic Feather Effect: The Science of Alternative Medicine and the Surprising Power of Belief* (New York: Scribner, 2019); and Gary Greenberg, "What If the Placebo Effect Isn't a Trick?" *New York Times* , November 7, 2018, https:// www.nytimes.com/2018/11/07/magazine/placebo-effect-medicine.html.

with the psalm Placebo Domine . . . Daniel McQueen, Sarah Cohen, Paul St. John Smith, and Hagen Rampes, "Rethinking Placebo in Psychiatry: The Range of Placebo Effects," *Advances in Psychiatric Treatment* 19, no. 3 (2013): 171–80.

to attend funerals to "sing placebos" . . . C. E. Kerr, I. Milne, and T. J. Kaptchuk, "William Cullen and a Missing Mind-Body Link in the Early History of Placebos," *Journal of the Royal Society of Medicine* 101, no. 2 (2008): 89–99, https://www.ncbi.nlm.nih.gov/pmc/articles/PMC2254457/.

The word made its way . . . Kerr, Milne, and Kaptchuk, "William Cullen and a Missing Mind-Body Link."

By the 1960s, the FDA had set . . . Suzanne White, "FDA and Clinical Trials: A Short History," U.S. Food & Drug Administration, https://www.fda.gov/media/110437/download.

saline solution that you believe is morphine . . . J. D. Levine, N. C. Gordon, R. Smith, and H. L. Fields, "Analgesic Responses to Morphine and Placebo in Individuals with Postoperative Pain," *Pain* 10, no. 3 (1981): 379–89.

Parkinson's patients will release dopamine . . . Sarah C. Lidstone, Michael Schulzer, and Katherine Dinelle, "Effects of Expectation on Placebo Induced Dopamine Release in Parkinson Disease," *Archives of General Psychiatry* 67, no. 8 (2010), https://jamanetwork.com/journals/jamapsychiatry/fullarticle/210854

"Ultimately it's about being immersed" . . . Dr. Ted Kaptchuk, phone interview, January 18, 2016.

In a study of acid reflux sufferers . . . Michelle Dossett, Lin Mu, Iris R. Bell, Anthony J. Lembo, Ted J. Kaptchuk, and Gloria Y. Yeh, "Patient-Provider Interactions Affect Symptoms in Gastroesophageal Reflux Disease: A Pilot Randomized, Double-Blind, Placebo-Controlled Trial," *PLoS One* 10, no. 9 (2015), https://www.ncbi.nlm.nih.gov/pmc/articles/PMC4589338/.

pushing to rebrand the placebo effect . . . Warner, *The Magic Feather Effect* , 70.

"Each time they tell me" . . . Email to Susannah Cahalan, March 23, 2019.

"If I'd adopted the conventional wisdom" . . . Rossa Forbes, *The Scenic Route: A Way Through Madness* (Rolla, MO: Inspired Creations, 2018), 71. Thank you, Rossa, for sharing your son's story with me over the phone, as well.

結語

"Whenever the ratio of what is known" . . . Rosenhan, "On Being Sane in Insane Places," 397.

"I was surprised initially" . . . Florence Keller, in person interview, February 18, 2017.

"plays practical jokes on his contemporaries" . . . Julia Suits, *The Extraordinary Catalog of Peculiar Inventions: The Curious World of the DeMoulin Brothers and Their Fraternal Lodge Prank Machines—from Human Centipedes to Revolving Goats to Electric Carpets and Smoking Camels* (New York: Penguin, 2011).

"There is a certain shadowy quality" . . . Lee Ross, in person interview, February 18, 2017.

"David's fame was based on many accomplishments" . . . A copy of Lee Shulman's speech was provided to me by Lee via email on December 2, 2013.

Jack was thirteen . . . Jack's story of his father and their trip to New York City came from various phone and in-person interviews.

圖片來源

Page 104: Excerpt from Haverford State Hospital medical records. David Rosenhan's private files. Permission granted by Florence Keller and Jack Rosenhan.

Page 112: Excerpt from Haverford State Hospital medical records. David Rosenhan's private files. Permission granted

Books , September 24, 2009, retrieved from https://www.nybooks.com/articles/2009/09/24/the-lost-virtues-of-the-asylum.

Three University of Pennsylvania ethicists…Dominic Sisti, Andrea G. Segal, and Ezekiel J. Emanuel, "Improving Long-Term Psychiatric Care: Bring Back the Asylum," *JAMA* 313, no. 3 (2015): 24344.

"a disgrace"…confirmed via emails provided to me by Dominic Sisti on April 29, 2019.

"The debate boils down to one question"…Dominic Sisti, phone interview, July 6, 2017.

"The brain is extremely plastic"…Maree Webster, interview at the Stanley Medical Research Institute Laboratory of Brain Research, January 14, 2016.

Environmental factors…For a great breakdown of the environmental factors associated with developing severe mental illness, see Joel Gold and Ian Gold, *Suspicious Minds* .

antibodies directed against a common feline parasite…E. Fuller Torrey and Robert H. Yolken, "Toxoplasma Gondii and Schizophrenia," *Emerging Infectious Diseases* 9, no.(2003): 1375–80, https://wwwnc.cdc.gov/eid/article/9/11/03 0143_article.

schizophrenia found in the Caribbean population…Rebecca Pinto and Roger Jones,"Schizophrenia in Black Caribbeans Living in the UK: An Exploration of Underlying Causes of the High Incidence Rate," *British Journal of General Practice* 58, no.(2008): 429–34, https://bjgp.org/content/58/551/429.

Living in cities is linked…One of many studies that have shown a correlation between urban life and schizophrenia is James Kirkbride, Paul Fearon, Craig Morgan, Paola Dazzan, Kevin Morgan, Robin M. Murray, and Peter B. Jones, "Neighborhood Vari-ation in the Incidence of Psychotic Disorders in Southeast London," *Social Psychiatry and Psychiatric Epidemiology* 42, no. 6 (2007): 438–45, https://link.springer.com /article/10.1007% Fs00127-007-0193-0.

A two-year government-funded study…John M. Kane et al., "Comprehensive Versus Usual Community Care for First-Episode Psychosis: 2 Year Outcomes from the NIMH RAISE Early Treatment Program," *American Journal of Psychiatry* 173, no. 4 (2016): 362–72, https://www.ncbi.nlm.nih.gov/pubmed/26481174.

"comprehensive, multi-element approach"…Thank you to Dr. Robert Heinssen, Dr. Lisa Dixon, and Dr. John Kane for your perspectives on RAISE and early intervention. For more information, see Robert K. Heinssen, Amy B. Goldstein, and Susan T. Azrin, "Evidence-Based Treatment for First Episode Psychosis: Components of Coordinated Specialty Care," National Institute of Mental Health, April 14, 2014, https://www.nimh.nih.gov/health/topics/schizophrenia/raise/evidence-based-treatments-for-first-episode-psychosis-components-of-coordinated-specialty-care.shtml.

people who are troubled by hearing voices…For a wonderful examination of voice-hearing, see Charles Fernyhough, *The Voices Within: The History and Science of How We Talk to Ourselves* (New York: Basic Books, 2016), 4.

Yale researchers found that a key difference…Albert R. Powers, Megan S. Kelley, andPhilip R. Corlett, "Varieties of Voice-Hearing: Psychics and the Psychosis Continuum," *Schizophrenia Bulletin* 43, no. 1 (2017): 84–98, https://academic.oup.com /schizophreniabulletin/article/43/1/84/2511864.

compared the experience of auditory hallucinations…Tanya Marie Luhrmann et al., "Culture and Hallucinations: Overview and Future Directions," *Schizophrenia Bulletin* 40, no. 4 (2014): 21320.

"Are those cultural judgments"…Joseph Frankel, "Psychics Who Hear Voices Could Be onto Something," *The Atlantic* , June 27, 2017, https://www.theatlantic.com/health /archive/2017/06/psychics-hearing-voices/531582.

One popular therapy that takes these cultural judgments…For more on open dialogue therapy, see Tom Stockmann, "Open Dialogue: A New Approach to Mental Healthcare," *Psychology Today* , July 12, 2015, https://www.psychologytoday.com/us /blog/hide-and-seek/201507/open-dialogue-new-approach-mental-healthcare.

I saw McLean's version…I visited McLean Hospital in August 2017. Thank you to Dr. Dost Ongur and Dr. Joseph Stoklosa for allowing me to visit and for taking time to show me their techniques.

You've heard of the placebo effect…For a great discussion of the placebo effect and history, see Jo Marchant, *Cure: A* clear-view-of-the-brain.

a new technique... Ruixan Gao et al., "Cortical Column and Whole-Brain Imaging with Molecular Contrast and Nanoscale Resolution," *Science* 363, no. 6424 (2019),https://science.sciencemag.org/content/363/6424/eaau8302.

They are in essence creating "mini-brains"... Dina Fine Maron, "Getting to the Root of the Problem: Stem Cells Are Revealing New Secrets About Mental Illness," *Scientific American*, February 27, 2018, https://www.scientificamerican.com/article /getting to the-root of the-problem-stem-cells-are-revealing-new-secrets-about -mental-illness.

IBM's Watson team told me... I visited the facility and received a tour from Guillermo Cecchi and company on November 16, 2016.

"Digital phenotyping"... Thomas R. Insel, "Digital Phenotyping: A Global Tool for Psychiatry," *World Psychiatry* 17, no. 3 (2018): 276–78, https://www.ncbi.nlm.nih.gov/pmc/articles/PMC6127813/.

More medical students are pursuing careers... Mark Moran, "U.S. Seniors Matching to Psychiatry Increases for Sixth Straight Year," *Psychiatric News* , American Psychiatric Association, March 29, 2018, https://doi.org/10.1176/appi.pn.2018.4a.

the average psychiatrist's salary increased... Carol Peckham, "Medscape Psychiatrist Compensation Report 2018," *Medscape* , April 18, 2018, https://www.medscape.com/slideshow/2018-compensation-psychiatrist-6009671#8.

"We have never seen demand"... Peckham, "Medscape Psychiatrist Compensation Report 2018."

decreasing its flow to those areas... Mary O'Hara and Pamela Duncan, "Why 'Big Pharma' Stopped Searching for the Next Prozac," *The Guardian* , January 27, 2016, https:// www.theguardian.com/society/2016/jan/27/prozac-next-psychiatric-wonder-drug -research-medicine-mental-illness.

"It is to be hoped that"... David Cunningham Owens and Eve C. Johnstone, "The Development of Antipsychotic Drugs," *Brain and Neuroscience Advances* , December 5, 2018, https://journals.sagepub.com/doi/full/10.1177/2398212818817498#article CitationDownloadContainer.

psychedelic revival... Matt Schiavenz, "Seeing Opportunity in Psychedelic Drugs," *The Atlantic* , March 8, 2015, https://www.theatlantic.com/health/archive/2015 /03/a psychedelic-revival/387193.

Even brain stimulation... For more on deep brain stimulation, past and present, see Frank, *The Pleasure Shock* .

Some techniques involve implanting electrodes... Thank you to Columbia psychiatrist Cheryl Corcoran, who shared some details about her work with deep brain stimulation in our phone interview on April 11, 2017.

a variation of the anesthetic ketamine... Benedict Carey, "Fast-Acting Depression Drug, Newly Approved, Could Help Millions," *New York Times* , March 9, 2015, https:// www.nytimes.com/2019/03/05/health/depression-treatment-ketamine-fda.html.

being touted on all the morning shows... "What to Know About KetamineBased Drug for Depression and More," *Today* , March 6, 2019, https://www.today.com/video/what to know-about-ketamine-based-drug-for-depression-and-more-1452994627709.

therapy creates profound changes... Eric Kandel, "A New Intellectual Framework for Psychiatry," *American Journal of Psychiatry* 155, no. 4 (1998): 45769, https://www.ncbi.nlm.nih.gov/pubmed/9545989; and Louis Cozolino, *The Neuroscience of Psychotherapy: Healing the Social Brain* , 2nd ed. (New York: W. W. Norton, 2010).

"Psychotherapy is a biological treatment"... Eric R. Kandel, "The New Science of the Mind," *New York Times* , September 6, 2013, https://www.nytimes.com/2013 /09/08/opinion/sunday/the-new-science of mind.html.

"One sees as far as one is limited"... Niall Boyce, phone interview, April 19, 2016.

"It's true, [it's like having] a microscope"... Matthew State, phone interview, March 13, 2017.

"You're going to see the whole thing"... E. Fuller Torrey, phone interview, January 14, 2016.

"In spite of the fact that state hospitals"... Joel Braslow, phone interview, March 10, 2015.

The late neurologist Oliver Sacks agreed... Oliver Sacks, "The Lost Virtues of the Asylum," *New York Review of* half of NIMHfunded studies…Sarah Deweerdt, "US Institute Maintains Support for Diagnoses Based on Biology," *Spectrum* , May 9, 2018. For more on RDoC criteria, see https://www.psychiatrictimes.com/nimh-research-domain-criteria-rdoc-new-concepts-mental-disorders.

from 10 to 30 percent…Frederick J. Frese, Edward L. Knight, and Elyn Saks, "Recov-ery from Schizophrenia: With Views of Psychiatrists, Psychologists, and Others Diagnosed with This Disorder," *Schizophrenia Bulletin* 35, no. 2 (2009): 370–80, https://www.ncbi.nlm.nih.gov/pmc/articles/PMC2659312/.

but hundreds…Linda Geddes, "Huge Brain Study Uncovers 'Buried' Genetic Net-works Linked to Mental Illness," *Nature News* , December 13, 2018, https://www.nature.com/articles/d41586-018-07750-x.

a "genetic overlap" in psychiatric disorders…The Brainstorm Consortium, "Analysis of Shared Heritability in Common Disorders of the Brain," *Science* 360, no. 6395 (2018), https://www.ncbi.nlm.nih.gov/pmc/articles/PMC6097237/; and Alastair G. Cardno and Michael J. Owen, "Genetic Relationship Between Schizophrenia, Bipolar Disorder, and Schizoaffective Disorder," *Schizophrenia Bulletin* 40, no. 3 (2014): 504–15, https://www.ncbi.nlm.nih.gov/pmc/articles/PMC3984527/.

"The tradition of drawing these sharp lines…Karen Zusi, "Psychiatric Disorders Share an Underlying Genetic Basis," *Science Daily* , June 21, 2018, https://www.science daily.com/releases/2018/06/180621141059.htm.

spurring studies of immunesuppressing drugs…One such example comes out of Oxford University: Belinda R. Lennox, Emma C. Palmer-Cooper, Thomas Pollack, Jane Hainsworth, Jacqui Marks, Leslie Jacobson, "Prevalence and Clinical Char-acteristics of Serum Neuronal Cell Surface Antibodies in First-Episode Psychosis: A Case-Control Study," *Lancet Psychiatry* 4, no. 1 (2017): 42–48, https://www .thelancet.com/journals/lanpsy/article/PIIS2215-0366%2816%2930375-3 /fulltext.

a third of people with schizophrenia…Moises Velasquez-Manoff, "He Got Schizophrenia. He Got Cancer. And Then He Got Cured," *New York Times* , September 29, 2018, https://www.nytimes.com/2018/09/29/opinion/sunday/schizophrenia-psychiatric-disorders-immune-system.html.

reduce mania…F. Dickerson et al., "Adjunctive Probiotic Microorganism to Prevent Rehospitalization in Patients with Acute Mania: A Randomized Control Trial," *Bipolar Disorders* 20, no. 7 (2018): 614–21.

the more robust symptoms of schizophrenia…Emily G. Severance et al., "Probiotic Normalization of *Candida albican* s in Schizophrenia: A Randomized, Placebo-Controlled Longitudinal Pilot Study," *Brain Behavior and Immunity* 62 (2017):41–45.

people born in winter months…Erick Messias, Chuan Yu Chen, and William W. Eaton, "Epidemiology of Schizophrenia: Review of Findings and Myths," *Psychiatric Clinics of North America* 8, no. 9 (2011): 14–19, https://www.ncbi.nlm.nih.gov/pmc/articles/PMC3196325/.

are more likely to be born in the summer…Thank you, Dr. William Carpenter, for the heads-up about this. Erick Messias, Brian Kirkpatrick, and Evelyn Bromet, "Summer Birth and Deficit Schizophrenia: A Pooled Analysis from Six Countries," *JAMA Psychiatry* 61, no. 10 (2004): 985–99, https://jamanetwork.com/journals/jamapsychiatry/fullarticle/482066.

"What I teach my students is"…Steven Hyman, phone interview, February 10, 2017.

a highly touted paper in *Nature* …Aswin Ekar et al., "Schizophrenia Risk from Complex Variation of Complement Component 4," *Nature* 530 (2016): 177–83, https:// www.nature.com/articles/nature16549.

Drop-Seq…Lisa Girard, "Single-Cell Analysis Hits Its Stride: Advances in Technology and Computational Analysis Enable Scale and Affordability, Paving the Way for Translational Studies," Broad Institute, May 21, 2015, https://www.broadinstitute.org/news/single-cell-analysis-hits-its-stride.

optogenetics, which manipulates brain circuits…Stephen S. Hall, "Neuroscience's New Toolbox," *MIT Technology Review* , June 17, 2014, https://www.technologyreview.com/s/528226/neurosciences-new-toolbox.

CLARITY, which melts away the superstructure…Mo Costandi, "CLARITY Gives a Clear View of the Brain," *The Guardian* , April 10, 2013, https://www.theguardian.com/science/neurophilosophy/2013/apr/10/clarity-gives-a-

About the NIMH Clinical Antipsychotic Trials of Intervention Effectiveness Study (CATIE)—Hase 2 Results," National Institute of Mental Health, https://www.nimh.nih.gov/funding/clinical-research/practical/catie/phase2results.shtml.

"the single biggest target"... Duff Wilson, "Side Effects May Include Lawsuits," *New York Times*, October 2, 2010, https://www.nytimes.com/2010/10/03/business /03psych.html.

Johnson & Johnson, for example... Katie Thomas, "J&J to Pay $2.2 Billion in Risperdal Settlement," *New York Times*, November 4, 2013, https://www.nytimes.com /2013/11/05/business/johnson-johnson-to-settle-risperdal-improper-marketing-case.html.

"For the past twenty-five years"... Robert Whitaker, *Anatomy of an Epidemic: Magic Bullets, Psychiatric Drugs, and the Astonishing Rise of Mental Illness in America* (New York: Crown, 2010), 358.

"They just need to take their drugs"... Psychiatrist, in person interview.

"your life is taken away from you"... This person prefers to remain anonymous.

I see that these drugs help many people... For a remarkable story about how the right antipsychotic medication (in this case Clozapine) helped turn a life around, see Bethany Yeiser's *Mind Estranged: My Journey from Schizophrenia and Homelessness to Recovery* (2014).

a worldwide shortage of mental health care workers... Kitty Farooq et al., "Why Medical Students Choose Psychiatry—A 20 Country Cross-Sectional Survey," *BMC MedicalEducation* 14,no.12(2014),https://bmcmededuc.biomedcentral.com/articles/10.1186/1472-6920 14 12.

only 3 percent of Americans... M. M. Weissman, H. Verdeli, S. E. Bledsoe, K. Betts, H. Fitterling, and P. Wickramaratne, "National Survey of Psychotherapy Training in Psychiatry, Psychology, and Social Work," *Archives of General Psychiatry* 63, no. 8 (2006): 925–34, https://www.ncbi.nlm.nih.gov/pubmed/16894069.

"Before we get to that"... Allen Frances, phone interview, January 4, 2016.

Chapter 27　木星的衛星

Taunted by death... Rita Charon and Peter Wyer, "The Art of Medicine," *Lancet* 371(2008):296–97,https://www.thelancet.com/pdfs/journals/lancet/PIIS0140-6736 (08)60156 7.pdf.

"I think we should be honest about"... Belinda Lennox, phone interview, December 29, 2016.

Dutch psychiatrist Jim van Os, who wrote... S. Guloksuz and J. van Os, "The Slow Death of the Concept of Schizophrenia and the Painful Birth of the Psychosis Spectrum," *Psychology Medicine* 48, no. 2 (2018): 22944, https://www.ncbi.nlm.nih.gov/pubmed/28689498.

"not more than ten diagnoses"... Jim van Os, phone interview, August 3, 2017.

The research community has reached... In Japan, psychiatrists replaced the term *Seishin Bunretsu Byo* (mind-split disease) with *Togo Shitcho Sho* (integration disorder) in 2002. There's evidence that this change in the nomenclature has opened up better communication channels between doctors and patients: Before the change, only 7 percent of psychiatrists always shared diagnosis with patients; within seven months, 78 percent of psychiatrists did.

"Is schizophrenia disappearing?"... Per Bergsholm, "Is Schizophrenia Disappearing?" *BMC Psychiatry* 16 (2016), https://bmcpsychiatry.biomedcentral.com/articles/10.1186/s12888-016-1101-5.

"Should the label schizophrenia be abandoned?"... A. Lasalvia, E. Penta, N. Sartorius, and S. Henderson, "Should the Label Schizophrenia Be Abandoned?" *Schizophrenia Research* 162, nos. 1–3 (2015): 276–84, https://www.ncbi.nlm.nih .gov/pubmed/25649288.

During his tenure as the director... My understanding of the *RDoC* came from a variety of sources, but was mainly compiled from an in person interview on June 15, 2015, and "*Research Domain Criteria (RDoC)*," National Institute of Mental Health, https://www.nimh.nih.gov/research/research-funded-by-nimh/rdoc/index.shtml.

"not reformable"... Ben Blum, "The Lifespan of a Lie," *Medium* , June 7, 2018, https:// medium.com/s/trustissues/the-lifespan-of-a-lie-d869212b1f62.
"It was just a job"... Blum, "The Lifespan of a Lie."
"We must stop celebrating this work"... Brian Resnick, "The Stanford Prison Study Was Massively Influential. We Just Found Out It Was a Fraud," *Vox* , June 13, 2018, https://www.vox.com/2018/6/13/17449118/stanford-prison-experiment-fraud-psychology-replication.
"prime example of a study that fits our biases"... Peter Gray, phone interview, December 28, 2016.
Caroline Barwood and colleague Bruce Murdoch... "Ex-UQ Academic Found Guilty of Fraud," 9News.com, October 24, 2016, https://www.9news.com.au /national/2016/10/24/17/05/ex-uq-academic-found-guilty of fraud.
Korean stem-cell researcher Hwang Woo Suk... Choe Sang-Hun, "Disgraced Clon-ing Expert Convicted in South Korea," *New York Times* , October 26, 2009, https:// www.nytimes.com/2009/10/27/world/asia/27clone.html.
There's Elizabeth Holmes... For a roller-coaster ride of a story on the Theranos scandal, see John Carreyrou, *Bad Blood: Secrets and Lies in a Silicon Valley Startup* (New York: Knopf, 2018).
"Much of the scientific literature"... Richard Horton, "Offline: What Is Medicine's 5 Sigma?" *Lancet* 385 (2015), https://www.thelancet.com/journals/lancet /article/PIIS0140-6736(15)60696- 1/fulltext.
One of the leaders of the push to uncover academic fraud... John P. A. Ioannidis, "Why Most Published Research Findings Are False," *PLOS Medicine* 2, no. 8 (2005), https://journals.plos.org/plosmedicine/article?id=10.1371/journal.pmed.0020124.
He's found that out of thousands of early papers... John P. A. Ioannidis, Robert Tarone, and Joseph K. McLaughlin, "The False-Positive to False-Negative Epidemiological Studies," *Epidemiology* 22, no. 4 (2011): 450–56, https://www.gwern.net/docs /statistics/decision/2011-ioannidis.pdf.
followed forty-nine studies... Ben Goldacre, "Studies of Studies Show That We Get Things Wrong," *The Guardian* , July 15, 2011, https://www.theguardian.com /commentisfree/2011/jul/15/bad-science-studies-show-we-get-things-wrong.
"flatly contradicted"... Goldacre, "Studies of Studies."
Brian Wansink resigned... Eli Rosenberg and Herman Wong, "This Ivy League Food Scientist Was a Media Darling. He Just Submitted His Resignation, School Says," *Washington Post* , September 20, 2018, https://www.washingtonpost.com /health/2018/09/20/this-ivy-league-food-scientist-was-media-darling-now-his -studies-are-being-retracted/?utm_term=.4457b7c5cb0b.
"academic misconduct in his research"... Michael I. Kotlikoff, "Statement of Cornell University Provost Michael I. Kotlikoff," Cornell University, September 20, 2018, https://statements.cornell.edu/2018/20180920-statement-provost-michael-kotlikoff.cfm.
"falsified and/or fabricated data"... Gina Kolata, "Harvard Calls for Retraction of Dozens of Studies by Noted Cardiac Researcher," *New York Times* , October 15, 2018, https://www.nytimes.com/2018/10/15/health/piero-anversa-fraud-retractions.html.
the fraudulent Wakefield study... The original study, since retracted, is A. J. Wakefield, S. H. Murch, A. Anthony, J. Linnell, D. M. Casson, M. Malik, et al., "Ileal Lymphoid Nodular Hyperplasia, Non-specific Colitis, and Pervasive Developmental Dis-order in Children," *Lancet* 351 (1998): 63741. The definitive paper that exposed the study's fraud is Editors, "Wakefield's Article Linking MMR Vaccine and Autism Was Fraudulent," *BMJ* (2011), https://www.bmj.com/content/342/bmj.c7452.full .print#ref-2.
"palliative, none are even proposed as cures"... T. R. Insel and E. M. Scolnick, "Cure Therapeutics and Strategic Prevention: Raising the Bar for Mental Health Research," *Molecular Psychiatry* 11 (2006): 13.
Second-generation drugs... An NIMH study, called the Clinical Antipsychotic Trials of Intervention Effectiveness (CATIE), compared older drugs with atypical anti psychotics and found that "the newer drugs were no more effective or better tolerated than the older drugs" with the exception of one, Clozapine. "Questions and Answers

"absolutely not possible"... Nancy Horn, phone interview, May 13, 2019.

"My dad was a storyteller"... Jack Rosenhan, in person interview, February 20, 2017.

"I don't know"... Bill and Maryon Underwood, phone interview, July 8, 2016.

"I never thought of him as a BS artist"... Harry Lando, in person interview, November 19, 2016.

social psychologist Diederik Stapel... For a great summation of Stapel's fraud, see Yudhijit Bhattacharjee, "The Mind of a Con Man," *New York Times* , April 26, 2013, https:// www.nytimes.com/2013/04/28/magazine/diederik-stapels-audacious-academic-fraud.html; and Martin Enserink, "Dutch University Sacks Social Psychologist over Faked Data," *Science News* , September 7, 2011, https://www.sciencemag.org /news/2011/09/dutch-university-sacks-social-psychologist-over-faked-data.

published in *Science* about a correlation... D. A. Stapel and S. Lindenberg, "Coping with Chaos: How Disordered Contexts Promote Stereotyping and Discrimination," *Science* 332 (2011): 251–53.

"perhaps the biggest con man"... Bhattacharjee, "The Mind of a Con Man.,"

this level of con *could* happen... For a great rundown of how this level of con happens in academia, read Richard Harris, *Rigor Mortis: How Sloppy Science Creates Worthless Cures, Crushes Hope, and Wastes Billions* (New York: Basic Books, 2017).

midst of a "replication crisis"... Ed Yong, "Psychology's Replication Crisis Is Running Out of Excuses," *The Atlantic*, November 19, 2018, https://www.theatlantic.com /science/archive/2018/11/psychologys-replication-crisis-real/576223/.

"power posing"... Susan Dominus, "When the Revolution Came for Amy Cuddy," *New York Times* , October 18, 2017, https://www.nytimes.com/2017/10/18/magazine /when-the-revolution-came-for-amy-cuddy.html.

"the facial feedback hypothesis"... Stephanie Pappas, "Turns Out, Faking a Smile Might Not Make You Happier After All," *LiveScience* , November 3, 2016, https://www.livescience.com/56740-facial-feedback-hypothesis-fails-in-replication-attempt.html.

"ego depletion"... Daniel Engber, "Everything Is Crumbling," *Slate* , March 6, 2016, http://www.slate.com/articles/health_and_science/cover_story/2016/03/ego _depletion_an_influential_theory_in_psychology_may_have_just_been_debunked.html.

started the "Reproducibility Project"... "Estimating the Reproducibility of Psycho-logical Science," *Science* 349, no. 6251 (August 28, 2015): 943–53, http://science.sciencemag.org/content/349/6251/aac4716/tab-pdf.

A replication of the study... Tyler W. Watts, Greg J. Duncan, and Haonan Quan, "Revisiting the Marshmallow Test: A Conceptual Replication Investigating Links Between Early Delay of Gratification and Later Outcomes," *Psychological Science* 29, no. 7 (2018), https://doi.org/10.1177/0956797618761661.

Yet the marshmallow test and its follow-ups... Brian Resnick, "The 'Marshmallow Test' Said Patience Was a Key to Success. A New Replication Tell Us S'More," *Vox* , June 8, 2018, https://www.vox.com/science-and-health/2018/6/6/17413000/marshmallow -test-replication-mischel-psychology.

Stanley Milgram and his shock tests... Perry, *Behind the Shock Machine* .

including a 2017 paper out of Poland... Dariusz Dolinski, Tomasz Grzyb, Michal Folwarczny, "Would You Deliver an Electric Shock in 2015? Obedience in Experimental Paradigm Developed by Stanley Milgram in the Fifty Years Following the Original Study," *Social Psychological and Personality Science* 8, no. 8 (2017): 92733, https://journals.sagepub.com/doi/10.1177/1948550617693060.

Among the hardest hit... Thank you to Philip Zimbardo for taking the time to speak with me on Skype, October 2, 2015.

recruited students from a newspaper ad... Haney, Banks, and Zimbardo, "Interpersonal Dynamics in a Simulated Prison."

"I was shocked. But not surprised"... Claudia Dreifus, "Finding Hope in Knowing the Universal Capacity for Evil," *New York Times* , April 3, 2007, https://www.nytimes.com/2007/04/03/science/03conv.html.

a glowing *New York Times* obituary…"Dr. Maury Leibovitz, Art Dealer and Clinical Psychologist, 75," *New York Times* , June 5, 1992, https://www.nytimes.com/1992/06/05/arts/dr-maury-leibovitz-art-dealer-and-a-clinical-psychologist-75.html.

The next day a man's Southern California drawl…Josh Leibovitz, phone interview, February 10, 2016.

"No one with the name or initials"…text message to Susannah Cahalan, February 13, 2016.

"I spoke with mother"…Josh Leibovitz, email to Susannah Cahalan, March 2, 2016.

"The upper portion of the painting"…Rosenhan, *Odyssey into Lunacy* , chapter 6, 16–17.

"The bottom half of the painting [is] much less intense"…Rosenhan, *Odyssey into Lunacy* , chapter 6, 18–19.

Chapter 26 傳染病

I wrote a commentary…Susannah Cahalan, "In Search of Insane Places" (correspondence), *Lancet Psychiatry* 4, no. 5 (2017), http://dx.doi.org/10.1016/S2215-0366(17)30138-4.

"Well, he did often use some"…Carole Westmoreland, phone interview, December 5, 2016.

"minimal selfreferences and convoluted phrases"…Sarah Griffiths, "The Language of Lying," *Daily Mail* , November 5, 2014, http://www.dailymail.co.uk/sciencetech /article-2821767/The-language-LYING-Expert-reveals-tiny-clues-way-people-talk-reveal-withholding-truth.html.

he said that it was impossible to suss…Jamie Pennebaker, phone interview, May 2017.

"I continue to wonder"…Florence Keller, email to Susannah Cahalan, February 15, 2017.

His publisher, Doubleday, sued him… *Doubleday & Company, Inc. v. David L. Rosenhan* .

publishing a paper on the effects of success…Isen, Horn, and Rosenhan, "Effects of Success and Failure on Children's Generosity."

mood and self-gratification…Underwood, Moore, and Rosenhan, "Affect and SelfGratification." joys of helping…David L. Rosenhan, Peter Salovey, and Kenneth Hargis, "The Joys of Helping: Focus of Attention Mediates the Impact of Positive Affect on Altruism," *Journal of Personality and Social Psychology* 40, no. 5 (1981): 899–905.

moral character…David L. Rosenhan, "Moral Character," *Stanford Law Review* 27, no. 3 (1975): 925–35.

pseudoempiricism…David L. Rosenhan, "Pseudoempiricism: Who Owns the Right to Scientific Reality?" *Psychological Inquiry* 2, no. 4 (1991): 36163.

study of nightmares experienced after an earthquake…James M. Wood, Richard R. Bootzin, David Rosenhan, Susan Nolen-Hoeksema, and Forest Jourden, "Effects of 1989 San Francisco Earthquake on Frequency and Content of Nightmares," *Journal of Abnormal Psychology* 101, no. 2 (1992): 219–24.

"David became sort of less"…Michael Wald, phone interview, February 16, 2016.

one paper on how notetaking aids jurors' recall…David L. Rosenhan, Sara L. Eisner, and Robert J. Robinson, "Notetaking Aids Juror Recall," *Law and Human Behavior* 18, no. 1 (1994): 53–61.

on their ability (or, rather, inability) to disregard facts…William C. Thomson, Geoffrey T. Fong, and David L. Rosenhan, "Inadmissible Evidence and Jury Verdicts," *Journal of Personality and Social Psychology* 40, no. 3 (1981): 453–63.

a shocking percentage of Stanford students…David Rosenhan, "Intense Religiosity," Comment Draft, unpublished, accessed from private files.

"Whenever you'd try to find him"…The former graduate student prefers to remain anonymous.

"I was suspicious of him"…Eleanor Maccoby, in person interview, February 22, 2017.

"I never really connected with Rosenhan"…Walter Mischel to Lee Ross, email, forwarded to Susannah Cahalan, February 15, 2017.

"He could make you feel"…This person prefers to remain anonymous.

https://psychnews.psy chiatryonline.org/doi/10.1176/appi.pn.2014.5a17; Sandra G. Boodman, "'A Hor-rible Place, a Wonderful Place,'" *Washington Post* , October 8, 1989, https://www .washingtonpost.com; and Sharon Packer, "A Belated Obituary: Raphael J. Osheroff, MD," *Psychiatric Times* , June 28, 2013, http://www. psychiatrictimes.com /blog/belated-obituary-raphael-j-osheroff-md.

"psychiatry was a house divided"... Packer, "A Belated Obituary."

Then, on July 13, 2009... Asha Beh, "Historic Rockville Asylum Destroyed in TwoAlarm Fire," NBC Washington, July 13, 2009, https://www.nbcwashington.com /news/local/Historic-Rockville-Asylum-Destroyed-in-Two-Alarm-Fire.html.

"This is a summertime photo"... The interviewee wishes to remain anonymous.

Laura did use the opportunity... Rosenhan, *Odyssey into Lunacy* , chapter 6, 13.

"I didn't take part in this study"... Judith Godwin, email to Susannah Cahalan, February 9, 2016.

Grace Hartigan, who was born in Newark... Grace Hartigan's history was compiled from a variety of sources, including Cathy Curtis, *Restless Ambition* (Oxford: Oxford University Press, 2015); William Grimes, "Grace Hartigan, 86, Abstract Painter, Dies," *New York Times* , November 18, 2008, https://www.nytimes.com/2008/11/18 /arts/design/18hartigan.html; and Michael McNay, "Grace Hartigan," *The Guardian* , November 23, 2008, https:// www.theguardian.com/artanddesign/2008/nov /24/1. Also helpful were phone interviews with Cathy Curtis (February 8, 2016); Daniel Belasco (February 11, 2015); and Hart Perry (February 12, 2016).

"It's not Grace"... Rex Stevens, phone interview, February 14, 2016.

Excerpt of David Rosenhan outline for his unpublished book, from his private files.

a series of letters written by a woman... Letters between Mary Peterson and David Rosenhan can be found in the David L. Rosenhan Papers.

self-published book of adoring short stories... Mary Pledge Peterson, *Life Is So Daily in Cincinnati* (Cincinnati: Cincinnati Book Publishers, 2012).

"An angel on wheels"... Phil Nuxhall, "An Angel on Wheels," *Positive 365* , 2012, http:// www.positive365.com/ Positive-Magazine/Positive-2012/An- Angel-on-Wheels.

"gray-haired" and "grandmotherly" ... Rosenhan, *Odyssey into Lunacy* , chapter 3, 16.

I contacted Mary's surviving sister and childhood best friend... Betty Pledge Maxey, phone interview, January 13, 2016; and Connie Selvey, phone interview, January 26, 2016.

"There's no way that Mary was a pseudopatient"... Florence Keller, phone interview, March 26, 2016.

"the founding father of positive psychology"... "The 5 Founding Fathers of Posi-tive Psychology," Positive Psychology Program, February 8, 2019, https://positive psychologyprogram.com/founding-fathers.

His biography matched up... For more on Seligman, see his memoir, *The Hope Circuit: A Psychologist's Journey from Helplessness to Optimism* (New York: Public Affairs, 2018).

he did go undercover at Norristown State Hospital... Medical records and letters recording Rosenhan's and Seligman's stay at Norristown can be found in the David L. Rosenhan Papers.

thirty-eight and forty-eight... Rosenhan lists various ages for Carl in different locations, such as his unpublished book and his pseudopatient list.

but he had died in 1992... Bruce Lambert, "Perry London, 61, Psychologist; Noted for His Studies of Altruism," *New York Time* s, June 22, 1992, https://www.nytimes.com/1992/06/22/nyregion/perry-london-61-psychologist-noted-for-his-studies-of-altruism.html.

His daughter Miv, a psychotherapist... Miv London, phone interview, February 8, 2016.

"Everyone loved David"... Vivian London, Skype interviews, February 8, 2016, and March 3, 2016.

"It has become obvious"... Vivian London, email to Susannah Cahalan, February 8, 2016.

wrote a letter of recommendation for Leibovitz... David Rosenhan, letter to David Hapgood, November 4, 1970, David L. Rosenhan Papers.

from DJ Jaffe, see https://mentalillnesspolicy.org/ and his book *Insane Consequences*. For a great summary of DJ Jaffe's solutions to these many issues in New York City see DJ Jaffe and Stephen Eide, "How to Fix New York's Mental Health Crisis Without Spending More Money," *New York Post*, May 11, 2019, https://nypost.com/2019/05/11/how-to-fix-new-yorks-mental-health-crisis-without-spending-more-money/.

adding more beds across the board…Doris A. Fuller, Elizabeth Sinclair, H. Rich-ard Lamb, James D. Cayce, and John Snook, "Emptying the 'New Asylums': A Beds Capacity Model to Reduce Mental Illness Behind Bars," *Treatment Advocacy Center*, January 2017, https://www.treatmentadvocacycenter.org/storage /documents/emptying-new-asylums.pdf.

"human trigger warning"…DJ Jaffe, "Insane Consequences: How the Mental Health Industry Fails the Mentally Ill," TEDx at the National Council of Behavioral Health, April 25, 2018, https://mentalillnesspolicy.org/tedtalk-and op eds/.

more mental health courts…Jaffe, *Insane Consequences*, 233–34.

crisis intervention teams…Jaffe, *Insane Consequences*, 232–33.

using legal force to get people to take their meds…Jaffe, *Insane Consequences*, 234–35.

civil commitment reforms…"Improving Civil Commitment Laws and Standards," Treatment Advocacy Center, https://www.treatmentadvocacycenter.org/fixing-the-system/improving-laws-and-standards.

a small subset of people, who are typically untreated…E. Fuller Torrey, "Stigma and Violence: Isn't It Time to Connect the Dots?" *Schizophrenia Bulletin* 37, no. 5 (2011): 892–96, https://www.ncbi.nlm.nih.gov/pmc/articles/PMC3160234/.

"Being psychotic is not an exercise"…DJ Jaffe is quoted in Carrie Arnold, "How Do You Treat Someone Who Doesn't Accept They're Ill?" BBC, August 7, 2018, http://www.bbc.com/future/story/20180806-how-do-you-treat-someone-who-doesnt-accept-theyre-ill.

Sheriff Tom Dart of Chicago's Cook County jail…Lesley Stahl, "Half of the Inmates Shouldn't Be Here, Says Cook County Sheriff," *60 Minutes*, May 21, 2017, https:// www.cbsnews.com/news/cook-county-jail-sheriff-tom-dart-on- 60 minutes/.

"If I told you that was the case for cancer"…Thomas Insel, in person interview, April 1, 2015.

Chapter 25 關鍵論斷

social constructionist…Girishwar Misra and Anand Prakash, "Kenneth J. Gergen and Social Constructionism," *Psychological Studies* 57, no. 2 (2012):121–25, https://link.springer.com/article/10.1007/s12646-012-0151-0.

"To meet [Rosenhan] and talk with him"…Kenneth Gergen, phone interview, January 17, 2016.

We discussed her eclectic work…Nancy Horn, phone interviews, November 3, 2015; February 25, 2015; March 13, 2015; and in-person, April 14, 2015.

protect "the rights and welfare"…"Institutional Review Boards Frequently Asked Questions," U.S. Food & Drug Administration (1998), https://www.fda.gov /regulatory-information/search-fda-guidance-documents/institutional-review -boards-frequently-asked-questions.

Chestnut Lodge was a famous private psychiatric hospital…The history of Chestnut Lodge was culled from a variety of sources, among them Ann-Louise S. Silver, "Chestnut Lodge, Then and Now," *Contemporary Psychoanalysis* 33, no. 2 (1997): 227–49; Neal Fitzsimmons, "Woodlawn Hotel—Chestnut Lodge Sanitarium, the Bullard Dynasty," *Montgomery County Historical Society* 17, no. 4 (1974): 211; and interviews with former staff, including a phone interview with Cindy Sargent on October 6, 2015, and an in-person interview with Pamela Shell on June 15, 2015.

Dr. Ray Osheroff, a depressed forty-one-year-old…The history of Dr. Ray Osheroff came from Mark Moran, "Recalling Chestnut Lodge: Seeking the Human Behind the Psychosis," *Psychiatric News*, April 25, 2014, "one of the greatest social debacles"... Shorter, *A History of Psychiatry* , 277.

"a cruel embarrassment"... "Denying the Mentally Ill" (editorial), *New York Times* , June 5, 1981, https://www.nytimes.com/1981/06/05/opinion/denying-the-mentally-ill.html.

"Behind the bars of prisons and jails"... Dominic Sisti, "Psychiatric Institutions Are a Necessity," *New York Times* , May 9, 2016, https://www.nytimes.com /roomfordebate/2016/05/09/getting-the-mentally-ill-out-of jail-and-off-the-streets/psychiatric-institutions-are-a-necessity.

the average stay for a mentally ill prisoner... E. T. Torrey, M. T. Zdanowicz, A. D. Kennard, "The Treatment of Persons with Mental Illness in Prisons and Jails: A State Survey," *Treatment Advocacy Center* , April 8, 2014, https://www.treatmentadvocacycenter.org/storage/documents/backgrounders/how%20many%20individuals%20 with%20serious%20mental%20illness%20are%20in%20jails%20and%20pris ons%20final.pdf.

The ACLU filed a lawsuit... *J.H. v. Miller* .

languished in jail for 1,017 days... "Lawsuit Alleges Many Defendants with Mental Illness Jailed for Well Over a Year Awaiting Mental Health Treatment," *ACLU Pennsylvania* , October 22, 2015, https://www.aclupa.org/news/2015/10/22/lawsuit-alleges-many-defendants-mental-illness-jailed-well-o.

The lawsuit's lead plaintiff is "J.H."... "J.H. v. Miller (Formerly J.H. v. Dallas)," *ACLU Pennsylvania* , October 22, 2015, https://www.aclupa.org/ourwork/legal /legaldocket/jh-v-dallas.

"failed to produce constitutionally"... "ACLU PA Goes Back to Court on Behalf of People Who Are Too Ill to Stand Trial," *ACLU Pennsylvania* , March 19, 2019, https://www.aclupa.org/news/2019/03/19/aclu pa goes-back-court-behalf-people-who-are-too-ill-stand.

"often nude, are covered in filth"... Eric Balaban, "Time Has Come to Save Mentally Ill Inmates from Solitary Confinement" (editorial), *Arizona Capital Times* , Febru-ary 27, 2018, https://azcapitoltimes.com/news/2018/02/27/time-has-come to save -mentally-ill-inmates-from-solitary-confinement.

In California, "Inmate Patient X"... Hannah Fry, "Inmate Rips Out Her Own Eye and Eats It: Report Slams Mental Healthcare in California Prisons," *Los Angeles Times* , November 5, 2018, https://www.latimes.com/local/lanow/la-me-ln-prison-report-20181105-story.html.

In Florida, Darren Rainey... Roth, *Insane* , 135.

In Mississippi, "a real 19th century hell hole"... Craig Haney, "Madness and Penal Confinement: Observations on Mental Illness and Prison Pain," Draft, provided to me by Craig Haney.

a man named Michael Tyree screamed out... Tracey Kaplan, "Guard Trial: Fellow Inmate Testifies Michael Tyree Was 'Screaming for His Life,'" *Mercury News* , March 23, 2017, https://www.mercurynews.com/2017/03/23/jail-trial-testimony-over-inmate-death-probes-delay-summoning-help-for-michael-tyree.

"I have seen them"... J. E. D. Esquirol, "Des établissemens des aliénés en France, et des moyens d'améliorer le sort de ces infortunés: Mémoire présenté à Son Excellence le ministre de l'intérieur, en septembre 1818," reprinted in Mark S. Micale and Roy Porter, eds., *Discovering the History of Psychiatry* (Oxford: Oxford University Press, 1994), 235.

"It's true that the *hospitals* "... Roth, *Insane* , 2.

"Prisoners are under a tremendous amount of stress"... Craig Haney, in person inter-view, February 17, 2017.

"How do you know when a patient is lying?"... Jimmy Jenkins, "Whistleblower: Patients with Mental Illness Suffering in Arizona" (radio program), KJZZ, June 1, 2018, https://kjzz.org/content/644690/whistleblower-patients-mental-illness-suffering-arizona-prisons.

"I mean people who have documented histories"... David Fathi, phone interview, April7, 2015.

"What's the secondary gain?"... Craig Haney, in person interview, February 17, 2017.

Dr. Torrey, the psychiatrist who warned... Thank you to Dr. Torrey and to DJ Jaffe for taking time to speak to me about these issues. For more on Dr. Torrey's perspective, see his large body of work, including some of his books cited here: *American Psychosis, Surviving Schizophrenia, The Insanity Offense, and Out of the Shadows* . For more

Francisco Chronicle , October 9, 2018, https://www.sfchronicle.com/bayarea/heatherknight/article/Ex-ER-psychiatrist-More-inpatient-treatment-13291361.php.
"the beds that never say no"... Mark Gale, email to Susannah Cahalan, May 27, 2019.
"These are the choices we are making"... Mark Gale, phone interview, August 5, 2017.
The US is a minimum of ninety-five thousand beds... DJ Jaffe, *Insane Consequences: How the Mental Health Industry Fails the Mentally Ill* (Amherst, NY: Prometheus Books, 2017), 78.
It's now harder to get a bed... Jaffe, *Insane Consequences* , 22.
Sixty-five percent of the non-urban counties... C. Holly A. Andrilla, Davis G. Pat-terson, Lisa A. Garberson, Cynthia Coulthard, and Eric H. Larson, "Geographic Variation in the Supply of Selected Behavioral Health Providers," *American Journal of Preventive Medicine* 54, no. 6 (2018): 199207, https://www.ajpmonline.org /article/S0749-3797(18)30005 9/fulltext.
national shortage of over fifteen thousand... Stacy Weiner, "Addressing the Escalating Psychiatrist Shortage," *AAMC News* (Association of American Medical Colleges), February 13, 2018, https://news.aamc.org/patient-care/article/addressing-escalating-psychiatrist-shortage.
"One or more nurses would take"... Nathaniel Morris, "This Secret Experiment Tricked Psychiatrists into Diagnosing People as Having Schizophrenia," *Washington Post* , January 1, 2018.
"so disorganized that she would just stand"... This psychologist prefers to remain anonymous.
"when being assessed"... This nurse prefers to remain anonymous.
"It shows just how quaint the study is"... Joel Braslow, phone interview, March 11, 2015.
"It's on the other end of the spectrum"... Thomas Insel, in person interview, April 1, 2015.
A 2015 study published in *Psychiatric Services* ... Monica Malowney, Sarah Keltz, Dan-iel Fischer, and Wesley Boyd, "Availability of Outpatient Care from Psychiatrists... A Simulated-Patient Study in Three Cities," *Psychiatric Services* 66, no. 1 (January 2015).
"People with schizophrenia in the United States"... E. Fuller Torrey, "Second Chance Lecture" at the Schizophrenia International Research Society Conference, April 1, 2016.
5 percent of people in jails... Torrey, *American Psychosis* , 98.
Nearly 40 percent of prisoners... "Indicators of Mental Health Problems Reported by Prisoners and Jail Inmates, 2011–2012," *Bureau of Justice Statistics* (2017), https:// www.bjs.gov/content/pub/pdf/imhprpji1112_sum.pdf.
Women, the fastest growing segment... "Indicators of Mental Health Problems," Bureau of Justice.
"are more likely to suffer disparities"... Lorna Collier, "Incarceration Nation," *American Psychological Association* 45, no. 9 (2014): 56, https://www.apa.org/monitor/2014/10/incarceration.
ten times more seriously mentally ill people... "Serious Mental Illness (SMI) Prevalence in Jails and Prisons," Treatment Advocacy Center Office of Research and Public Affairs, September 2016, https://www.treatmentadvocacycenter.org/storage/documents/backgrounders/smi-in-jails-and-prisons.pdf.
The largest concentrations of the seriously mentally ill... "Serious Mental Illness," Treat-ment Advocacy Center; and Gale Holland, "L.A. County Agrees to New Policies to End the Jail to Skid Row Cycle for Mentally Ill People," *LA Times* , December 7, 2018, https://www.latimes.com/local/lanow/la-me-ln-skid-row-jail-20181207-story.html.
"Many of the persons with serious mental illness"... Richard Lamb, in person interview, October 29, 2015.
This is the current state... Some have argued that the clear-cut connection between deinstitutionalization and transinstitutionalization is oversimplified. For a more nuanced perspective on the history of incarceration, see Michelle Alexander, *The New Jim Crow: Mass Incarceration in the Age of Colorblindness* (New York: New Press, 2012); Bryan Stevenson, *Just Mercy: A Story of Justice and Redemption* (New York: Spiegel & Grau, 2014); and John Pfaff, *Locked In: The True Causes of Mass Incarceration—And How to Achieve Real Reform* (New York: Basic Books, 2017).
"A crisis unimaginable"... Powers, *No One Cares About Crazy People* , 203.

taught by Dr. Thelma Hunt... For more on Dr. Thelma Hunt, see Nicole Brigandi, "Thelma Hunt (1903–1992)," *Feminist Psychologist* 32, no. 3 (2005), https://www.apadivisions.org/division-35/about/heritage/thelma-hunt-biography.aspx.

one of her most cited works... Valenstein, *Great and Desperate Cures*, 165.

measuring a patient's "self-regarding span"... Walter Freeman and James W. Watts, *Psychosurgery: Intelligence, Emotion and Social Behavior Following Prefrontal Lobotomy for Mental Disorders* (Springfield, IL: Charles C. Thomas, 1942).

his "Bobo doll study"... Albert Bandura, Dorothea Ross, and Sheila A. Ross, "Transmission of Aggression Through Imitation of Aggressive Models," *Journal of Abnormal and Social Psychology* 63 (1961): 575–82, https://psychclassics.yorku.ca/Bandura /bobo.htm#f2.

"Just why Walter changed his script"... David Rosenhan, "My Basic Assumptions: Notes upon Notes," David Rosenhan personal files.

"He engages in finger-cracking"... Rosenhan, "My Basic Assumptions."

talked down from the Golden Gate Bridge... A few examples: "Novato Man Held After Jump Threat," *Daily Independent Journal*, November 2, 1964, 8; "Daly City Wife Plucked from Golden Gate Span," *San Mateo Times*, March 14, 1963, 24; "Model Foils S.F. Suicide," *San Mateo Times*, June 25, 1962, 9; and "Man Bound, Dynamite at His Throat" *Los Angeles Times*, June 5, 1970, 146.

"Warning! Mental Patients are Notorious DRUG EVADERS"... Robert Whitaker, *Mad in America*, 213.

"HE LIKES IT"... Rosenhan, "My Basic Assumptions."

"Didn't your dad ever teach you"... Rosenhan, "My Basic Assumptions."

"I will miss it"... Rosenhan, "My Basic Assumptions."

Chapter 23 一切都源於心智

This chapter was based on an in person interview with Harry Lando in November 2016.

His hospital facilities, he revealed, were "excellent"... Lando, "On Being Sane in Insane Places," 47.

'He was admitted and diagnosed'... Rosenhan, "Pseudopatient Description," typewritten notes, private files.

found an early draft of "On Being Sane in Insane Places"... David Rosenhan, letter to Walter Mischel, November 1971; "On Being Sane in Insane Places," Second Draft, David Rosenhan private files.

3.9 to 25.1 minutes... Rosenhan, "On Being Sane in Insane Places," 396.

"Another pseudopatient attempted a romance"... Rosenhan, "On Being Sane in Insane Places," 396.

The forty-five-year-old recording opens . . . George Bower, *It's All in Your Mind*, WGUC FM, December 14, 1972, NPR, Special Collections, and university archives at the University of Maryland.

Chapter 24 影子精神健康照護系統

She said that during this hospitalization... Elizabeth Lando King, phone interview, January 19, 2017.

The Zuckerberg San Francisco General Hospital... Thank you to the *San Francisco Gate's* reporting for insight into what life is like at Zuckerberg San Francisco General Hospital, specifically this article: Mike Weiss, "Life and Death at San Francisco's Hospital of Last Resort," *San Francisco Gate*, December 11, 2006, https://www.sfgate.com/health/article/GENERAL-LIFE-AND-DEATH-AT-SAN-FRANCISCO-S-2483930.php#photo-2639598.

a woman who bit off her own finger... Weiss, "Life and Death at San Francisco's Hospital of Last Resort."

"This is the sad part of this work"... Weiss, "Life and Death at San Francisco's Hospital of Last Resort."

"state of emergency"... "SF General Hospital Nurses Claim Psychiatric Unit State of Emergency," KTVU, April 28, 2016, http://www.ktvu.com/news/sf- general-hospital-nurses-claim-psychiatric-unit-state of emergency.

"You've got your chow"... Heather Knight, "Ex ER Psychiatrist: More Inpatient Treatment Needed in SF," *San*

"to predict or prevent three new"... Frances, *Saving Normal*, 75.

childhood bipolar disorder had increased fortyfold... C. Moreno et al., "National Trends in the Outpatient Diagnosis and Treatment of Bipolar Disorder in Youth," *Archives of General Psychiatry* 64 (2007): 1032–39.

there had been a fifty-seven-fold increase in children's autism spectrum diagnoses... This number comes from comparing the 1960s/1970s numbers found in Thomas F. Boat and Joel T. Wu, eds., *Mental Disorders and Disabilities Among Low-Income Children* (Washington, DC: National Academies Press, 2015), https://www.ncbi.nlm.nih.gov /books/NBK332896/ to 2018's rates found in "Data & Statistics on Autism Spectrum Disorder," Centers for Disease Control and Prevention, https://www.cdc.gov/ncbddd/autism/data.html.

attention-deficit/hyperactivity disorder, once a rarity... Melissa L. Danielson et al., "Prevalence of Parent-Reported ADHD Diagnosis and Treatment Among U.S. Children and Adolescents, 2016," *Journal of Clinical Child & Adolescent Psychology* 47, no. 2 (2018), https://www.tandfonline.com/doi/full/10.1080/15374416.2017.1417860.

"mislabel normal people"... Frances, *Saving Normal*, xviii.

"a society of pill poppers"... Frances, *Saving Normal*, xiv.

one in six adults... Thomas J. Moore and Donald R. Mattison, "Adult Utilization of Psychiatric Drugs and Differences by Sex, Age, and Race," *JAMA Internal Medicine* 177, no. 2 (2017), https://jamanetwork.com/journals/jamainternalmedicine/fullarticle/2592697.

"an absolute scientific nightmare"... Scull, *Madness in Civilization*, 408.

"at best a dictionary"... Thomas Insel, "Post by Former NIMH Director Thomas Insel: Transforming Diagnosis," National Institute of Mental Health, April 29, 2013, https://www.nimh.nih.gov/about/directors/thomas-insel/blog/2013/transforming-diagnosis.shtml.

I had tested this out myself... The SCID interview part of this chapter is from my interview with Michael First in his office on April 20, 2016.

recently that of the murder... James McKinley Jr., "Patz Trial Jury, in Blow to Defense, Is Told Suspect Was a Longtime Cocaine Addict," *New York Times*, March 10, 2015, https://www.nytimes.com/2015/03/11/nyregion/patz-trial-jury-in-blow-to-defense-is-told-suspect-was-a-longtime-cocaine-addict.html.

a BBC reality show called *How Mad Are You?* ..."How Mad Are You? Episodes 1 and 2," Horizon, BBC, November 29, 2008, https://www.bbc.co.uk/programmes /b00fm5ql.

Part V　大偽裝者

The greatest obstacle... Quotation (often misattributed to Stephen Hawking) comes from this interview with Daniel Boorstin: Carol Krucoff, "The 6 O'clock Scholar," *Washington Post*, January 29, 1984, https://www.washingtonpost.com /archive/lifestyle/1984/01/29/the-6-oclock-scholar/eed58de4-2dcb-47d2-8947-b0817a18d8fe/?utm_term=.a9cc826ca6cd. Thank you to Quote Investigator (https:// quoteinvestigator.com/2016/07/20/knowledge/) for providing the proper sourcing.

Chapter 22　註腳：第九位假病患

The bulk of this chapter relies on several interviews with Harry Lando conducted between 2016 and 2019. I also included parts of David Rosenhan's scrap notes titled "My Basic Assumptions: Notes upon Notes" and a draft of his pseudopatient list found in his private files.

The summary read... Excerpt from Harry Lando, "On Being Sane in Insane Places: A Supplemental Report," *Professional Psychology*, February 1976: 47–52.

"I was the ninth pseudopatient"... Lando, "On Being Sane in Insane Places," 47.

"Data from a ninth pseudopatient"... Rosenhan, "On Being Sane in Insane Places," 258.

The DSM-III introduced “axes”...American Psychiatric Association, *Diagnostic and Statistical Manual of Mental Disorders* , 3rd ed. (Washington, DC: American Psychiatric Association, 1980).
“conditions and patterns of behavior”...Kutchins and Kirk, *Making Us Crazy* , 176.
“It is as important to psychiatrists”...Gary Greenberg, “Inside the Battle to Define Men-tal Illness,” *Wired* , December 27, 2010, https://www.wired.com/2010/12/ff_dsmv.
creating “rich pickings”...Healy, *The Antidepressant Era* , 213.
“is conceptualized as a clinically significant”...American Psychiatric Association, *Diagnostic and Statistical Manual of Mental Disorders* , 3rd ed., 6.
“based on the tradition of separating these disorders”...American Psychiatric Association, *Diagnostic and Statistical Manual of Mental Disorders* , 3rd ed., 8.
“Hence, this manual uses”...American Psychiatric Association, *Diagnostic and Statistical Manual of Mental Disorders* , 3rd ed., 8.
also known as the field’s remedicalization...Wilson, “DSM-III and the Transformation of American Psychiatry,” 399.
Gerald Klerman called it “a victory”...Shorter, *A History of Psychiatry* , 302.
“no longer must carry the burden”...Andreasen, *The Broken Brain* , 249.
“When we would write a criterion”...Janet Williams, phone interview, May 27, 2017.
“Rosenhan’s pseudopatients would never”...Luhrmann, *Of Two Minds* , 231.
“What Bob [Spitzer] did”...Allen Frances, phone interview, January 4, 2016.

Chapter 21 SCID

his memorial lecture...The Robert L. Spitzer Memorial Lecture took place on October 26, 2016, at Columbia’s Herbert Pardes Building.
Rosenhan included this interaction...David Rosenhan, “On Being Sane in Insane Places,” 255.
“The following year David Rosenhan published”...Michael First, Spitzer Memorial Lecture, October 26, 2016.
“reification of psychiatric diagnoses”...Ken Kendler, Spitzer Memorial Lecture, October 26, 2016.
“Rather than heading off”...Shorter, *A History of Psychiatry* , 302.
“clustered around Spitzer”....Decker, *The Making of the DSM-III* , 109.
seventy to eighty hours a week...Janet Williams, phone interview, May 27, 2017.
“There would be these meetings”...Spiegel, “The Dictionary of Disorder.”
“There was very little systematic research”...https://www.newyorker.com/magazine/2005/01/03/the-dictionary-of-disorder Spiegel, “The Dictionary of Disorder.”
In 1988, 290 psychiatrists...M. Loring and B. Powell, “Gender, Race, and DSM-III: A Study of the Objectivity of Psychiatric Diagnostic Behavior,” *Journal of Health and Social Behavior* 29, no. 1 (1988): 1–22, http://dx.doi.org/10.2307/2137177.
One 2004 study showed that black men and women...Robert C. Schwartz and David M. Blankenship, “Racial Disparities in Psychotic Disorder Diagnosis: A Review of the Literature,” *World Journal of Psychiatry* 4, no. 4 (2014): 13340, https://www.ncbi.nlm.nih.gov/pmc/articles/PMC4274585/.
“In days of yore, most physicians”...Taylor, *Hippocrates Cried* , 171.
“followed dutifully in Spitzer’s footsteps”...Scull, *Psychiatry and Its Discontents* , 284.
“godfather of medication treatment for A.D.H.D.”...Benedict Carey, “Keith Conners, Psychologist Who Set Standard for Diagnosing A.D.H.D., Dies at 84,” *New York Times* , July 13, 2017, https://nyti.ms/2viAJFe.
“The numbers make it look”...Carey, “Keith Conners.”
“part mea culpa”...Frances, *Saving Normal* , xviii.
“produce a very dangerous product”...Frances, *Saving Normal* , xviii.

"placed the bottom of a copper pot"... Haverford State Hospital medical records.

Dr. Frank "Lewis" Bartlett had died... "Services Pending for Psychiatrist F. Lewis Bartlett," TulsaWorld.com, May 26, 1989, https://www.tulsaworld.com/archives /services-pending-for-psychiatrist-f-lewis-bartlett/article_01472847-cb55-5e2e-b8b2-9daaf6c4f704.html.

Dr. Bartlett's interest in psychiatry... Information about Dr. Bartlett's life came via interviews with Mary Bartlett, Claudia Bushee, and Carole Adrienne Murphy.

coined the term *institutional peonage* ... F. Lewis Bartlett, "Institutional Peonage: Our Exploitation of Mental Patients," *Atlantic Monthly*, July 1964, 116–18.

gave him a "creepy feeling"... F. Lewis Bartlett, letter to Ken Kesey, March 16, 1962, Mary Bartlett personal files.

"I just have this picture of Lew"... Mary Bartlett, phone interview, January 30, 2017.

And then there was the interview... Ervin Staub, phone interview, August 25, 2017.

Medical record photo of David... Excerpt from David Lurie's Haverford State Hospital medical records.

Excerpt from David Lurie's Haverford State Hospital medical records.

Excerpt from David Rosenhan, "On Being Sane in Insane Places," 387.

"The facts of the case were unintentionally distorted"... Rosenhan, "On Being Sane in Insane Places," 387.

Chapter 20 檢視標準

I am so grateful to the work of Hannah Decker and her engrossing and informative book *The Making of the DSM-III* for help in writing this chapter. Thanks also to Janet Williams, Michael First, Allen Frances, and Ken Kendler for providing some firsthand insight into the process.

how Spitzer managed to get his hands... The information about how "David Lurie's" medical records ended up in Spitzer's hands came from the letters exchanged between Rosenhan and Spitzer.

denouncement of his prior research... Robert Spitzer (guest), "Spitzer's Apology Changes 'Ex-Gay' Debate," *Talk of the Nation*, National Public Radio, May 21, 2012, https:// www.npr.org/2012/05/21/153213796/spitzers-apology-changes-ex-gay-debate.

"Dr. Robert L. Spitzer, who gave psychiatry"... Benedict Carey, "Robert Spitzer, 83, Dies; Psychiatrist Set Rigorous Standards for Diagnosis," *New York Times*, Decem-ber 26, 2015, https://www.nytimes.com/2015/12/27/us/robert-spitzer-psychiatrist-who-set-rigorous-standards-for-diagnosis-dies-at-83.html.

"the best thing I have ever written"... Decker, *The Making of the DSM-III*, 103.

writing a follow up on Rosenhan's study... Robert Spitzer, "More on Pseudoscience in Science and the Case for Psychiatric Diagnosis," *Archives of General Psychiatry* 33, no. 4 (1976): 466, https://jamanetwork.com/journals/jamapsychiatry/articleabstract/491528?resultClick=1.

"For Spitzer, paradoxically, Rosenhan's study"... Scull, *Psychiatry and Its Discontents*, 282.

"fateful point in the history"... Gerald L. Klerman, "The Advantages of *DSM-III," American Journal of Psychiatry* 141, no. 4 (1984): 539.

"They were determined to create"... Luhrmann, *Of Two Minds*, 225.

The Wash U group also referred to themselves... Decker, *The Making of the DSM-III*, 115.

whose "guns [were] pointed" at psychoanalysis... Decker, *The Making of the DSM-III*, 225.

they kept a picture of Freud... Decker, *The Making of the DSM-III*, 71.

the "Feighner Criteria"... John P. Feighner, Eli Robins, Samuel B. Guze, Robert A. Woodruff, George Winokur, and Rodrigo Munoz, "Diagnostic Criteria for Use in Psychiatric Research," *Archives of General Psychiatry* 26 (January 1972): 5763.

494 pages, compared with the DSM II... Rick Mayes and Allan V. Horwitz, "DSM-III and the Revolution in the Classification of Mental Illness," *Journal of the History of the Behavioral Sciences* 41, no. 3 (2005): 25.

"Submitting to *Science* [may have been] a trick"...Ben Harris, phone interview, December 19, 2016.
"Some foods taste delicious"...Robert Spitzer, "On Pseudoscience in Science, Logic in Remission, and Psychiatric Diagnosis: A Critique of Rosenhan's 'On Being Sane in Insane Places,'" *Journal of Abnormal Psychology* 84, no. 5 (1975): 44252.
"Sane comes closest to what"...David Rosenhan, letter to Alexander Nies, July 10, 1973, David L. Rosenhan Papers.
"Until now, I have assumed"...Spitzer, "On Pseudoscience in Science," 447.
The first letter opened "Dear Dave"...Robert Spitzer, letter to David Rosenhan, December 5, 1974, David L. Rosenhan Papers.
A close reading of Rosenhan's response...David Rosenhan, letter to Robert Spitzer, January 15, 1975, David L. Rosenhan Papers.
Spitzer himself had been long obsessed...Alix Spiegel, "The Dictionary of Disorder," *New Yorker*, January 3, 2005, https://www.newyorker.com/magazine /2005/01/03/the-dictionary of disorder.
Reichian psychology and its orgone box therapy...Decker, *The Making of the DSM-III*, 89.
Another Reichian with a rumored orgone box...Tim Murphy, "'You Might Very Well Be the Cause of Cancer': Read Bernie Sanders' 1970s-Era Essays," *Mother Jones*, July 6, 2015, https://www.motherjones.com/politics/2015/07/bernie-sanders-vermont-freeman-sexual-freedom-fluoride.
Spitzer's grandfather had pitched his own wheelchair...Janet Williams, phone interview, May 27, 2017; email confirmation with his two children, Laura and Daniel Spitzer.
His mother struggled with depression...Janet Williams, phone interview, March 16, 2016.
He struggled with depression...Janet Williams, phone interview, March, 16, 2016.
"a truth seeker"...Janet Williams, phone interview, April 27, 2017.
"[This] implies that I have something to conceal"...Rosenhan, letter to Spitzer, January 15, 1975.
"Let me make clear"...David Rosenhan, letter to the editor, *Science*, April 27, 1973, 369.
"Perhaps all that we can hope for"...Spitzer, letter to Rosenhan, March 5, 1975.
"You now have it from myself and the superintendent"...Rosenhan, letter to Spitzer, January 15, 1975.
"You're not crazy"...Rosenhan, "On Being Sane in Insane Places," 385.

Chapter 19 其他問題都由此而生

"no further alterations"...Rosenhan, "On Being Sane in Insane Places," 383.
This is what Dr. Bartlett recorded...Excerpt from Haverford State Hospital medical records.
Hallucinations and disturbances in thought patterns..."Schizophrenia: Symptoms and Causes,"MayoClinic,https://www.mayoclinic.org/diseases-conditions/schizophrenia/symptoms-causes/syc-20354443.
"thought broadcasting," or the belief...Theodore A. Stern, *Massachusetts General Hospital Handbook of General Hospital Psychiatry* (Philadelphia: Saunders, 2010), 531.
an "existential permeability"...Clara Kean, "Battling with the Life Instinct: The Paradox of the Self and Suicidal Behavior in Psychosis," *Schizophrenia Bulletin* 37, no. 1 (2011): 47, https://academic.oup.com/schizophreniabulletin/article/37/1/4 /1932702; and Clara Kean, "Silencing the Self: Schizophrenia as Self-Disturbance," *Schizophrenia Bulletin* 35, no. 6 (2009): 103436, https://www.ncbi.nlm.nih.gov/pmc /articles/PMC2762621/.
Rosenhan "dated his illness to *ten years ago*"...Haverford State Hospital medical records.
"much clearer picture of schizophrenia"...Dr. Michael Meade, email to Susannah Cahalan, March 17, 2019.
Medical record excerpt from David Lurie's Haverford State Hospital medical records.
"Active psychosis is one"...Meade, email to Cahalan.
"It seems to me that any sentient human being"...Florence Keller, email to Susannah Cahalan, November 9, 2017.

https://www.cms.gov/cciio/programs-and-initiatives/other-insurance-protections/mhpaea_factsheet.html.
insurance companies now reimburse...Lizzie O'Leary and Peter Balonon-Rosen, "When It Comes to Insurance Money, Mental Health Is Not Treated Equal," *Marketplace* , January 5, 2018, https://www.marketplace.org/2018/01/05/healthcare/doctors-get-more-insurance-money-psychiatrists-when-treating-mental-health.
just over half of psychiatrists take insurance...Tara F. Bishop, Matthew J. Press, Salomeh Keyhani, and Harold Alan Pincus, "Acceptance of Insurance by Psychiatrists and the Implications for Access to Mental Health Care," *JAMA Psychiatry* 71, no. 2 (2014): 17681, https://www.ncbi.nlm.nih.gov/pmc/articles/PMC3967759.
A series of landmark acts...For a great treatment of the landmark rulings that changed health policy, see Appelbaum, *Almost a Revolution* .
"mental illness treatment system had been essentially beheaded"...Torrey, *American Psychosis* , 89.
dropped by almost 50 percent...Scull, *Decarceration* , 68.
another 50 percent to 132,164...David Mechanic, *Inescapable Decisions: The Imperative of Health Reform* (Piscataway, NJ: Transaction Publishers, 1994), 172.
Today 90 percent of the beds...This percentage change comes from comparing the number of beds in JFK's era (504,600) to 52,539 in 2004, found in E. Fuller Torrey et al., "The Shortage of Public Hospital Beds for Mentally Ill Persons: A Report of the Treatment Advocacy Center," Treatment Advocacy Center, Arlington, VA, https://www.treatmentadvocacycenter.org/storage/documents/the_shortage_of_publichospital_beds.pdf.
"small long-term state hospital wards"...H. Richard Lamb and Victor Goertzel, "Discharged Mental Patients—Are They Really in the Community?" *Archives of General Psychiatry* 24, no. 1 (1971): 29–34.
"We could see the light"...Dominique Kinney, in-person interview, October 29, 2016.

Part IV　精神醫學的革命

When the going gets weird...Hunter S. Thompson, "Fear and Loathing at the Super Bowl," *Rolling Stone* , February 28, 1974, https://www.rollingstone.com /culture/culture-sports/fear-and-loathing at the-super-bowl-37345/.

Chapter 18　真相追尋者

"I'm simply not sure that more money"...David Rosenhan, letter to James Floyd, January 24, 1973, David L. Rosenhan Papers.
"Bill Dixon's" hospital held 8,000 patients...Rosenhan, pseudopatient list.
Rosenhan wrote that all the pseudopatients...Rosenhan, "On Being Sane in Insane Places," 252.
71 percent of psychiatrists moved on...Rosenhan, "On Being Sane in Insane Places," Early Undated Draft, private files.
"He certainly wouldn't have gotten"...Bill Underwood, email to Susannah Cahalan, March 26, 2017.
"Seriously flawed by methodological inadequacies"...Fleischman, letter to the editor, 356.
"It appears that the pseudopatient gathered"...Thaler, letter to the editor, 358.
"If I were to drink a quart of blood"...Seymour S. Kety, "From Rationalization to Reason," *American Journal of Psychiatry* 131 (1974): 959.
"To point out that Rosenhan's conclusion"...J. Vance Israel, letter to the editor, *Science* , April 27, 1973, 358.
A representative said that she...Meagan Phelan, email to Susannah Cahalan, March 14, 2016. The message read: "Thank you for your query. Unfortunately the peer review process of research articles like the one you cite below is confidential, so I'm afraid I cannot provide answers to your questions."
"mainly because they have"...David Rosenhan, letter to Henry O. Patterson, July 31, 1975, David L. Rosenhan Papers.

converted Agnews into an institution....“Agnews Developmental Center,” *State of California Department of Developmental Services* , https://www.dds.ca.gov/Agnews/.

“better off outside of a hospital”...E. Fuller Torrey, *Out of the Shadows: Confronting America's Mental Illness Crisis* (New York: Wiley, 1996), 143.

Rosemary Kennedy's first hours...Rosemary's story was compiled from two recent biographies: Kate Clifford Larson, *Rosemary: The Hidden Kennedy Daughter* (New York: Houghton Mifflin Harcourt, 2015); and Elizabeth Koehler-Pentacoff, *Missing Kennedy: Rosemary Kennedy and the Secret Bonds of Four Women* (Baltimore: Bancroft Press, 2015).

the official label was “mentally retarded”...Larson, *Rosemary* , 45.

Moniz, who received a Nobel Prize...For more about António Egas Moniz and Walter Freeman, read Jack El-Hai, *The Lobotomist: A Maverick Medical Genius and His Tragic Quest to Rid the World of Mental Illness* (Hoboken, NJ: Wiley, 2005).

Neurologist Freeman would adapt...For a devastating, must-read piece on Walter Freeman's legacy, see Michael M. Phillips, “The Lobotomy Files: One Doctor's Legacy,” *Wall Street Journal* , December 13, 2013, http://projects.wsj.com /lobotomyfiles/?ch=two.

Sixty percent of lobotomies were conducted on women...Jack El Hai, “Race and Gender in the Selection of Patients for Lobotomy,” *Wonders & Marvels* , http://www.wondersandmarvels.com/2016/12/race-gender-selection-patients-lobotomy.html.

one study in Europe found that 84 percent...Louis-Marie Terrier, Marc Leveque, and Aymeric Amelot, “Most Lobotomies Were Done on Women” (letter to the editor), *Nature* 548 (2017): 523.

“It's nothing we want done”...Lyz Lenz, “The Secret Lobotomy of Rosemary Kennedy,” *Marie Claire* , March 31, 2017, https://www.marieclaire.com/celebrity /a26261/secret-lobotomy-rosemary-kennedy.

Dr. Watts drilled burr holes...Dittrich, *Patient H.M* ., 75–77, and Larson, *Rosemary* , 168–70.

“a painting that had been brutally slashed”...Laurence Leamer, *The Kennedy Women: The Saga of an American Family* (New York: Random House, 1995), 338.

she didn't visit her daughter...Larson, *Rosemary* , 175.

where she remained until her death...“Rosemary Kennedy, Senator's Sister, 86, Dies,” *New York Times* , January 8, 2005, https://www.nytimes.com/2005/01/08 /obituaries/rosemary-kennedy-senators-sister-86-dies.html.

“yet more danger, death”...Larson, *Rosemary* , 180.

“I have sent to the Congress today”...John F. Kennedy, “Remarks upon Signing a Bill for the Construction of Mental Retardation Facilities and Community Mental Health Centers, 31 October 1963,” John F. Kennedy Presidential Library and Museum archives, https://www.jfklibrary.org/asset-viewer/archives /JFKWHA/1963/JFKWHA-161-007/JFKWHA-161-007.

“U.S. Army psychiatrists in World War II”...Appelbaum, *Almost a Revolution* , 8.

“prolonged hospital stays might”...Appelbaum, *Almost a Revolution* , 8.

“an ongoing exodus of biblical proportions”...Torrey, *American Psychosis* , 76.

“payer, insurer, and regulator”...Richard G. Frank, “The Creation of Medicare and Medicaid: The Emergence of Insurance and Markets for Mental Health Services,” *Psychiatric Services* 51, no. 4 (2000): 467.

Institutions for Mental Diseases (IMD) exclusion...“The Medicaid IMD Exclusion: An Overview and Opportunities for Reform,” Legal Action Center, https://lac.org /wp-content/uploads/2014/07/IMD_exclusion_fact_sheet.pdf.

leaving the mentally ill to vie...Torrey, *American Psychosis* , 164.

Medicaid continues to be the United States'...Alisa Roth, *Insane: America's Criminal Treatment of Mental Illness* (New York: Basic Books, 2018), 91.

“‘medicalized’ treatment settings”...Frank, “The Creation of Medicare and Medicaid,” 467.

federal mental health parity law...For more on the Mental Health Parity and Addiction Equity Act (MHPAEA), see patients who are "treatment resistant"... S. G. Korenstein and R. K. Schneider, "Clinical Features of Treatment-Resistant Depression," *Journal of Clinical Psychiatry* 62, no. 16 (2001): 18–25.

"now a fully safe and painless procedure"... Charles Kellner, "ECT Today: The Good It Can Do," *Psychiatric Times*, September 15, 2010, http://www.psychiatrictimes.com/electroconvulsive-therapy/ect-today-good it can do.

is paired with an immobilizing agent... Scott O. Lilienfeld, "The Truth About Shock Therapy," *Scientific American*, May 1, 2014, https://www.scientificamerican.com /article/the-truth-about-shock-therapy.

In one study, 65 percent of patients... Hilary J. Bernstein et al., "Patient Attitudes About ECT After Treatment," *Psychiatric Annals* 28 (1998): 524–27, https://www.healio.com/psychiatry/journals/psycann/1998-9-28-9/%7B189440aa-c05e-4cbb-ae9b-992c9ec85dba%7D/patient-attitudes-about-ect-after-treatment. For a hilarious pro-ECT take, see Carrie Fisher, *Shockaholic* (New York: Simon & Schuster, 2011).

"a crime against humanity"... "Resolution Against Electroshock: A Crime Against Humanity," ECT.org, http://www.ect.org/resources/resolution.html.

more hospitals have used it on the East Coast... Brady G. Case, David N. Bertolio, Eugene M. Laska, Lawrence H. Price, Carole E. Siegel, Mark Olfson, and Steven C. Marcus, "Declining Use of Electroconvulsive Therapy in US General Hospitals," *Biological Psychiatry* 73, no. 2 (2013): 11926.

Hollywood's vilification of the procedure... Garry Walter and Andrew McDonald, "About to Have ECT? Fine, But Don't Watch It in the Movies," *Psychiatric Times*, June 1, 2004, https://www.psychiatrictimes.com/antisocial-personality-disorder/about-have-ect-fine-dont-watch it movies-sorry-portrayal-ect-film/page/0/1.

"reason for discharge" blank... Special thanks to Bill Underwood and Florence Keller for tracking down this record.

ten days less than the norm... Scull, *Decarceration*, 147.

which hovered around 130 days... Scull, *Decarceration*, 147.

In 2009, Agnews closed for good... Linda Goldston, "After More than 120 Years, Agnews Is Closing This Week," *Mercury News*, March 24, 2009, https://www.mercurynews.com/2009/03/24/after-more-than-120-years-gnews is closing-this-week.

Chapter 17 羅絲瑪麗・甘迺迪

This chapter was aided tremendously by the work of E. Fuller Torrey in his book *American Psychosis: How the Federal Government Destroyed the Mental Illness Treatment System* (Oxford: Oxford University Press, 2013), as well as several in person and phone interviews conducted with him.

"The anti-psychiatrists could now"... Rael Jean Isaac and Virginia Armat, *Madness in the Streets: How Psychiatry and the Law Abandoned the Mentally Ill* (Arlington, VA: Treatment Advocacy Center, 1990), 56.

these hospitals were "superfluous" institutions... Scull, *Decarceration*, 73.

"therapeutic tyranny"... Thomas Szasz, *The Manufacture of Madness: A Comparative Study of the Inquisition and the Mental Health Movement* (Syracuse: Syracuse University Press, 1970).

"merely a symptom of an outdated system"... George S. Stevenson, "Needed: A Plan for the Mentally Ill," *New York Times*, July 27, 1947.

"liquidated as rapidly"... Isaac and Armat, *Madness in the Streets*, 69.

California governor Ronald Reagan closed... Torrey, *American Psychosis*.

Modesto... "Inventory of the Department of Mental Hygiene—Modesto State Hospital Records," *Online Archive of California*, https://oac.cdlib.org/findaid/ark:/13030 /tf267n98b9/?query=Modesto.

Dewitt... "Inventory of the Department of Mental Hygiene—Dewitt State Hospital Records," *Online Archive of California*, https://oac.cdlib.org/findaid/ark:/13030/tf396n990k/?query=Dewitt+state+hospital.

and Mendocino State Hospitals... "Inventory of the Department of Mental Hygiene—Mendocino State Hospital Records," *Online Archive of California*, https://oac.cdlib.org /findaid/ark:/13030/tf2c6001q2/.

They selected a few Agnews staff…My description of Ward 11 came from a variety of sources, including interviews with Alma Menn (October 23, 2015) and Voyce Hendrix (December 8, 2016); the research paper published on it: Maurice Rappaport et al., "Are There Schizophrenics for Whom Drugs May Be Unnecessary or Contraindicated?" *International Pharmapsychiatry* 13 (1978): 100111; and secondary sources like Michael Cornwall, "The Esalen Connection: Fifty Years of Re Visioning Madness and Trying to Transform the World," *Mad in America* (blog), December 12, 2013, https://www.madinamerica.com/2013/12/esalen-connection-fifty-years-re- visioning-madness-trying-transform-world.

"The first thing we did"…Alma Menn, in-person interview, October 23, 2015.

published in the 1978 paper…Rappaport, "Are There Schizophrenics."

a series of "medfree sanctuaries"…Michael Cornwall, "Remembering a Medication-Free Madness Sanctuary," *Mad in America* (blog), February 3, 2012, https://www.madinamerica.com/2012/02/remembering a medication-free-madness-sanctuary.

Soteria House, an experiment in communal living…John R. Bola and Loren Mosher, "Treatment of Acute Psychosis Without Neuroleptics: Two-Year Outcomes from Soteria Project," *Journal of Nervous Disease* 191, no. 4 (2003): 219–29.

The average stay was forty-two days…John Reed and Richard Bentall, eds., *Models of Madness: Psychological, Social, and Biological Approaches to Schizophrenia* (London: Routledge, 2004), 358.

three to five times lower…Reed and Bentall, *Models of Madness* , 358.

One former Soteria resident…B. Mooney, phone interview, January 18, 2017.

in the clubhouse model…For more on the clubhouse model approach, see Colleen McKay, Katie L. Nugent, Matthew Johnsen, William W. Easton, and Charles W. Lidz, "A Systematic Review of Evidence for the Clubhouse Model of Psychosocial Rehabilitation," *Administration and Policy in Mental Health and Mental Health Services* 45, no.1 (2018):28–47, https://www.ncbi.nlm.nih.gov/pubmed/27580614.

We see it also in Geel…For more on Geel, a fascinating place with an even more fascinating history, see Angus Chen, "For Centuries, a Small Town Has Embraced Strangers with Mental Illness," NPR, July 1, 2016, https://www.npr.org/sections /health-shots/2016/07/01/484083305/for-centuries a small-town-has-embraced-strangers-with-mental-illness.

In Trieste, Italy…Elena Portacolone, Steven P. Segal, Roberto Mezzina, and Nancy ScheperHughes, "A Tale of Two Cities: The Exploration of the Trieste Public Psychiatry Model in San Francisco," *Culture, Medicine, and Psychia ry* 39, no. 4 (2015). Thank you also to Kerry Morrison for making me aware of this amazing place.

Price suffered another break…The Gestalt Legacy Project, *The Life and Practice of Richard Price* , 83.

Chapter16 冰冷的靈魂

This chapter again was based on several in person and phone interviews with the Underwoods.

nicknamed "Dr. Sparky"…Izzy Talesnick and Jo Gampon, in-person interview, October 22, 2015.

Ugo Cerletti, who came up with the idea…Valenstein, *Great and Desperate Cures* , 51.

A psych technician from that era…Interview with "Jim" at Agnews Historic Cemetery and Museum, October 21, 2015, http://santaclaraca.gov/Home/Components/ServiceDirectory/ServiceDirectory/1316/2674.

I saw an electroshock box…Interview with Anthony Ortega at Patton Hospital Museum, October 29, 2016, http://www.dsh.ca.gov/Patton/Museum.aspx.

when Olivia de Havilland seizes… *The Snake Pit* (film), directed by Anatole Litvak, Twentieth CenturyFox Film Corporation, 1948.

Patients would sometimes break their backs…Valenstein, *Great and Desperate Cures* , 53.

"clever little procedure"…Kesey, *One Flew Over the Cuckoo's Nest* , 62.

Chapter 15 十一號病房

on a special unit called Ward 11…Alma Menn, in-person interview, October 23, 2015. I've also seen it referred to as I Ward.

"Not only do people publicly neck"…Jane Howard, "Inhibitions Thrown to the Gentle Winds: A New Movement to Unlock the Potential of What People Could Be—But Aren't," *Life* , July 12, 1968, 48–65.

Bob Dylan visited…Art Harris, "Esalen: From '60s Outpost to the Me Generation," *Washington Post* , September 24, 1978, https://www.washingtonpost.com/archive /opinions/1978/09/24/esalen-from-60s-outpost to the me generation/f1db58bb-e77f-4bdf-9457-e07e6b4cc800/?utm_term=.a8248c047098.

Charles Manson showed up…Walter Truett Anderson, *The Upstart Spring: Esalen and the American Awakening* (Boston: Addison-Wesley, 1983), 239.

Dick Price was supposed to follow…Dick Price's backstory was compiled from a variety of sources, including Jeffrey J. Kripal, *Esalen: America and the Religion of No Religion* (Chicago: University of Chicago Press, 2007); Wade Hudson, "Dick Price: An Interview," Esalen.org, 1985, https://www.esalen.org/page/dick-price-interview; and Anderson, *The Upstart Spring* .

he heard a disembodied voice…Anderson, *The Upstart Spring* , 38.

"He felt a tremendous opening up"…Anderson, *The Upstart Spring* , 39.

a fancier private hospital…The description of the Institute of Living came from an in-person tour of the museum on their grounds; also from Luke Dittrich, *Patient H.M.: A Story of Memory, Madness, and Family Secrets* (New York: Random House, 2016), 60.

The Chatterbox, which once ran an illustration…Barry Werth, "Father's Helper," *New Yorker* , June 9, 2003, https://www.newyorker.com/magazine/2003/06/09/fathers-helper.

The institute's psychiatrist in chief, Dr. Francis J. Braceland…Werth, "Father's Helper."

"private prison"…The Gestalt Legacy Project, *The Life and Practice of Richard Price: A Gestalt Biography* (Morrisville, NC: Lulu Press, 2017), 39.

he underwent ten electroshock therapies…Kripal, *Esalen* , 80.

"the complete debilitator"…The Gestalt Legacy Project, *The Life and Practice of Richard Price* , 40.

This is what Dick would have faced…The description of insulin coma therapy came from "A Brilliant Madness," *American Experience* , PBS, directed by Mark Samels, WGBH Educational Foundation, 2002.

he underwent fifty-nine of these therapies…The Gestalt Legacy Project, *The Life and Practice of Richard Price*, 4.

put on over seventy pounds…The Gestalt Legacy Project, *The Life and Practice of Richard Price* , 40.

screen actress Gene Tierney…Kent Demaret, "Gene Tierney Began Her Trip Back from Madness on a Ledge 14 Floors Above the Street," *People* , May, 7, 1979, https://people.com/archive/gene-tierney-began-her-trip-back-from-madness-on-a-ledge-14-floors-above-the-street-vol-11-no-18.

"would serve people"…The Gestalt Legacy Project, *The Life and Practice of Richard Price* , 77.

"live through experience"…Hudson, "Dick Price: An Interview."

R. D. Laing came to Esalen…For more on Kingsley Hall, see the documentary *Asylum* , directed by Peter Robinson, 1972. Thank you to Richard Adams, one of the cameramen who filmed the movie, who gave me valuable insights and supplied an unedited version.

That same year psychologist Julian Silverman…Kripal, *Esalen* , 169.

befriended the Grateful Dead…Alma Menn, in-person interview, October 23, 2015.

John Rosen, the inventor of "direct analysis"…Joel Paris, *Fall of an Icon: Psychoanalysis and Academic Psychiatry* (Toronto: University of Toronto Press, 2005), 30.

Rosen later lost his license…United Press International, "79 Year-Old Former Doctor Loses License to Practice," *Logansport Pharos-Tribune* , April 8, 1983, 3.

"ding dong city"…The Gestalt Legacy Project, *The Life and Practice of Richard Price* , 76.

Chapter 14 瘋狂八

The bulk of this chapter came from various interviews with Bill Underwood and Maryon Underwood over a fouryear period, but especially the first time I visited them in person at their home in Texas, February 9, 2015.

Charles Whitman climbed the tower...For more on Charles Whitman, see the powerful documentary *Tower* , directed by Keith Maitland, Go-Valley Productions, 2016.

"I don't really understand myself"...Lauren Silverman, "Gun Violence and Mental Health Laws, 50 Years After Texas Tower Sniper," *Morning Edition* , National Public Radio, July 29, 2016, https://www.npr.org/sections/health-shots/2016/07/29/487767127/gun-violence-and-mental-health-laws-50-years-after-texas-tower-sniper.

An autopsy revealed a glioblastoma...David Eagleman, "The Brain on Trial," *The Atlantic* , July–August 2011, https://www.theatlantic.com/magazine/archive/2011/07/the-brain-on-trial/308520.

A flurry of brain studies followed...Thank you to Dr. William Carpenter for insights into the history of neuro-imaging.

enlarged ventricles...N. C. Andreasen, S. A. Olsen, J. W. Dennert, and M. R. Smith, "Ventricular Enlargement in Schizophrenia: Relationship to Positive and Negative Symptoms," *American Journal of Psychiatry* 139, no. 3 (1982): 297302.

gray matter thinning...Martha E. Shenton, Chandlee C. Dickey, Melissa Frumin, and Robert W. McCarley, "A Review of MRI Findings in Schizophrenia," *Schizophrenia Research* 49, nos. 12 (2001): 152. Thank you to Dr. William Carpenter for speaking with me about the advancements and continued limitations of scanning technology.

But the hope that CT scans...Robin Murray, "Mistakes I Have Made in My Research Career," *Schizophrenia Bulletin* 43, no. 1 (2017): 25356, https://academic.oup.com/schizophreniabulletin/article/43/2/253/2730504.

the "riddle of schizophrenia"...Nancy Andreasen, *The Broken Brain: The Biological Revolution in Psychiatry* (New York: Harper & Row, 1984), 53.

Everything from sustained antipsychotic use...Thank you to Maree Webster, who, on January 14, 2016, explained many of the complexities of studying the brain and also showed me around the truly jaw-dropping brain bank that she runs.

"despite vigorous study over the past century"...R. Tandon, M. S. Keshavan, and H. A. Nasrallah, "Schizophrenia, Just the Facts: What We Know in 2008. Part 1: Overview," *Schizophrenia Research* 100 (2008): 4, 11.

Stanford University campus's Bing Nursery...Janine Zacharia, "The Bing 'Marshmallow Studies': 50 Years of Continuing Research," Distinguished Lecture Series, Stanford, https://bingschool.stanford.edu/news/bing-marshmallow-studies-50-years-continuing-research.

Mischel found that a child's ability...W. Mischel et al., "Delay of Gratification in Children," Science 24, no. 4 (1989): 93338.

All Robyn remembers...Robyn Harrigan, phone interview, November 2, 2016.

"I didn't want David to be my lifeline"...Craig Haney, in person interview, February 17, 2017.

"least likely" to be admitted...Rosenhan, *Odyssey into Lunacy* , chapter 3, 38.

the Lanterman-Petris-Short Act...Marc F. Abramson, "The Criminalization of Mentally Disordered Behavior: Possible Side-Effect of a New Mental Health Law," *Hospital & Community Psychiatry* 23, no. 4 (1972): 101–5.

Located less than half an hour...The history of Agnews was compiled from a variety of sources, including from a private tour of the Agnews Museum provided to me by Kathleen Lee on October 21, 2015. Santa Clara University's archives were also helpful: "Agnews State Hospital," Silicon Valley History online, Santa Clara University Library Digital Collections, http://content.scu.edu/cdm/landingpage/collection /svhocdm.

"They were tense times"...Izzy Talesnick, in person interview, October 22, 2015.

case #115733...I found this in Bill Underwood's Agnews State Hospital medical records, tracked down with help from Bill Underwood and Florence Keller.

I had tracked down the ACLU lawyer . . . Robert Bartels, phone interview, January 15,2015.

Histories Project (website), http://digitalhistory.hsp.org/pafrm/doc/speech-dr-henry-anonymous-john-fryer-american-psychiatric-association-125th-annual-meeting.

One panelist was John Fryer... I relied on the following sources to depict John Fryer's Dr. Anonymous: Glass, "Episode 204: 81 Words"; John Fryer Papers at the Historical Society of Pennsylvania; and Dudley Clendinen, "John Fryer, 65, Psychiatrist Who Said He Was Gay in 1972, Dies," *New York Times*, March 5, 2003, http://www.nytimes.com/2003/03/05/obituaries/05FRYE.html.

Fryer would cross paths with Rosenhan... I confirmed this detail with documents from both John Fryer's papers and David Rosenhan's private collection.

Handwritten excerpt of John Fryer's speech... John Fryer, "Speech for the American Psychiatric Association 125th Annual Meeting," undated, John Fryer Papers, Collection 3465, 1950–2000, Historical Society of Pennsylvania (Philadelphia).

publicly reveal his identity as "Dr. Anonymous"... Dudley Clendinen, "Dr. John Fryer, 65, Psychiatrist Who Said in 1972 He Was Gay," *New York Times*, March 5, 2003, https://www.nytimes.com/2003/03/05/us/dr-john-fryer-65-psychiatrist-who-said-in-1972-he was-gay.html.

the APA's board of trustees... Decker, *The Making of the DSM-III*, 312.

"deep concerns over rampant criticism"... "Summary Report of the Special Policy Meeting of the Board of Trustees, Atlanta, Georgia. February 13, 1973," *American Journal of Psychiatry* 130, no. 6 (1973): 732.

"If you're going to have some people"... Jack Drescher, "An Interview with Robert L. Spitzer," in Jack Drescher and Joseph P. Merlino, eds., *American Psychiatry and Homosexuality: An Oral History* (London: Routledge, 2007), 101.

a secret group... Kutchins and Kirk, *Making Us Crazy*, 69.

"Sexual Orientation Disturbance"... Drescher, "Out of DSM," 571.

described people distressed by their sexuality... For more information on gay rights and its connection to mental illness, see Eric Marcus, *Making Gay History: The Half-Century Fight for Lesbian and Gay Equal Rights* (New York: Harper Perennial, 2002).

A local newspaper satirized the removal... Vern L. Bullough, *Before Stonewall: Activists for Gay and Lesbian Rights in Historical Context* (London: Routledge, 2002), 249.

"Not only are women being punished"... Marcie Kaplan, "A Woman's View of the DSM-III," *American Psychologist* (July 1983): 791.

Chapter 13　W・安德伍德

the first paid installment... *Doubleday & Company, Inc. v. David L. Rosenhan*.

"More work of this kind"... Luther Nichols, letter to David Rosenhan, September 17, 1974, David Rosenhan private files.

Excerpt of David's outline... Outline for "Odyssey into Lunacy," David Rosenhan private files.

In 1973 and 1974, a Wilburn Underwood... Bill Underwood, Bert S. Moore, and David L. Rosenhan, "Affect and Self-Gratification," *Developmental Psychology* 8, no. 2 (1973): 209–14; and David L. Rosenhan, Bill Underwood, and Bert Moore, "Affect Moderates Self-Gratification and Altruism," *Journal of Personality and Social Psychology* 30, no. 4 (1974): 546–52.

Excerpt from yearbook... Stanford University, *Stanford Quad, 1973*. Print, Stanford University Archives.

Bert returned the email... Bert Moore, "Re: Request for help with contact information," email to Susannah Cahalan, January 15, 2015.

the soft-spoken, red-bearded . . . David Rosenhan, *Odyssey into Lunacy*, chapter 3, 38.

Hi Susannah... Bill Underwood, "Re: Request for Interview," email to Susannah Cahalan, January 31, 2015.

"Dear Dr. David Rosenhan"... Letter to David Rosenhan, Correspondences Prior to 1974, Box 3, David L. Rosenhan Papers.

"I couldn't help but wonder"... David Rosenhan, letter, Correspondences Prior to 1974, Box 3, David L. Rosenhan Papers.

"I hope you forgive me"... David Rosenhan, letter to Pauline Lord, December 21, 1973, David L. Rosenhan Papers.

Los Angeles Times , ran it straight... George Alexander, "Eight Feign Insanity, Report on 12 Hospitals," *Los Angeles Times* , January 18, 1973: 1.

like the *Independent Record* in Helena... Sandra Vkajeskee, "Can Doctors Distinguish the Sane from the Insane?" *Independent Record* , January 28, 1973, 30.

The *Burlington Free Press* headlined its piece... Lee Hickling, "'Mania,' 'Schizo' Labels Cause Wrangle," *Burlington Free Press* , November 7, 1975, 11.

The *Palm Beach Post* used... Sandra Blakeslee, "...And Only the Insane Knew Who Was Sane," *Palm Beach Post* , February 1, 1973, 17.

forced to sue him... *Doubleday & Company, Inc. v. David L. Rosenhan* , 5048/80, Supreme Court of the State of New York, County of New York, March 12, 1980.

"should not be permitted to testify"... Bruce J. Ennis and Thomas R. Litwick, "Psychiatry and the Presumption of Expertise: Flipping Coins in the Courtroom," *California Law Review* 62, no. 3 (1974).

judges increasingly overruled expert testimony... Paul S. Appelbaum, *Almost a Revolution: Mental Health Law and the Limits of Change* (Oxford: Oxford University Press, 1994).

"When the Rosenhan study was initiated"... Jeffrey Lieberman, phone interview, February 25, 2016.

"Rosenhan's study was akin to proving"... Robert Whitaker, *Mad in America: Bad Science, Bad Medicine, and the Enduring Mistreatment of the Mentally Ill* (New York: Basic Books, 2002), 170.

"It was a landmark study"... Allen Frances, phone interview, January 4, 2016.

"The most celebrated psychological experiment"... Michael E. Staub, *Madness Is Civilization: When the Diagnosis Was Social, 1948–1980* (Chicago: University of Chicago Press, 2011), 178.

Being gay then was considered a mental illness... Jack Drescher, "Out of DSM: Depathologizing Homosexuality," *Behavioral Science* 5 (2015): 565–75.

there was a joke going around... Daryl Bem, phone interview, April 13, 2016.

sodomy between consenting adults, for example... Bingham, *Witness to the Revolution* , 180.

"Homosexuals are essentially disagreeable people"... Edmund Bergler, *Homosexuality: Disease or Way of Life?* (New York: Hill & Wang, 1956), 28–29.

"We can debate what is an illness"... *Before Stonewall* (documentary), directed by Greta Schiller and Robert Rosenberg, First Run Features, 1985.

"Homosexuality is in fact a mental illness"... "The Times They Are A Changing," *The Sixties* , CNN.

Robert Galbraith Heath... For more on Robert Galbraith Heath, see Lone Frank, *The Pleasure Shock: The Rise of Deep Brain Stimulation and Its Forgotten Inventor* (New York: Dutton, 2018).

"continuous growing interest in women"... Cathy Gere, *Pain, Pleasure, and the Greater Good: From the Panopticon to the Skinner's Box and Beyond* (Chicago: University of Chicago Press, 2017), 193.

When news of the story... Gere, *Pain, Pleasure, and the Greater Good* , 196–97.

"shrinked the headshrinkers"... Stuart Auerbach, "Gays and Dolls Battle the Shrinkers," *Washington Post* , May 15, 1970: 1.

"This lack of discipline is disgusting"... Ira Glass, "Episode 204: 81 Words," *This American Life* , National Public Radio, January 18, 2002, https://www.thisamericanlife.org/204/81 words.

"Psychiatry is the enemy incarnate"... "About This Document: Speech of 'Dr. Henry Anonymous' at the American Psychiatric Association 125th Annual Meeting, May 2, 1972," *Historical Society of Pennsylvania Digital*

Laura Martin, the fifth pseudopatient...The Martins' hospitalizations are discussed in various versions of chapters 3, 5, 6, and 7 of *Odyssey into Lunacy*. Details about length of stay and hospital description are also found in David Rosenhan's unnamed pseudopatient list and a document titled "Hospital Descriptions" found in his private files.

"the top five [hospitals] in the country"...Rosenhan, "Hospital Descriptions," private files.

studies show that people with higher...Laeticia Eid, Katrina Heim, Sarah Doucette, Shannon McCloskey, Anne Duffy, and Paul Grof, "Bipolar Disorder and Socio-economic Status: What Is the Nature of This Relationship?" *International Journal of Bipolar Disorder* 1, no. 9 (2013): 9, https://www.ncbi.nlm.nih.gov/pmc/articles/PMC4230315/.

"The hamburger was so coated"...Rosenhan, *Odyssey into Lunacy*, chapter 7, 37.

"We ourselves were seriously concerned"...Rosenhan, *Odyssey into Lunacy*, chapter 7, 39.

"With all due apologies for immodesty"...David Rosenhan, letter to Lorne M. Kendell, November 5, 1970, Correspondences Prior to 1974, Box 2, David L. Rosenhan Papers.

"There was further agreement"...George W. Goethals, letter to David Rosenhan, June 2, 1971, Correspondences Prior to 1974, Box 2, David L. Rosenhan Papers.

"The country is a hell of a lot more beautiful"...David Rosenhan, letter to Shel Feld-man, July 28, 1970, Correspondences Prior to 1974, Box 2, David L. Rosenhan Papers.

"lucky we were to be here"...David Rosenhan, letter to Susan SantaMaria, July 30, 1970, Correspondences Prior to 1974, Box 2, David L. Rosenhan Papers.

misattributed to Mark Twain...David Mikkelson, "Mark Twain on Coldest Winter," Snopes.com, https://www.snopes.com/fact-check/and-never-the-twain-shall-tweet.

"It was probably one"...Daryl Bem, phone interview, April 13, 2016.

"one of the main motivations"...Rosenhan, *Odyssey into Lunacy*, chapter 3, 36.

"The ease with which we were able to gain admission"...David Rosenhan, *Odyssey into Lunacy*, chapter 3, 24.

how Rosenhan recruited Carl Wendt...Carl Wendt's hospitalization (in some places he is referred to as "Carl Wald," "Paul," and "Mark Schulz") is discussed in various versions of chapters 3, 5, 6, 7, and 8 of *Odyssey into Lunacy*. Details about length of stay and hospital description are also found in David Rosenhan's unnamed pseudopatient list and a document titled "Hospital Descriptions" found in his private files.

"Much as it is common practice"...Rosenhan, *Odyssey into Lunacy*, chapter 3, 29–30.

"What did you eat for breakfast?"...Rosenhan, *Odyssey into Lunacy*, chapter 5, 8.

"I must be awfully tired"...Rosenhan, *Odyssey into Lunacy*, chapter 7, 47.

"Bizarre as it may seem"...Rosenhan, *Odyssey into Lunacy*, chapter 3, 32.

Excerpt of questionnaire from David Rosenhan private files.

Of 193 new patients...David Rosenhan, "On Being Sane in Insane Places," 386.

"Were the patients sane or not?"...Sandra Blakeslee, "8 Feign Insanity in Test and Are Termed Insane," *New York Times*, January 21, 1973, http://nyti.ms/1XVaRs9.

Chapter 12 只有失常者，才看得出誰是正常人

Rosenhan then submitted his paper...David Rosenhan, letter to Phil Abelson, August 14, 1972, private files. For more on Phil Abelson's contribution to science (and *Science*), see Jeremy Pearce, "Phil Abelson, Chronicler of Scientific Advances, 91," *New York Time*s, August 8, 2004, https://www.nytimes.com/2004/08/08/us/philip-abelson-chronicler-of-scientific-advances-91.html.

"I read your article"...Letter to David Rosenhan, Correspondences Prior to 1974, Box 8, David L. Rosenhan Papers.

"My name is Carl L. Harp"...Carl L. Harp, letter to David Rosenhan, October 16, 1973, Correspondences Prior to 1974, Box 8, David L. Rosenhan Papers.

"The blood rises"...Rosenhan, diary entry, February 10, 1969.
"There is none"...Rosenhan, diary entry, February 10, 1969.
"What are you writing?"...Rosenhan, diary entry, February 10, 1969.
"*I like you Mr. Harrison*"...Rosenhan, diary entry, undated.
He began to break the walls...Rosenhan, *Odyssey into Lunacy*, chapter 7, 3–4.
In a case conference in 1967, a patient admitted...Zal, *Dancing with Medusa*, 50.
("in record time!")...Rosenhan, diary entry, February 12, 1969.
"couldn't tell many of the patients"...Rosenhan, diary entry, February 12, 1969.
"Nerves?"...Rosenhan, diary entry, undated.
"Look, this may be cold"...Rosenhan, diary entry, February 11, 1969.
"Feel like I'm leaving friends"...Rosenhan diary entry, February 14, 1969.
Myron Kaplan's note came from David Lurie's Haverford State Hospital medical records.
Stigma—in ancient Greece...Wulf Rossler, "The Stigma of Mental Disorders," *EMBO Reports* 17, no. 9 (2016), https://www.ncbi.nlm.nih.gov/pmc/articles/PMC5007563.
"A psychiatric label has a life"...Rosenhan, "On Being Sane in Insane Places," 253.
Tom Eagleton, a US senator...Ken Rudin, "The Eagleton Fiasco of 1972," NPR, March 7, 2007, https://www.npr.org/templates/story/story.php?storyId=7755888.
"quite shook"...Bea Patterson, phone interview, February 3, 2016.

Part III 誰是正常人？

People ask, How did you get in there?...Susanna Kaysen, *Girl, Interrupted* (New York: Vintage Books, 1993), 5.

Chapter 11 臥底進醫院

I pulled together pseudopatients' stories with help from David's unpublished book, *Odyssey into Lunacy*, scrap notes from his private files, and a spreadsheet titled "pseudopatients," also from his private files.
Excerpt...Rosenhan, *Odyssey into Lunacy*, chapter 3, 15.
on March 29, 1969, at Rosenhan's lecture on altruism...The date and subject of his lecture at the Society for Research in Child Development (SRCD) were not explicitly stated in David's unpublished book. I was able to track them down thanks to help from Anne Purdue, director of operations at the SRCD, who found a copy of the 1969 event program.
"It was his thoughtfulness"...Rosenhan, *Odyssey into Lunacy*, chapter 3, 15.
"I should have been delighted"...Rosenhan, *Odyssey into Lunacy*, chapter 3, 16.
"John was particularly struck"...Rosenhan, *Odyssey into Lunacy*, chapter 3, 16.
"The procedure was simple"...Rosenhan, *Odyssey into Lunacy*, chapter 3, 17.
John called Rosenhan with news...The Beasleys' and Martha Coates's hospitalizations are discussed in various versions of chapters 3, 5, and 7 of *Odyssey into Lunacy*. Details about length of stay and hospital description are also found in David Rosenhan's unnamed pseudopatient list and a document titled "Hospital Descriptions" found in his private files.
"Bearded and burly"...Rosenhan, *Odyssey into Lunacy*, chapter 7, 31.
"I don't know what's troubling me"...Rosenhan, *Odyssey into Lunacy*, chapter 7, 41.
"I feel much better now"...Rosenhan, *Odyssey into Lunacy*, chapter 7, 43.
"evaluate their distress" ... Rosenhan, *Odyssey into Lunacy*, chapter 3, 22.
"some wonderment about what"...Rosenhan, *Odyssey into Lunacy*, chapter 3, 20.

Where to wash up or to shower? ...Rosenhan, *Odyssey into Lunacy*, chapter 7, 3.
A blaring fire alarm...Rosenhan, *Odyssey into Lunacy*, chapter 7, 6.
"C'MON, YOU MOTHERFUCKERS, LET'S GO"...Rosenhan, handwritten diary entry, February 8, 1969, private files.
sniffing glue...Rosenhan, handwritten diary entry, February 7, 1969.
"He knew I had been watching"...Rosenhan, *Odyssey into Lunacy*, chapter 7, 7.
"I looked in the mirror"...Rosenhan, *Odyssey into Lunacy*, chapter 7, 9.
"Hey, one butter only"...Rosenhan, *Odyssey into Lunacy*, chapter 9, 10.
"Tom Szasz is wrong"...Rosenhan, diary entries, February 1969.
"Not everyone reads them"...Rosenhan, diary entry, February 9, 1969.
"so drugged was I from heat"...Rosenhan, diary entry, "Keeping their distance," undated.
"The walls here are plaster"...Rosenhan, diary entry, "Keeping their distance," undated.
They discussed Rosenhan's financial difficulties...Robert Browning, Haverford State Hospital medical records.
In 1946, Polish psychologist Solomon Asch studied...Solomon Asch, "Forming Impressions of Personality," *Journal of Abnormal and Social Psychology* 41, no. 3 (1946): 258–90.
two psychologists played a recorded conversation...E. J. Langer and R. P. Abelson, "A Patient by Another Name: Clinical Group Difference in Labeling Bias," *Journal of Consulting and Clinical Psychology* 42 (1974): 4–9.
typical outcome of "the medical gaze"...Michel Foucault, *The Birth of the Clinic: An Archaeology of Medical Perception* (New York: Pantheon, 1973).
"residual type," defined as a person who has exhibited signs...American Psychiatric Association, "Glossary of Terms," in *Diagnostic and Statistical Manual of Mental Disorders*, 2nd ed. (Washington, DC: American Psychiatric Association, 1968), 34–35.
"Have my clothes come up yet?"...Rosenhan, diary entries, "4pm," February 7, 1969.
"whiling it away"...Rosenhan, diary entries, undated.
"almost as if the disorder"...Rosenhan, "On Being Sane in Insane Places," 254.
"No, she was not being seductive"...Rosenhan, *Odyssey into Lunacy*, chapter 7, 3.
He flipped through articles... *New York Times*, January 31, 1969, https://timesmachine.nytimes.com/timesmachine/1969/01/31/issue.html.
"Would I have to be secretive?"...Rosenhan, diary entries, February 7, 1969.
"I'm Bob Harris"...The Bob Harris interaction came from Rosenhan, *Odyssey into Lunacy*, chapter 7, 12–16.
"Even Harris' differentiated friendliness"...Rosenhan, diary entry, February 8, 1969.
wintry Sunday...weather found thanks to https://www.wunderground.com/history/weekly/KPHL/date/1969-2-9?req_city=&req_state=&req_statename=&reqdb .zip=&reqdb.magic=&reqdb.wmo=.
"The pacing, the sitting"...Rosenhan, diary entry, February 9, 1969.
"pink gloppy"...Rosenhan, *Odyssey into Lunacy*, chapter 7, 27.
"The accounting department has obviously"...Rosenhan, diary entry, undated.
"nameless terror"...Rosenhan, diary entry, undated.
"Distance permits us to control the terror"...Rosenhan, diary entry, undated.
"You got to talk to the doc"...Rosenhan, diary entry, undated.
"Drs. Exist to be conned"...Rosenhan, diary entry, undated.
"I might want to kill myself"...Rosenhan, diary entry, February 9, 1969.
"You've got to cooperate"...Rosenhan, diary entry, February 9, 1969.
"Have you got a moment, Mr. Harris?"...Rosenhan, *Odyssey into Lunacy*, chapter 7, 17.
"in doing so behaved like a patient"...Rosenhan, *Odyssey into Lunacy*, chapter 7, 18.
"I then had the fantasy of kicking the door"...Rosenhan, diary entry, February 9, 1969.

Consciousness, Dying, Addiction, Depression, and Transcendence (New York: Penguin Press, 2018).
a "guru of the 1960s"... Sommer, "In Memoriam," 257.
"They're ugly monuments"... Sidney Katz, "Osmond's New Deal for the Insane," *Maclean's*, August 31, 1957, http://archive.macleans.ca/article/1957/8/31/dr-osmonds -new-deal-for-the-insane.
he made the wards circular... Humphry Osmond, "Function as the Basis of Psychiatric Ward Design," *Mental Hospitals*, April 1957, https://ps.psychiatryonline.org /doi/10.1176/ps.8.4.23.
"enter the illness and see"... Humphry Osmond, "On Being Mad," *Saskatchewan Psychiatric Services Journal* 1, no. 1 (1952), http://www.psychedelic-library.org/ON%20 BEING%20MAD.pdf.
"It would be heartless to house"... Osmond, "Function as the Basis of Psychiatric Ward Design."
The patterned tiles... P. G. Stafford and B. H. Golightly, *LSD: The Problem-Solving Psychedelic* (New York: Award Books, 1967), https://www.scribd.com/doc/12692270/LSD-The-Problem-Solving-Psychedelic.
"illusion-producing machines" . . . Stafford and Golightly, LSD, 208.
double Y shaped structure... Zal, *Dancing with Medusa*, 29.
"used here but not loved"... Rosenhan, *Odyssey into Lunacy*, chapter 3, 3.
"Not a picture nor an object"... Rosenhan, *Odyssey into Lunacy*, chapter 3, 3.
Case Number: #5213... Haverford State Hospital medical records.
What if I had really been a patient? ... Rosenhan, *Odyssey into Lunacy*, chapter 3, 3.

Chapter 9 入院安置

This chapter was compiled with the help of David Rosenhan's Haverford State Hospital medical records, his unpublished book, and interviews with Dr. Bartlett's daughter Mary (January 30, 2017) and former assistant Carole Adrienne Murphy (March 13, 2017).
hardly ever without a cigarette... Mary Bartlett, phone interview, January 30, 2017.
"I've been hearing voices"... David Rosenhan, *Odyssey into Lunacy*, chapter 3, 4–11.
"He has tended to get lost"... F. Lewis Bartlett, Haverford State Hospital medical records.
"This man who is unusually intelligent"... F. Lewis Bartlett, Haverford State Hospital medical records.
Impression... Excerpt from Haverford State Hospital medical records.
Should they call Jack Kremens? ... adapted from Rosenhan, *Odyssey into Lunacy*, chapter 3.
"You both are crazy"... David Rosenhan, "Odyssey into Lunacy—notes on nether people," handwritten and undated, private files.
"really for the patient's own good"... Rosenhan, *Odyssey into Lunacy*, chapter 3, 13.
"Like hell it didn't matter!"... Rosenhan, *Odyssey into Lunacy*, chapter 3, 13.
"we do not administer any type"... Rosenhan, *Odyssey into Lunacy*, chapter 3, 13.

Chapter 10 瘋人院中的九天

I re-created David's nine-day hospitalization by pulling from his unpublished book *Odyssey into Lunacy*, his diary entries written at the time of his hospitalization, medical records, and various notes and records taken at the time. For context and description, I also added details from *Dancing with Medusa* by H. Michael Zal. All direct quotes are pulled from David's writing.
All nurses' notes are from Haverford State Hospital medical records.
because it was "illegal"... Rosenhan, *Odyssey into Lunacy*, chapter 3, 14.
"Opening the locked door"... Zal, *Dancing with Medusa*, 44.
"Son of a bitch!"... handwritten diary notes, undated page, Rosenhan private files.
"What the hell have I gotten myself into?"... Zal, *Dancing with Medusa*, 45.

is better known as the subject of Mitch Albom's *Tuesdays with Morrie: An Old Man, a Young Man, and Life's Greatest Lesson* (New York: Doubleday, 1997).

"Wasn't it dangerous?"...David Rosenhan, *Odyssey into Lunacy*, chapter 1, 5.

"Perhaps hospitals cure"...David Rosenhan, "Brief Description," private files.

"Go slowly"...Rosenhan, *Odyssey into Lunacy*, handwritten notes, private files.

Dr. Orne would later make waves...Alessandra Stanley, "Poet Told All; Therapist Provides the Record," *New York Times*, July 15, 1991, https://www.nytimes.com/1991/07/15/books/poet-told-all-therapist-provides-the-record.html.

Chapter 8 我可能不會被識破

This chapter was compiled with help from David's unpublished book, his diary entries, and letters and correspondences exchanged around that time.

Rosenhan didn't do anything...Jack Rosenhan, in-person interview, October 21, 2015.

"Thinking and discussing are not"...Rosenhan, *Odyssey into Lunacy*, chapter 3, 1.

They had met on the first day...I learned about the Rosenhans' courtship thanks to various interviews with Jack Rosenhan and with Mollie's oldest friend, Abbie Kurinsky (January 14, 2014).

"Remember how I touched your arm"...David Rosenhan, letter to Mollie, undated.

The phone logs recorded a man...Haverford State Hospital medical records, February 5, 1969, David Rosenhan private papers.

He put on an old raggedy...Rosenhan, *Odyssey into Lunacy*, chapter 3, 5a.

Two court-martialed soldiers...Wallace Turner, "Sanity Inquiry Slated in Setback for Defense at Trial for Mutiny," *New York Times*, February 6, 1969, https://timesmachine.nytimes.com/timesmachine/1969/02/06/88983251.html?pageNumber=16.

younger brother struggled with manic depression...Jack Rosenhan, in person interview, October 21, 2015.

he grew even more conservative...Jack Rosenhan, in person interview, October 21, 2015.

during manic phases when off his medications...Jack Rosenhan, in person interview, October 21, 2015.

"My dad was constantly on the phone"...Jack Rosenhan, in person interview, October 21, 2015.

Jack believed that these experiences...Jack Rosenhan, in person interview, February 20, 2017.

"a fear that I might *not* be unmasked"...Rosenhan, *Odyssey into Lunacy*, chapter 3, 2.

"Do I need shirts, ties, and underwear"...Rosenhan, *Odyssey into Lunacy*, chapter 3, 2.

A semicircular gray stone wall...My description of Haverford State was compiled with help from H. Michael Zal, *Dancing with Medusa: A Life in Psychiatry: A Memoir* (Bloomington, IN: Author House, 2010); and "Governor Hails New Hospital," *Delaware County Daily Times*, September 13, 1962: 1.

the Haverford Hilton...Zal, *Dancing with Medusa*, 12.

"the Queen Ship"...Mack Reed, "'Queen Ship' of Hospitals Foundering," *Philadelphia Inquirer*, October 1, 1987, http://articles.philly.com/1987 10 01/news/26217259.

"showpiece of radical design"...Reed, "'Queen Ship' of Hospitals Foundering."

British psychiatrist Humphry Osmond...Thanks to the following sources for their information and insight into Humphry Osmond (who is far more fascinating than I had space to describe): R. Sommer, "In Memoriam: Humphry Osmond," *Journal of Environmental Psychology* 24 (2004): 257–58; Erika Dyck, *Psychedelic Psychiatry* (Baltimore: Johns Hopkins University Press, 2008); Tom Shroder, Acid Test (New York: Blue Rider, 2014); Jay Stevens, *Storming Heaven: LSD and the American Dream* (New York: Atlantic Monthly Press, 1987); Janice Hopkins Tanne, "Humphry Osmond," *British Medical Journal* 328, no. 7441 (March 2004): 713; and Michael Pollan, *How to Change Your Mind: What the New Science of Psychedelics Teaches Us About* an undergraduate course at Yeshiva University... Description of Yeshiva University and the minority groups class came from Rosenhan's unpublished book.

Kremens, who had worked... This and other details about Kremens were learned in an in person interview with his son and Mrs. Kremens on April 12, 2017.

a Haverford Hospital nurse named Linda Rafferty... Susan Q. Stranahan, "Ex-Haverford Nurse Sues to Regain Job," *Philadelphia Inquirer*, December 30, 1972.

"homosexual abuse by other patients"... *Commonwealth of Pennsylvania ex rel. Linda Rafferty et al. v. Philadelphia Psychiatric Center et al.*, 356 F. Supp. 500, United States District Court, March 27, 1973.

"the first drug that worked"... Shorter, *A History of Psychiatry*, 246.

"widely cited as rivaling penicillin"... David Healy, *Pharmageddon* (Berkeley: University of California Press, 2012), 88.

"Thousands of patients who had been assaultive"... Susan Sheehan, *Is There No Place on Earth for Me?* (New York: Houghton Mifflin Harcourt, 1982), 10.

to the tune of $116.5 million... Scull, *Decarceration*, 80.

depression was still viewed by many... Michael Alan Taylor, *Hippocrates Cried: The Decline of American Psychiatry* (Oxford: Oxford University Press, 2013), 19.

We developed schizophrenia... Healy, *The Antidepressant Era*, 162.

"Miss Ratched shall line us"... Kesey, *One Flew Over the Cuckoo's Nest*, 262.

"We were all keyed up"... Harvey Shipley Miller, phone interview, January 26, 2016.

"They will probably write a paper about it!"... Rosenhan, *Odyssey into Lunacy*, handwritten notes, private files.

among them medical anthropologist William Caudill... William Caudill, Frederick C. Redlich, Helen R. Gilmore, and Eugene B. Brody, "Social Structure and Interaction Processes on a Psychiatric Ward," *American Journal of Orthopsychiatry* 22, no. 2 (1952): 314–34, https://onlinelibrary.wiley.com/doi/pdf/10.1111/j.1939-0025.1952.tb01959.x.

"I believe he lost his objectivity"... Martin Bulmer, "Are Pseudo Patient Studies Justified?" *Journal of Medical Ethics* 8 (1982): 68.

"not alter our life histories"... Rosenhan, *Odyssey into Lunacy*, chapter 2, 16.

During World War II, three thousand conscientious objectors... Joseph Shapiro, "WWII Pacifists Exposed Mental Ward Horrors," NPR, December 30, 2009, https://www.npr.org/templates/story/story.php?storyId=122017757.

featured in Albert Maisel's "Bedlam 1946"... Albert Maisel, "Bedlam 1946," *Life*, May 6, 1946, 102–18.

Harold Orlansky compared American asylums... Harold Orlansky, "An American Death Camp," *Politics* (1948): 162–68, http://www.unz.com/print/Politics-1948q2-00162.

Frederick Wiseman's damning documentary... *Titicut Follies*, directed by Frederick Wiseman, American Direct Cinema, 1967.

Goffman described the hospital as a "total institution"... Erving Goffman, *Asylums* (New York: Doubleday, 1961).

a condition that psychiatrist Russell Barton... Russell Barton, *Institutional Neurosis* (Ann Arbor: University of Michigan Press, 1959).

"authoritarian"... These three descriptions came from notes provided to me by Swarthmore student Hank O'Karma, who attended a different seminar on abnormal psychology the previous semester. The original source is J. D. Holzberg, "The Practice and Problems of Clinical Psychology in a State Psychiatric Hospital," *Journal of Consulting Psychology* 16, no. 2 (1952).

"degrading"... T. R. Sarbin, "On the Futility of the Proposition that Some People Be

Labeled 'Mentally Ill,'" *Journal of Consulting Psychology* 31, no. 5 (1967): 447–53.

"illness-maintaining"... Alfred H. Stanton and Morris S. Schwartz, *The Mental Hospital: A Study of Institutional Participation in Psychiatric Illness and Treatment* (New York: Basic Books, 1954). A fun aside: Morris Schwartz

Vice President Spiro Agnew . . . This came from my interview with Swarthmore psy-chology professor Barry Schwartz and has been repeated in various articles. A recent Swarthmore student newspaper article, however, casts some doubt that Spiro Agnew coined the phrase. Miles Skorpen, "Where Does the 'Kremlin on the Crum' Come From?" *The Phoenix* , March 6, 2007, https://swarthmorephoenix.com/2007/03/06/ask-the-gazette-where-does-the-kremlin-on-the-crum-come-from/.

Chapter 7 慢慢來，或是打消這個念頭吧

This chapter was pieced together with help from Rosenhan's unpublished book and interviews with Jack Rosenhan, Florence Keller, and former students.

Rosenhan was a scrawny kid . . . Jack Rosenhan, in-person interview, October 21, 2015.

dream analysis . . . Edith Sheppard and David Rosenhan, "Thematic Analysis of Dreams," *Perceptual and Motor Skills* 21 (1965): 375–84.

hypnosis . . . David Rosenhan, "On the Social Psychology of Hypnosis Research," in Jesse E. Gordon, ed., *Handbook of Clinical and Experimental Hypnosis* (New York: Macmillan, 1967), 481–510.

Freedom Riders . . . David Rosenhan, "Determinants of Altruism: Observations for a Theory of Altruistic Development," paper presented at an annual meeting of the American Psychological Association, September 1969, https://files.eric.ed.gov /fulltext/ED035035.pdf.

He replicated Stanley Milgram's 1963 study . . . David Rosenhan, "Obedience and Rebellion: Observations on the Milgram Three Party Paradigm," Draft, November 27, 1968, David L. Rosenhan Papers.

Milgram had created a fake shock box . . . For more on Milgram (and subsequent questions about his research), see Gina Perry, *Behind the Shock Machine: The Untold Story of the Notorious Milgram Psychology Experiments* (New York: New Press, 2013).

"A number of us here" . . . David Rosenhan, letter to Stanley Milgram, July 9, 1963, Milgram Papers, Series III, Box 55, Folder 12.

"young children's unprompted concern" . . . Rosenhan wrote many articles about altru-ism and children, among them David Rosenhan and Glenn M. White, "Observa-tion and Rehearsal as Determinants of Prosocial Behavior," *Journal of Personality and Social Psychology* 5, no. 4 (1967): 424–31; David Rosenhan, "The Kindnesses of Children," *Young Children* 25, no. 1 (October 1969): 30–44; and David Rosenhan, "Double Alternation in Children's Binary Choice," *Psychonomic Science* 4 (1966): 431–32.

Rosenhan set up his lab . . . The descriptions of Rosenhan's lab came from his unpublished book; a log of all the equipment bought for his lab; descriptions from inter-views with two of his lab assistants, Bea Patterson and Nancy Horn; and his academic papers.

then documented how the child's altruistic behavior . . . Rosenhan and White, "Observation and Rehearsal as Determinants of Prosocial Behavior."

published another, more interesting paper about the role of confidence . . . Alice M. Isen, Nancy Horn, and David L. Rosenhan, "Effects of Success and Failure on Childhood Generosity," *Journal of Personality and Social Psychology* 27, no. 2 (1973): 239–47.

"Abnormal psychology is a painfully complicated" . . . David Rosenhan, September 12, 1972, David L. Rosenhan Papers.

"rivet a group of two to three hundred students" . . . Pauline Lord, letter to David Rosenhan. April 5, 1973, David L. Rosenhan Papers.

"The question is . . . What is abnormality?" . . . David Rosenhan, abnormal psychology class lectures (cassette), Stanford University, undated.

"that the course had had two shortcomings" . . . David Rosenhan, *Odyssey into Lunacy* , chapter 1, 2.

One Flew Over the Cuckoo's Nest : Robert Faggen, introduction to *One Flew Over the Cuckoo's Nest* , 4th ed. (New York: Penguin Books, 2002), ix–xxv; James Wolcott, "Still *Cuckoo* After All These Years," *Vanity Fair* , November 18, 2011, http://www.vanityfair.com/news/2011/12/wolcott-201112; Nathaniel Rich, "Ken Kesey's Wars: 'One Flew Over the Cuckoo's Nest' at 50," *Daily Beast* , July 26, 2012, https://www.thedailybeast.com/ken-keseys-wars-one-flew-over-the-cuckoos-nest at 50.

"gave life to a basic distrust"...Jon Swaine, "How 'One Flew Over the Cuckoo's Nest' Changed Psychiatry," *The Telegraph* , February 1, 2011, https://www.telegraph.co.uk/news/worldnews/northamerica/usa/8296954/How-One-Flew-Over-the -Cuckoos-Nest-changed-psychiatry.html.

"If it gets me outta those damn pea fields"...Kesey, *One Flew Over the Cuckoo's Nest* , 13.

"Hell, I been surprised"...Kesey, *One Flew Over the Cuckoo's Nest* , 58.

"I discovered at an early age"...Kesey, *One Flew Over the Cuckoo's Nest* , 265.

Cold War paranoia touched everyone...For more on the abuses of Soviet Union psy-chiatry, see Richard Bentall, *Madness Explained: Psychosis and Human Nature* (New York: Penguin Books, 2004); and Robert van Voren, "Political Abuse of Psychiatry— An Historical Overview," *Schizophrenia Bulletin* 36, no. 1 (January 2010): 33–35, https://doi.org/10.1093/schbul/sbp119.

outspoken general named Pyotr Grigorenko...I first encountered the story of Pyotr Grigorenko in David Rosenhan's own writing: David Rosenhan, "Psychology, Abnormality and Law," Master Lecture in Psychology and Law, presented at the Meeting of the American Psychological Association, Washington, DC, August 1982 (found in David Rosenhan's personal files). For more on Grigorenko, see W. Reich, "The Case of General Grigorenko: A Psychiatric Reexamination of a Soviet Dis-sident," *Psychiatry* 43, no. 4 (1980): 303–23; and James Barron, "Petro Grigorenko Dies in Exile in US," *New York Times* , February 23, 1987, https://www.nytimes.com/1987/02/23/obituaries/petro-grigorenko-dies in exile in us.html.

He spent five years..."Pyotr G. Grigorenko, Exiled Soviet General, Dies in N.Y." *Los Angeles Times* , February 25, 1987, https://www.latimes.com/archives/la-xpm-1987-02-25-mn-5733-story.html.

"a dangerous lunatic"..."1,189 Psychiatrists Say Goldwater Is Psychologically Unfit to Be President!," which ran in *Fact* magazine in 1964.

"Psychiatrists are medical doctors"...American Psychiatric Association, "APA Calls for End to 'Armchair' Psychiatry,'" Psychiatry.org, January 9, 2018, https://www.psychiatry.org/newsroom/news-releases/apa-calls-for-end-to-armchair-psychiatry.

R. D. Laing, a Scottish psychiatrist...To understand R. D. Laing in full, you need to read his work, but I also highly recommend reading his son's biography of him:Adrian Laing, *R. D. Laing: A Life* (New York: Pantheon Books, 1997).

"They will see that"...R. D. Laing, *The Politics of Experience* (New York: Random House, 1967), 107.

"Madness need not be all breakdown"...Laing, *The Politics of Experience* , 133.

"Schizophrenics were the true poets"...Erica Jong, *Fear of Flying* (New York: Penguin Books, 1973), 82.

Thomas Szasz called mental illnesses a "myth"...Thomas Szasz, preface to *The Myth of Mental Illness* (1961; 2nd reissue, Harper Perennial, 2003).

"If you talk to God"...Thomas Szasz, *The Second Sin* (Garden City, NY: Anchor Press, 1973), 101.

whom he called "parasites"...Thomas Szasz, *Cruel Compassion: Psychiatric Control of Society's Unwanted* (New York: Wiley, 1994), 142.

"The Crisis of 1969"...Material was pieced together from articles published in the student newspaper the Phoenix, specifically Russ Benghiat, Doug Blair, and Bob Goodman, "Crisis of '69: Semester of Misunderstanding and Frustration," *Swarthmore College Phoenix* , January 29, 1969: 4–6. A more recent examination can be found in Elizabeth Weber, "The Crisis of 1969," *Swarthmore College Phoenix* , March 7, 1996, http://www. sccs. swarthmore.edu/users/98/elizw/Swat.history/69.crisis.html; and Kirkpatrick, *1969* , 10–11.

“unfounded”...Bernard Weiner, “‘On Being Sane in Insane Places’: A Process (Attributional) Analysis and Critique,” *Journal of Abnormal Psychology* 84, no. 5 (1975): 433–41.

“entirely unwarranted”...George Weideman, “Psychiatric Disease: Fiction or Reality?” *Bulletin of the Menninger Clinic* 37, no. 5 (1973): 519–22.

The excerpt from chapter 1 came from David Rosenhan’s unpublished book *Odyssey into Lunacy*, from his personal files.

Pseudopatient list compiled from pseudopatient notes and the unpublished book located in David Rosenhan’s personal files.

Part II 瘋人院臥底實驗

Felix Unger: I think I’m crazy... *The Odd Couple*, directed by Gene Sacks, Paramount Pictures, 1968.

Chapter 6 大衛的本質

Florence is trim and attractive...I learned about David Rosenhan and Florence Keller’s history over many lovely interviews, but this meeting happened the week of June 14, 2014.

“It all started out as a dare”...David Gunter, “Study of Mental Institutions Began as a Dare,” *Philadelphia Daily News*, January 19, 1973.

January 1969, Swarthmore, Pennsylvania...Details about Swarthmore in the late 1960s

were compiled via many sources—most notably David’s unpublished book Odyssey into Lunacy. I also visited Swarthmore College and accessed their archives, which had a few documents relating to David’s hiring and eventual move to Stanford. In addition, the 1969 and 1970 Halcyon yearbook and student newspaper the *Phoenix* provided colorful context. I also turned to other secondary sources to put together a wider snapshot of this time in American history: Clara Bingham, *Witness to the Revolution: Radicals, Resisters, Vets, Hippies, and the Year America Lost Its Mind and Found Its Soul* (New York: Random House, 2017); *The Sixties* (mini-series), produced by Tom Hanks and Playtone, CNN, 2014; Rob Kirkpatrick, *1969: The Year Everything Changed* (New York: Skyhorse Publishing, 2011); Andreas Hillen, *1973 Nervous Breakdown: Watergate, Warhol, and the Birth of Post-Sixties America* (New York: Bloomsbury, 2006); Brendan Koerner, *The Skies Belong to Us: Love and Terror in the Golden Age of Hijacking* (New York: Crown, 2013); Todd Gitlin, *The Sixties:Years of Hope, Days of Rage* (New York: Bantam, 1988); and Jules Witcover, *The Year the Dream Died: Revisiting 1968 in America* (New York: Grand Central, 1997).

more than eighty-four incidences of bombings...Kirkpatrick, *1969*, 14.

Richard Nixon’s inauguration...To see more about Nixon’s inauguration, see “1968,” *The Sixties*, CNN.

casualties hit their peak in 1968...There were nearly 16,889 deaths in 1968. “Vietnam War U.S. Military Fatal Casualty Statistics: Electronic Records Report,” National Archives, https://www.archives.gov/research/military/vietnam-war/casualty-statistics# date.

“It’s easy to forget”...Mark Vonnegut, *The Eden Express: A Memoir of Insanity* (New York: Seven Stories Press, 2002), 15.

“Lose your mind and come to your senses”...According to several books on Gestalt therapy, “Lose your mind and come to your senses” (or variations on this theme) was one of Fritz Perls’s favorite sayings.

Two million Americans...Bingham, *Witness to the Revolution*, xxviii.

as Joan Didion wrote...Joan Didion, *The White Album* (New York: Farrar Straus and Giroux, 2009 edition), 121.

One of the country’s most popular bumper stickers...Bingham, *Witness to the Revolution*, 432.

Ken Kesey’s trippy novel...The following sources were helpful in putting together a short sketch of Ken Kesey and

Studies," *American Journal of Psychiatry* 119 (1962): 210–16.

state hospitals had released half...E. Fuller Torrey, "Ronald Reagan's Shameful Legacy: Violence, the Homeless, Mental Illness," *Salon* , September 29, 2013, https:// www.salon.com/2013/09/29/ronald_reagans_shameful_legacy_violence_the_homeless_mental_illness/.

Various Reddit pages...One example has forty-three hundred comments as of April 1, 2019: https://www.reddit.com/r/todayilearned/comments/6qzaz1/til_about_the_rosenhan_experiment_in_which_a.

one college student at Jacksonville State Hospital...John Power, "Find Pseudo-Patient at State Hospital," *Jacksonville Daily Journal* , May 9, 1973.

He testified in a Navy hearing...Messrs. Vernon Long, John Wherry, and Walter Champion, Navy Board of Investigation, Cong. 1–50 (1973) (testimony of David Rosenhan, PhD), David L. Rosenhan Papers (SC1116), Department of Special Col-lections and University Archives, Stanford University Libraries, Stanford, California.

"flipping coins"...Bruce J. Ennis and Thomas R. Litwack, "Psychiatry and the Presumption of Expertise: Flipping Coins in the Courtroom," *California Law Review* 62, no. 693 (1973).

"It is not known why powerful impressions"...Rosenhan, "On Being Sane in Insane Places," 254.

"At times, depersonalization reached"...Rosenhan, "On Being Sane in Insane Places," 256.

"Rather than acknowledge"...Rosenhan, "On Being Sane in Insane Places," 257.

Chapter 5 謎中之謎

The bulk of this chapter came from my visit with Professor Lee Ross at his office at Stanford on November 3, 2015, where he granted my request for a personal interview.

he did reassure the superintendent...David Rosenhan, letter to Dr. Kurt Anstreicher,March 15, 1973.

"Through the publicity"...Paul R. Fleischman, letter to the editor, *Science* , April 27, 1973: 356, http://science.sciencemag.org/content/180/4084/356.

"It can only be productive of"...Otto F. Thaler, letter to the editor, *Science* , April 27, 1973: 358.

Lauren Slater claimed that...Lauren Slater, "On Being Sane in Insanc Places," in *Opening Skinner's Box: Great Psychological Experiments of the Twentieth Century* (New York: W. W. Norton, 2004).

A BBC radio report...Claudia Hammond, "The Pseudo-Patient Study," *Mind Changers* , BBC Radio 4, July 2009, https://www.bbc.co.uk/programmes/b00lny48.

his close friend and colleague Lee Ross...For more on Lee Ross's contributions to psychology, see his seminal work (recently re released with a foreword by Malcolm Gladwell): Lee Ross and Richard Nisbett, *The Person and the Situation: Perspectives of Social Psychology* (New York: McGraw Hill, 1991).

as widespread as left-handedness...About 12 percent of the population is left-handed, and studies have shown that the median prevalence of auditory hallucinations in the general public is 13.2 percent. Louis C. Johns, Kristiina Kompus, Melissa Connell, et al., "Auditory Verbal Hallucinations in Persons Without a Need for Care," *Schizophrenia Bulletin* 40, no. 4 (2014): 25564, https://academic.oup.com /schizophreniabulletin/article/40/Suppl_4/S255/1873600.

you're joining an esteemed group...Joe Pierre, "Is It Normal to 'Hear Voices'?" *Psychology Today* , August 31, 2015, https://www.psychologytoday.com/us/blog/psych-unseen/201508/is it normal-hear-voices.

the much-publicized Stanford Prison Experiment...Craig Haney, Curtis Banks, and Philip Zimbardo, "Interpersonal Dynamics in a Simulated Prison," *International Journal of Criminology and Penology* 1 (1973): 6997, http://pdf.prisonexp.org /ijcp1973.pdf.

"pseudoscience presented as science"...Robert Spitzer, "On Pseudoscience in Science, Logic in Remission, and Psychiatric Diagnosis: A Critique of Rosenhan's 'On Being Sane in Insane Places,'" *Journal of Abnormal Psychology* 84, no. 5 (1975): 442–52.

New York Times , March 14, 1990, https://www.nytimes.com/1990/03/14/obituaries/bruno-bettelheim-dies-at-86-psychoanalyst-of-vast -impact.html.
allegations emerged that Bettelheim...Joan Beck, "Setting the Record Straight About a 'Fallen Guru,'" *Chicago Tribune* , April 3, 1997, https://www.chicagotribune.com /news/ct-xpm-1997-04-03-9704030057-story.html.
"extreme diagnostic nihilism"...David Healy, *The Antidepressant Era* (Cambridge, MA: Harvard University Press, 2014), 41.
"true mental health was an illusion"...Luhrmann, *Of Two Minds* , 218.
a now infamous 1962 Midtown Manhattan study...Leo Srole, Thomas S. Langner, Stanley T. Michael, et al., *Mental Health in the Metropolis: The Midtown Manhattan Study* (New York: McGraw-Hill), 1962.

Chapter 4 失常之地的正常人

The meeting with Dr. Deborah Levy and Dr. Joseph Coyle took place on March 20, 2013. Thank you to Brookline Booksmith for inviting me to Boston and making this meeting possible.
"For ten days I had been one of them"...Nellie Bly, "Among the Mad," *Godey's Lady's Book* , January 1889, https://www.accessible-archives.com/2014/05/nellie-bly-among-the-mad.
"The facts of the matter are"...David Rosenhan, "On Being Sane in Insane Places," *Science* 179, no. 4070 (January 19, 1973): 257.
"like a sword plunged"...Robert Spitzer, "Rosenhan Revisited: The Scientific Credibil-ity of Lauren Slater's Pseudopatient Diagnosis Study," *Journal of Nervous and Mental Disease* 193, no. 11 (November 2005).
"If sanity and insanity exist"...Rosenhan, "On Being Sane in Insane Places," 250. "
essentially eviscerated any vestige"...Jeffrey Lieberman, phone interview, February 25, 2016.
"Psychiatrists looked like unreliable"...Frances, *Saving Normal* , 62.
nearly 80 percent of all intro to psychology textbooks...Jared M. Bartels and Daniel Peters, "Coverage of Rosenhan's 'On Being Sane in Insane Places' in Abnormal Psychology Textbooks," *Society for the Teaching of Psychology* 44, no. 2 (2017): 169–73.
Rosenhan study takes up nearly a whole page...Tom Burns, *Psychiatry: A Very Short Introduction* (Oxford: Oxford University Press, 2006), 114.
"a bunch of harum-scarum sensationalists"...Ed Minter, "Still Inexact Science," *Albuquerque Journal* , January 29, 1973.
Eight people—Rosenhan himself and seven others...All details about the study here are from Rosenhan, "On Being Sane in Insane Places."
"Each was told"...Rosenhan, "On Being Sane in Insane Places," 252.
30 percent of fellow patients...More specifically, 35 of a total 118 patients encountered voiced suspicions. Rosenhan, "On Being Sane in Insane Places."
"You're not crazy"...Rosenhan, "On Being Sane in Insane Places," 252.
"patient engages in writing behavior"...Rosenhan, "On Being Sane in Insane Places," 253.
"Having once been labeled schizophrenic"...Rosenhan, "On Being Sane in Insane Places," 253.
"How many people, one wonders"...Rosenhan, "On Being Sane in Insane Places," 257.
Science 's most famous papers include...For a brief history of *Science* , see "About Science AAAS," https://www.sciencemag.org/about/about-science-aaas?r3f_986=https:// www.google.com.
In 1971, a large-scale US/UK study showed...Robert E. Kendell, John E. Cooper, Barry J. Copeland, et al., "Diagnostic Criteria of American and British Psychiatrists," *Archives of General Psychiatry* 25, no. 2 (August 1971): 123–30.
concluding in his 1962 paper...Aaron T. Beck, "Reliability of Psychiatric Diagnoses: A Critique of Systematic

ajp.2008.08050714.

psychiatrist Kurt Schneider...For more on Schneider's first rank symptoms, see J. Cutting, "First Rank Symptoms of Schizophrenia: Their Nature and Origin," *History of Psychiatry* 26, no. 2 (2015): 131–46, https://doi.org/10.1177/0957154X14554369.

An American psychiatrist named Henry Cotton...For more on Henry Cotton, see Scull, *Madhouse* .

the growing eugenics movement...For more on the eugenics movement, mental illness, and sterilization, see Adam Cohen, *Imbeciles: The Supreme Court, American Eugenics, and the Sterilization of Carrie Buck* (New York: Penguin, 2017).

thirty-two states passed forced sterilization laws...Lisa Ko, "Unwanted Sterilization and the Eugenics Movement in the United States," *Independent Lens* , January 26, 2016, http://www.pbs.org/independentlens/blog/unwanted-sterilization-and-eugenics-programs-in-the-united-states/.

sterilizing three hundred thousand or so...E. Fuller Torrey and Robert H. Yolken, "Psychiatric Genocide: Nazi Attempts to Eradicate Schizophrenia," *Schizophrenia Bulletin* 36, no. 1 (January 2010): 26–32, https://www.ncbi.nlm.nih.gov/pmc/articles /PMC2800142.

the most common diagnosis was "feeblemindedness"..."Forced Sterilization," *United States Holocaust Memorial Museum* ,https://www.ushmm.org/learn/students/learning-materials-and-resources/mentally- and- physically-handicapped-victim-of-the-nazi-era/forced-sterilization.

especially in 1955, when over a half million people...Andrew Scull, *Decarceration: Community Treatment and the Deviant—A Radical View* (Englewood Cliffs, NJ: Prentice Hall, 1977), 80.

Psychoanalysis invaded the US...For more on psychoanalysis in the United States, see Janet Malcolm, *Psychoanalysis: The Impossible Profession* (New York: Vintage Books,1980); Jonathan Engel, *American Therapy: The Rise of Psychotherapy in the United States* (New York: Gotham Books, 2008); and T. M. Luhrmann, *Of Two Minds: An Anthropologist Looks at American Psychiatry* (New York: Vintage, 2001).

"nothing arbitrary or haphazard"...Malcolm, *Psychoanalysis* , 19.

German judge Daniel Paul Schreber...Information on Schreber was gathered from Thomas Dalzell, *Freud's Schreber: Between Psychiatry and Psychoanalysis* (London: Karnac Books, 2011).

"a power, a secular power"...Allen Frances, phone interview, January 4, 2016.

"family relations, cultural traditions, work patterns"...Bonnie Evans and Edgar Jones, "Organ Extracts and the Development of Psychiatry: Hormonal Treatments at the Maudsley Hospital, 1923–1938," *Journal of Behavioral Science* 48, no. 3 (2012): 251–76.

The people who needed help the most...Freud, it should be noted, did not believe that psychoanalysis worked on people with schizophrenia. "Freud thought that because of the nature of the libidinal withdrawal in schizophrenia and paranoia, the patient could not form a transference and thus could not be treated." William N. Goldstein, "Toward an Integrated Theory of Schizophrenia," *Schizophrenia Bulletin* 4, no. 3 (January 1978): 426–35, https://academic.oup.com /schizophreniabulletin/article-abstract/4/3/426/1874808.

Freud's nephew Edward Bernays...For more on Freud's nephew Edward Bernays and the use of Freud's theories by corporations and government, see Adam Curtis, *The Century of the Self* (documentary), British Broadcasting Corporation, 2006.

"interchange of words"...Sigmund Freud, "First Lecture: Introduction," in *A GeneralGuide to Psychoanalysis* (New York: Boni and Liveright, 1920), https://www.bartleby.com/283/.

"the most complex of the talking treatments"..."Psychoanalysis and Psycho therapy," British Psychoanalytic Council, https://www.bpc.org.uk/psychoanalysis-and-psychotherapy.

Viennese psychoanalyst Bruno Bettelheim...Bruno Bettelheim, *The Empty Fortress: Infantile Autism and the Birth of the Self* (New York: Free Press, 1972).

"psychoanalyst of vast impact"...Daniel Goleman, "Bruno Bettelheim Dies at 86; Psychoanalyst of Vast Impact," "baths of surprise"...Andrew Scull, *Madness: A Very Short Introduction* (Oxford: Oxford University Press, 2011), 35.

Benjamin Rush, a signer of the Declaration of Independence...If you're interested in reading a far more flattering and nuanced portrait of Benjamin Rush, check out Stephen Fried, *Rush: Revolution, Madness, and the Visionary Doctor Who Became a Founding Father* (New York: Crown, 2018).

In 1874, German physician Carl Wernicke...Wernicke's aphasia description came from "Wernicke's (Receptive) Aphasia," National Aphasia Association, https://www .aphasia.org/aphasia-resources/wernickes-aphasia.

Frankfurt-based Dr. Alois Alzheimer...For more on Alois Alzheimer and his work, see Joseph Jebelli, *In Pursuit of Memory: The Fight Against Alzheimer's* (New York: Little, Brown, 2017).

though seeing a resurgence..."Syphilis," Sexually Transmitted Disease Surveillance 2017, CDC.gov, July 24, 2018, https://www.cdc.gov/std/stats17/syphilis.htm.

"the most destructive of all diseases"...John Frith, "SyphilisIts Early History and Treatment Until Penicillin, and the Debate on Its Origins," *Journal of Military and Veterans' Health* 20, no. 4 (November 2012), https://jmvh.org/wp-content /uploads/2013/03/Frith.pdf.

two researchers identified spiral-shaped bacteria...Joseph R. Berger and John E. Green-lee, "Neurosyphilis," *Neurology Medlink* (February 23, 1994), http://www.medlink.com/article/neurosyphilis.

tertiary syphilis...The description of syphilis and its eventual cure came from a variety of sources, chief among them Elliot Valenstein, *Great and Desperate Cures: The Rise and Decline of Psychosurgery and Other Radical Treatments for Mental Illness* (New York: Basic Books, 1986); and Jennifer Wallis, "Looking Back: This Fascinating and Fatal Disease," *The Psychologist* 25, no. 10 (October 2012), https://thepsychologist.bps.org.uk/volume 25/edition 10/looking-back-fascinating-and-fatal-disease.

the great pox...Gary Greenberg, *Manufacturing Depression: The Secret History of a Modern Disease* (New York: Simon & Schuster, 2010), 55.

the infinite malady..."Shakespeare: The Bard at the Bedside" (editorial), *Lancet* 387 (April 23, 2016), https://www.thelancet.com/action/showPdf?pii=S0140-6736%2816%2930301-4.

the lady's disease...Wallis, "Looking Back."

the great imitator...Valenstein, *Great and Desperate Cures*, 32.

the great masquerader...Thank you to Dr. Heather Croy for cluing me in to this description of syphilis.

"kind of peeling"...Chris Frith, phone interview, August 22, 2016.

"claimed exclusive dominion"...Noll, *American Madness*, 17.

like stroke, multiple sclerosis, and Parkinson's...Mary G. Baker, "The Wall Between Neurology and Psychiatry," *British Medical Journal* 324, no. 7352 (2002): 1468–69, https://www.ncbi.nlm.nih.gov/pmc/articles/PMC1123428/.

"that could not be satisfactorily specified"...Noll, *American Madness*, 17.

like schizophrenia, depression, and anxiety disorders...Baker, "The Wall Between Neurology and Psychiatry," 1469.

German psychiatrist Emil Kraepelin...In addition to the many people I spoke to about Emil Kraepelin, including Andrew Scull, E. Fuller Torrey, William Carpenter, Gary Greenberg, and Ken Kendler, I credit the following sources for putting him into historical perspective: Noll, *American Madness*; and Hannah Decker, *The Making of the DSM-III: A Diagnostic Manual's Conquest of American Psychiatry* (Oxford: Oxford University Press, 2013).

This culminated in the description...Kraepelin did not introduce *dementia praecox* (that honor belongs to French psychiatrist Bénédict Augustin Morel), but his work clarified the term and made it widely accepted in the field.

"incurable and permanent disability"...Noll, *American Madness*, 66.

Swiss psychiatrist Paul Eugen Bleuler...For a short summary of Bleuler's contribu-tion to psychiatry, see Paolo Fusar-Poli and Pierluigi Politi, "Paul Eugen Bleuler and the Birth of Schizophrenia (1908)," *American Journal of Psychiatry*, published online November 1, 2008, https://ajp.psychiatryonline.org/doi/10.1176/appi.

Horn, *Damnation Island*, for making me aware of this quote.

six women were confined to a room...Horn, *Damnation Island*, 45.

"the onward flow of misery"...Horn, *Damnation Island*, 52.

give birth in a solitary cell...Horn, *Damnation Island*, 52.

and another woman who died...Horn, *Damnation Island*, 53.

"I talked and acted just as I do"...Bly, *Ten Days in a Mad-House*, chapter 1.

"Compare this with a criminal"...Bly, *Ten Days in a Mad-House*, chapter 8.

"the crib" ... Horn, *Damnation Island*, 24.

"A human rat trap"...Bly, *Ten Days in a Mad-House*, chapter 16.

According to an 1874 report...Horn, *Damnation Island*, 16.

"more I endeavored to assure them"...Bly, *Ten Days in a Mad-House*, chapter 16.

"What are you doctors here for?"...Bly, *Ten Days in a Mad-House*, chapter 16.

The Manhattan DA convened a grand jury...Goodman, *Eighty Days*, 34.

"these experts cannot really tell"... "Nellie Brown's Story," *New York World*, October 10, 1887: 1, http://sites.dlib.nyu.edu/undercover/sites/dlib.nyu.edu.undercover/files /documents/uploads/editors/Nellie-Browns-Story.pdf.

Chapter 3 瘋狂的源頭

For great summaries of the early treatments of madness, see Scull, *Madness in Civilization*; Porter, Madness: *A Brief History*; Richard Noll, *American Madness: The Rise and Fall of Dementia Praecox* (Cambridge, MA: Harvard University Press, 2011); Jeffrey A. Lieberman, *Shrinks: The Untold Story of Psychiatry* (New York: Little, Brown, 2015); and of course Shorter, *A History of Psychiatry*.

unearthed skulls dated to around 5000 BC...Porter, *Madness: A Brief History*, 10.

Another way to rid oneself...Melanie Thernstrom, *The Pain Chronicles: Cures, Myths, Mysteries, Prayers, Diaries, Brain Scans, Healing, and the Science of Suffering* (New York: FSG, 2010), 33.

"she who seizes"...Thernstrom, *The Pain Chronicles*, 33.

"the Lord shall smite thee"...Deuteronomy 28:28, the Holy Bible, King James Version (American Bible Society, 1999).

God punishes Nebuchadnezzar...I first encountered the story of Nebuchadnezzar in Joel Gold and Ian Gold, *Suspicious Minds: How Culture Shapes Madness* (New York: Free Press, 2014).

"those who walk in pride he is able to abase"...Daniel 4:37, the Holy Bible, King James Version (American Bible Society, 1999).

Those who survived suicide attempts...Allen Frances, *Saving Normal* (New York: William Morrow, 2013), 47.

"unambiguously a legitimate object"...Porter, *Madness: A Brief History*, 58.

German physician Johann Christian Reil...For more on Johann Christian Reil and early *psychiatrie*, see Maximilian Schochow and Florian Steger, "Johann Christian Reil (1759–1813): Pioneer of Psychiatry, City Physician, and Advocate of Public Medical Care," *American Journal of Psychiatry* 171, no. 4 (April 2014), https://ajp.psychiatry online.org/doi/pdfplus/10.1176/appi.ajp.2013.13081151; and Andreas Marneros, "Psychiatry's 200th Birthday," *British Journal of Psychiatry* 193, no. 1 (July 2008): 13, https://www.cambridge.org/core/journals/the-british-journal of psychiatry/article /psychiatrys-200th-birthday/6455A01CEF979FEFAB23B8467B95A823/core-reader#top.

"We will never find pure mental"...Quote from Marneros, "Psychiatry's 200th Birthday."

spinning chairs...Esther Inglis-Arkell, "The Crazy Psychiatric Treatment Developed by Charles Darwin's Grandfather," io9.gizmodo.com, July 15, 2013, https://io9 .gizmodo.com/the-crazy-psychiatric-treatment-developed-by-charles-da-714873905.

Throw a rock into a crowd…For a great summary of the literature coming out of England focusing on fears about institutionalization, see Sarah Wise, *Inconvenient People: Lunacy, Liberty and the Mad-Doctors in England* (Berkeley: Counterpoint Press, 2012).
There was Lady Rosina…For more on Lady Rosina, see Scull, *Madness in Civilization*, 240–41.
"Never was a more criminal"…Rosina Bulwer Lytton, *A Blighted Life* (London: Thoemmes Press, 1994).
Elizabeth Packard continued…For more on Elizabeth Packard, see Linda V. Carlisle, *Elizabeth Packard: A Noble Fight* (Champaign: University of Illinois Press, 2010); and "The Case of Mrs. Packard and Legal Commitment," NIH: US National Library of Medicine, October 2, 2014, https://www.nlm.nih.gov/hmd/diseases /debates.html. For context, see Scull, *Madness in Civilization*, 240.
"Poor child," mused Judge Duffy…Bly, *Ten Days in a Mad-House*, chapter 4.
or mocked as "bughouse doctors"…Andrew Scull, *Madhouse: A Tragic Tale of Megalo mania and Modern Medicine* (New Haven: Yale University Press, 2007), 14.
Psychiatrist would become…Scull, *Madness in Civilization*, 12.
The word *asylum* comes…Thank you to Arizona State classics professor Matt Simonton for explaining the Greek and Roman origins of the word *asylum*.
The first asylums built…Andrew Scull, "The Asylum, the Hospital, and the Clinic," *Psychiatry and Its Discontents* (Berkeley: University of California Press, 2019).
towns in Europe, the Middle East, and the Mediterranean…Greg Eghigan, ed., *The Routledge History of Madness and Mental Health* (New York: Routledge, 2017), 246.
there weren't many differences among…The rise of asylums (and their relationship to prisons and jails) is covered beautifully in David J. Rothman, *The Discovery of the Asylum: Social Order and Disorder in the New Republic* (New York: Little, Brown, 1971).
In eighteenth-century Ireland … Shorter, *A History of Psychiatry*, 1 2.
Europe's oldest psychiatric hospital…Thank you to Bethlem Museum of the Mind for providing an in-person history of their hospital and of mental health care in general. https://museumofthemind.org.uk.
a "stout iron ring"…Roy Porter, *Madness: A Brief History* (Oxford: Oxford University Press, 2002), 107.
American activist Dorothea Dix…For more on Dix, see Margaret Muckenhoupt, *Dorothea Dix: Advocate for Mental Health Care* (Oxford: Oxford University Press, 2004). For the loveliest description of her work and legacy, read Ron Powers, *No One Cares About Crazy People* (New York: Hachette, 2017), 102–3
thirty thousand miles across America…"Dorothea Dix Begins Her Crusade," Mass Moments, https://www.massmoments.org/moment-details/dorothea-dix-begins-her-crusade.html.
"the saddest picture of human suffering"…Thomas J. Brown, *Dorothea Dix: New England Reformer* (Boston: Harvard University Press, 1998), 88.
a woman tearing off her own skin…Brown, *Dorothea Dix*, 89.
"sacred cause"…Dorothea Dix, "Memorial to the Massachusetts Legislature, 1843."
thirty-two new therapeutic asylums…"Dorothea Dix Begins Her Crusade," Mass Moments.
"beacon for all the world"…Horn, *Damnation Island*, 7.
located on 147 acres…Horn, *Damnation Island*, xxii.
"The mentally sick, far from being guilty people"…John M. Reisman, *A History of Clinical Psychology*, 2nd ed. (Milton Park, UK: Taylor & Francis, 1991), 12.
Connecticut physician Eli Todd…The description of his philosophy came from Stephen Purdy, "The View from Hartford: The History of Insanity, Shameful to Treat-able," *New York Times*, September 20, 1998, https://www.nytimes.com/1998/09/20 /nyregion/the-view-from-hartford-the-history of insanity-shameful to treatable.html.
and its "lounging, listless, madhouse air"…Charles Dickens, *American Notes for General Circulation* (Project Gutenberg eBook), July 18, 1998, https://www.gutenberg.org/files/675/675 h/675 h.htm. Thank you to Stacy

Press, 2015), 10.

your blue may not be my blue…For more on the variability of color perception, see Natalie Wolchover, "Your Color Red Really Could Be My Blue," *Live Science* , June 29, 2014, https://www.livescience.com/21275-color-red-blue-scientists.html.

"medically unexplained"…For more on the so called medically unexplained, see Suzanne O'Sullivan, *Is It All in Your Head?: True Stories of Imaginary Illness* (London: Vintage, 2015).

how everyday drugs like Tylenol work…Carolyn Y. Johnson, "One Big Myth About Medicine: We Know How Drugs Work," *Washington Post* , July 23, 2015, https:// www.washingtonpost.com/news/wonk/wp/2015/07/23/one-big-myth-about -medicine-we-know-how-drugs-work/?utm_term=.1537393b19b4.

what exactly happens in the brain during anesthesia…Susan Scutti, "History of Medicine: The Unknown Netherworld of Anesthesia," *Medical Daily* , March 5, 2015, https://www.medicaldaily.com/history-medicine-unknown-netherworld-anesthesia-324652.

a condition like anosognosia…"What Is Anosognosia?" WebMD, https://www.webmd.com/schizophrenia/what-is anosognosia#1.

"They seem to blame my son"…The father who wrote this email to me prefers to maintain his privacy. Email to Susannah Cahalan, March 7, 2018.

Chapter 2 娜麗・布萊

To re-create Nellie's preparation and hospitalization, I relied on her own writing: *Ten Days in a Mad-House* (New York: Ian L. Munro, 1887), https://digital.library.upenn .edu/women/bly/madhouse/madhouse.html. Other sources include Stacy Horn, *Damnation Island: Poor, Sick, Mad & Criminal in 19th-Century New York* (Chapel Hill, NC:Algonquin Books, 2018); and Matthew Goodman, *Eighty Days: Nellie Bly and Elizabeth Bisland's History-Making Race Around the World* (New York: Ballantine, 2013).

"The strain of playing crazy"…Bly, *Ten Days in a Mad-House* , chapter 2.

"plain and unvarnished"…Bly, *Ten Days in a Mad-House* , chapter 1.

two broad categories of "idiocy" and "insanity"…For a concise summary of the government's tracking of mental illness in America, see Herb Kutchins and Stuart A. Kirk, *Making Us Crazy* (New York: Free Press, 1997).

seven categories of mental disease…Allan V. Horwitz and Gerald N. Grob, "The Checkered History of American Psychiatric Epidemiology," *Milbank Quarterly* 89, no. 4 (2011): 628–57.

something called unitary psychosis…For more on unitary psychosis and the history of diagnosis, see Per Bergsholm, "Is Schizophrenia Disappearing? The Rise and Fall of the Diagnosis of Functional Psychoses," *BMC Psychiatry* 16 (2016): 387, https://www.ncbi.nlm.nih.gov/pmc/articles/PMC5103459.

"Compulsive epilepsy, metabolic disorders"…Patton State Hospital Museum, Patton, California, October 29, 2016. Thank you to curator Anthony Ortega for the enlightening tour.

Other hospital records show…The "other hospital" is Agnews State Hospital. The reference to "habitual consumption of peppermint candy" and "excessive tobacco use" came from Michael Svanevik and Shirley Burgett, "Matters Historical: Santa Clara's Hospital of Horror, Agnews," *Mercury News* , October 5, 2016, https://www.mercury news.com/2016/10/05/spdn0916matters.

were diagnosed with "insurgent hysteria"…Marconi Transatlantic Wireless Telegraph to the *New York Times* , "Militant Women Break Higher Law," *New York Times* , March 31, 1912, https://timesmachine.nytimes.com/ timesmachine/1912/03/31 /100358259.pdf.

A nineteenthcentury Louisiana physician…Dr. Cartwright, "Diseases and Peculiari-ties of the Negro Race," *Africans in America* , PBS.org, https://www.pbs.org/wgbh /aia/part4/4h3106t.html. Thank you to Dominic Sisti and Gary Greenberg for calling my attention to these disorders.

參考資料

我依靠大量珍貴的資料來整理這本書，其中最重要的是弗洛倫斯・凱勒保管的〈失常之地的正常人〉有關的文檔。史丹佛特藏中心所提供了大衛・羅森漢恩三十年職業生涯的文件，價值極其珍貴。透過日記、未出版的書稿、過去的訪談資料、演講音訊檔與視頻記錄、報章雜誌、電視和廣播，還採訪了數百個認識他的人們，使我逐漸拼湊出對羅森漢恩的認識。關於精神病學歷史的研究來源廣泛，很多都列在這裡，包括對該領域的專家訪談，對精神病院的實地訪問，以及檔案研究。儘管如此，我只是觸及了精神健康照護歷史的皮毛而已。看看下面的注釋，以參考其他更深入的來源。如果這種精神打動了你，那就讀讀吧。

前言

Patient #5213's...Details like this one in the preface came from medical records found in David Rosenhan's private files.

"Do you recognize the voices?"...Direct quotes are from Rosenhan's unpublished book, *Odyssey into Lunacy*, chapter 3, 5–6.

"The history of psychiatry"...Edward Shorter, *A History of Psychiatry: From the Era of the Asylum to the Age of Prozac* (Hoboken, NJ: Wiley, 1996), ix.

Part I　瘋狂的所在

Much Madness is divinest Sense...Emily Dickinson, *The Poems of Emily Dickinson* (Boston: Roberts Brothers, 1890), 24.

Chapter 1　鏡像

"assess both the mental and physical"...American Psychiatric Association, "What Is Psychiatry?," https://www.psychiatry.org/patients-families/what-is-psychiatry.

"Psychiatry has a tough job"...Dr. Michael Meade, email to Susannah Cahalan, March 17, 2019.

called the great pretenders...For a discussion of these disorders, see Barbara Schildkrout, *Masquerading Symptoms: Uncovering Physical Illnesses That Present as Psychological Prob-lems* (Hoboken, NJ: Wiley, 2014); and James Morrison, *When Psychological Problems Mask Medical Disorders: A Guide for Psychotherapists* (New York: Guilford Press, 2015).

"the lay public would be horrified"...Dr. Anthony David, phone interview, January 28, 2016.

the one in five adults..."Mental Illness," National Institute of Mental Health, https:// www.nimh.nih.gov/health/statistics/mental-illness.shtml.

urgently affects the 4 percent..."Serious Mental Illness," National Institute of Men-tal Health, https://www.nimh.nih.gov/health/statistics/prevalence/serious-mental-illness-smi-among us adults.shtml/index.shtml.

"mental, behavioral or emotional disorder"..."Serious Mental Illness," National Institute of Mental Health.

whose lives are often shortened...World Health Organization, "Premature Death Among People with Severe Mental Disorders," https://www.who.int/mental_health /management/info_sheet.pdf.

"Insanity haunts the human imagination"...Andrew Scull, *Madness in Civilization* (Princeton: Princeton University

大偽裝者

The Great Pretender: The Undercover Mission That Changed Our Understanding of Madness

作　　者　蘇珊娜・卡哈蘭
譯　　者　温澤元
主　　編　林玟萱

總 編 輯　李映慧
執 行 長　陳旭華（ymal@ms14.hinet.net）

印務經理　黃禮賢
封面設計　兒日設計
排　　版　新鑫電腦排版工作室
印　　製　通南彩色印刷有限公司
法律顧問　華洋法律事務所　蘇文生律師

定　　價　530 元
初　　版　2021 年 02 月
有著作權　侵害必究 缺頁或破損請寄回更換
本書僅代表作者言論，不代表本公司／出版集團之立場

社　　長　郭重興
發行人兼出版總監　曾大福
出　　版　大牌出版／遠足文化事業股份有限公司
發　　行　遠足文化事業股份有限公司
地　　址　23141 新北市新店區民權路 108-2 號 9 樓
電　　話　+886-2-2218-1417
傳　　真　+886-2-8667-1851

Copyright © 2019 by Susannah Cahalan, LLC
Published by arrangement with Larry Weissman Literary, LLC, through The Grayhawk Agency.
Complex Chinese translation copyright © 2021 by Streamer Publishing House, an imprint of Walkers Cultural Co., Ltd.
All Rights Reserved.

國家圖書館出版品預行編目（CIP）資料

大偽裝者 / 蘇珊娜・卡哈蘭（Susannah Cahalan）作 ; 温澤元 譯 . -- 初版 . -- 新北市 : 大牌出版 , 遠足文化發行 , 2021.02
面；　公分
譯自：The great pretender : the undercover mission that changed our understanding of madness.
ISBN 978-986-5511-55-5 (平裝)

1. 精神醫學　2. 精神疾病治療　3. 實驗研究　　415.95　　109020392